# 不生病

## 會睡的身體

醫學碩士
賈明勇◎著

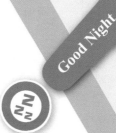

Good Night

### 睡不著、睡不好的痛苦誰知道?

睡眠問題不是小病, 睡不好可能會要人命!
癌症、高血壓、糖尿病⋯⋯各種慢性病、
自律神經的疾病都與睡不好有關!

### 所有睡眠的疑難雜症, 均有詳盡及專業的解答, 從今晚起就用得到!

文經社

# 睡眠是最簡單有效的養生法

世界睡眠日（每年的3月21日）從誕生到現在已經快十年了，隨著全世界範圍對睡眠重要性的宣傳和推廣，人們逐漸重視睡眠的品質，睡眠對健康的重要性也越來越深入人心。然而隨著人們生活方式的改變，社會競爭的加劇，調查顯示，仍然很少有人願意犧牲自己的娛樂時間去享受睡眠，更少有人願意犧牲自己的學習或工作時間而增加適當的睡眠，甚至仍有人認為睡眠是一種時間的浪費。這不能不說是一種悲哀。

為此筆者不得不再次重申睡眠對身體的重要性：睡眠不但可以消除疲勞，提高大腦工作效率，增強人體免疫力，促進身體發育，保持身心健康，而且還有利於美容，延緩衰老。長期睡眠不足，大腦得不到足夠的休息，會出現頭疼、頭暈、記憶力衰退、身體協調能力降低等現象，甚至會導致肥胖、糖尿病、高血壓、心臟病等疾病的發生。這絕非聳人聽聞。睡眠就像喝水、呼吸和吃飯一樣，是人的生理需要，是生命所必須享受的過程。試圖縮短睡眠時間來增加有效生命長度的想法是愚蠢的。睡眠被剝奪得越多，生命也將變得越短，已被越來越多的事實所證明。

別再忽視睡眠的問題了，我們所應做的是盡量想辦法提升我們的睡眠品質，向睡眠要健康。方法自然很多，除了要養成良好的睡眠習慣外，還可運用按摩、食療、足療、氣功、瑜伽、體育運動、改善睡眠環境等很多方法，這些方法不必全部使用，可擇其一二適合自己的長期堅持下去，我們的身體會感覺到，一定會加倍回饋你對它的照顧。如果有了睡眠障礙（如失眠等）怎麼辦？也不必為此過分憂慮，依據臨床經驗，大多的睡眠障礙多是心理不健康所致，只要保持良好的

心態，養成良好的睡眠習慣，加上適當的物理療法，經過一段時間的努力多可不藥而癒。倘若睡眠障礙非常嚴重也可進行必要的藥物干預，在這裡有兩種情形必須要加以糾正：一則是完全依賴藥物，一則是拒絕服藥。對於前者時間長了確實會對身體造成一定的傷害，對於後者服藥的主要目的是治療焦慮、抑鬱等症狀，促使身體重新建立正常的睡眠——覺醒週期，阻斷睡眠障礙對身體的進一步傷害，在醫生的幫助下，大可不必擔心藥物的副作用及戒斷綜合症的出現，但切忌自行用藥。

睡眠是我們身體的守護神，只有它才知道哪裡壞了該怎麼修，哪裡有危險該怎麼強化，哪裡需要補其不足，哪裡需要泄其有餘。但這個守護神的權力如果被錯誤的使用或被剝奪了，遲早會對身體造成一定的器質性損傷，甚至是不可逆轉的，到那時，即使是華佗再世、扁鵲重生，恐怕也無力回天了。

從現在開始，我們就一起來享受筆者的第一件祕密武器——助眠第一帖：

**舌抵上顎，展開眉心，放鬆兩頰，放鬆兩肩，以至全身，用鼻做深長勻細的腹式深呼吸，5次，10次，20次……**

感覺如何？躺在床上試試，效果更是非同凡響。一早自然醒來，定會百骸調理，氣血融合，精神舒暢。

學會每天主動享受大自然賦於生命的最佳恩賜，好日子隨手可及。

# 目次 *Content*

## 第壹篇

## 認識睡眠——睡眠的神奇力量

# 第貳篇

# 睡飽又睡好——睡眠的養生定律

## 第❸章　一夜好眠的訣竅　062

# 第叁篇

# 睡眠障礙的治療法

## 第4章　認識失眠，擺脫無眠　090

加附：10 分鐘好眠運動別冊
免吃藥・最健康・最有效！　　129

# 第❺章　吃對食物，睡好眠　161

## 第肆篇

# 量身打造——黃金睡眠養生法

### 第6章　美麗奇蹟！會睡的女人不會老　190

## 第伍篇

### 關於睡眠，你必須知道更多

## 第⓬章　關於睡眠的關鍵問題　276

# 第壹篇

## 認識睡眠──睡眠的神奇力量

研究證明，在高品質睡眠狀態下，體內會出現一系列有利於生理、生化的變化，達到除病延年的作用。人在臥位睡眠時，腦的血流量是站立時的7倍。睡眠時血流量增加，既可滿足腦細胞對血氧的需求，又能促進腦內代謝產物的排泄。睡眠能協調大腦皮質的功能，有利於增強記憶力，提高智力，使人思維敏捷，反應靈活。這就是人在美美地睡個好覺後感到神采奕奕、精力充沛的道理。

　　充足的睡眠可延緩衰老。肝臟是人體最大的「化工廠」，肩負著解毒和許多生化代謝的重任。《內經》中說：「人臥血歸於肝」。現代醫學研究證實，睡眠時進入肝臟的血流量是站立時的7倍。流經肝臟血流量的增加，有利於增強肝細胞的功能，提高解毒能力，並加快蛋白質、氨基酸、糖、脂肪、維生素等營養物質的代謝，從而維持機體內環境的穩定。

　　人在夜晚熟睡時分泌的生長激素是白天的5～7倍，對兒童和青少年可促進生長發育；對中老年人可啟動體內各種活性酶，加速新陳代謝，延緩衰老。有關專家指出，凌晨1～3點是皮膚代謝的高峰期，此時源源不斷的血液供給肌膚以充足的營養，吐故納新，使肌膚保持健康和彈性。

　　有效的睡眠可使體內各種免疫物質的分泌量增加，白細胞、巨噬細胞的吞噬能力增強，從而提高了機體的免疫力，能抵禦病魔的侵襲。

　　更為神奇的是，睡眠可防癌。正常細胞在裂變過程中之所以突變為癌細胞，大多是在夜晚中進行的，而高品質的睡眠可防癌症的發生和發展。

# 第❶章
# 會睡的身體不生病

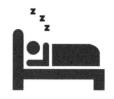

充足的睡眠、均衡的飲食和適當的運動，
是國際社會公認的三項健康標準。
但人們對睡眠的重要性普遍缺乏認識。


## 先來測試你的睡眠品質

　　你的睡眠情況到底怎麼樣呢？回答幾個簡單的問題就可以知道了。下面 10 個問題的答案有四種：

A. 經常　B. 有時　C. 很少　D. 從未。


　　問題開始：

Q1. 睡眠時間很不規律，不能定時上床睡眠。

Q2. 工作或娛樂至深夜。

Q3. 躺在床上腦子裡全是白天見過的人和發生的事，難以入睡。

Q4. 入睡後稍有動靜就會清醒。

Q5. 整夜做夢，醒來時覺得很累。

Q6. 很早就醒來，而且再也睡不著了。

Q7. 有點不順心的事就徹夜難眠。

Q8. 換個地方就難以入睡。

Q9. 一上夜班就睡眠不好。

Q10. 使用安眠藥才能安然入睡。

選中 A 記 5 分，B 記 2 分，C 記 1 分，D 記 0 分。

如果總分在 20 分以上為嚴重睡眠障礙；總分在 5~20 分顯示你的睡眠品質比較差。總分在 5 分以下（沒有A項）的睡眠品質良好。如果你的累計得分在 5 分以上，特別是有 A 項得分，則要高度重視睡眠狀況，並且想辦法改善。

## 從世界睡眠日說起……失眠問題愈來愈嚴重

充足睡眠、均衡飲食和適當的運動，是國際社會公認的三項健康標準。但人們對睡眠的重要性普遍缺乏認識。動物試驗證明，小白鼠如果超過 6 天不睡覺，就會出現運動失調的症狀，直至腦電波電壓降低、消失而死亡。跟小白鼠相比，人類對睡眠的依賴性更強，一個人只喝水不進食可以存活 7 天，而不睡眠只能存活 4 天。

進入 21 世紀全新的科技時代，人們的健康意識空前提高，「擁有健康才能擁有一切」的新理念深入人心，因此有關睡眠問題引起了國際社會的關注。據世界衛生組織針對 14 個國家 15 個地區的 25916 名在基層醫療就診的病人進行調查，發現有 27% 的人有睡眠問題。據報導，美國的失眠發生率高達 32~50%，英國為 10% 至 14%，日本為 20%，法國為 30%，中國也在 30% 以上。

失眠對生活品質的負面影響很大，但相當多的病人沒有得到合理的診斷和治療。失眠障礙已成為威脅世界各國公眾的一個突出問題。醫學研究表明，偶爾失眠會造成第二天疲倦和動作不協調，長期失眠則會帶來注意力不能集中、記憶出現障礙和工作力不從心等後果。此外，失眠與身體疾病關係密切。睡眠不足會使人體免疫力下降，抗病和康復的能力低下，容易感冒，並加重其他疾病或誘發原有疾病的發作，如心血管、腦血管、高血壓等疾病。實驗還證明，手術後的病人如睡眠不好，傷口癒合的時間會明顯延長。兒童如患有嚴重睡眠不足，可影響其身體發育。因為在睡眠時，特別是在深睡期，兒童腦內分泌的生長激素最多，這是促進孩子骨骼生長的主要物質。

# 睡眠的作用——百病不侵的健康密碼

## 一、消除疲勞，恢復體力

睡眠是消除身體疲勞的主要方式。因在睡眠期間胃腸道及其他有關臟器，會更充分地合成並製造人體所需的能量物質，以供活動時使用。另外，由於體溫、心率、血壓下降，呼吸及部分內分泌減少，基礎代謝率降低，這樣更有利於體力的恢復。

## 二、保護大腦，恢復精力

睡眠不足者，表現為煩躁、激動或精神萎靡，注意力渙散，記憶力減退等；長期缺少睡眠則會導致幻覺。睡眠充足者，精力充沛，思維敏捷，辦事效率高。這是由於大腦在睡眠狀態下耗氧量大大減少，有利於腦細胞能量貯存。因此，睡眠有利於保護大腦，提高腦力。

## 三、增強免疫力，康復機體

處於睡眠狀態的時候，體內代謝的有害物質會減少，但是卻能大量分泌可以增強免疫力的物質。另外充足的睡眠還可以保持體內免疫機制和神經內分泌以及體溫調節的平衡，從而保證免疫機制的正常運行。相反，如果沒有足夠的睡眠，免疫機制的功能就會下降，久而久之，還會影響其他系統（如消化系統、泌尿系統之間的關係）的功能，最終造成身體的健康狀況下降。

## 四、促進生長發育

少年兒童的生長發育是由生長激素控制的，而且生長激素是在深度睡眠時產生的，深度睡眠的時間越長，產生的生長激素就越多。因此，嬰兒的睡眠時間都很長，產生大量的生長激素促進自身的生長。另一方面，生長激素分泌增多還會促進嬰兒深度睡眠的延長。通過深度睡眠和生長激素的相互作用，促進人體的生長。

### 五、延緩衰老，促進長壽

現代科學研究證實，人在睡眠中身體內一切生理活動均會減慢，處於恢復和重新積累能量的過程。如果長時間的不睡覺或失眠，輕者可造成神經系統功能紊亂，使機體免疫功能下降，重者可導致衰亡。所以適度的睡眠有利於延長壽命。

### 六、保護人的心理健康

睡眠對於保護人的心理健康與維護人的正常心理活動是很重要的。因為短時間的睡眠不佳，就會出現注意力渙散，而長時間者則可造成不合理的思考等異常情況。

### 七、有利於皮膚美容

在睡眠過程中皮膚毛細血管循環增多，其分泌和清除過程加強，加快了皮膚的再生，所以睡眠有益於皮膚美容。

## 睡眠是最天然的補藥，幫疲累的身心好好充電！

人的一生差不多有三分之一的時間都在睡眠。莎士比亞說：「人生第一道美餐就是睡眠」。中醫養生名著《養生三要》裡也說：「安寢乃人生最樂。古人有言：不覓仙方覓睡方……睡足而起，神清氣爽，真不啻無際真人。」可見睡眠對人來說是多麼的重要，在人類生命的過程中。

睡眠與健康是終生伴侶。中國的醫學歷年來重視睡眠科學，認為「睡食二者為養生之要務」、「能眠者、能食、能長生」。

不要說長時不眠，就是長期睡眠不足，對健康也有很大的損害。這是因為所有的休息方法中，睡眠是最理想、最完整的休息。有人說，睡眠是大自然的了不起的恢復劑，這是合乎事實的，經過一夜酣睡，多數人醒來時感到精神飽滿，體力充沛。在日常生活中，人們常有這樣體會，當您睡眠不適時，第二天就顯得疲憊不堪，無精打采，

感到頭暈腦脹，工作效率低，但若經過良好的睡眠後，這些情況隨之消失。

曾有人說睡眠好比給電池充電，是「儲備能量」。經過睡眠可以重新積聚起能量，把一天活動所消耗的能量補償回來，為次日活動儲備新的能量。良好睡眠能消除全身疲勞，使神經、內分泌、心血管活動、消化功能、呼吸功能等能得到休息，促進身體各組織生長發育和自我修補，增強免疫功能，提高對疾病的抵抗力。

正如俗話說：「睡眠是天然的補藥」，一點也不為過。

# 睡得好，皮膚彈性up up！

俗話說：「每天睡得好，八十不見老」。科學合理的睡眠具有美容的作用，善於美容養顏的人都特別注意皮膚的休息。人們的皮膚能夠得到合理的休息，是青春永駐的基礎。

首先，充足的睡眠可以加強皮膚的血液循環，只有當人在處於睡眠狀態時，血液才能通過毛細血管充分達到皮膚層。充分的血液循環，能為皮膚提供充足的營養，加快皮膚消除疲勞，達到延緩衰老的作用。

其次，合理的皮膚休息，可促進皮膚細胞的分裂。一天當中，皮膚新陳代謝最旺盛的時間是在晚上，特別是晚上10時左右到清晨2時之間，這是對肌膚最具調理修復效果的時段。皮膚在這個「黃金時段」細胞分裂活躍、活動力強，修復保養也最有效。人在熟睡狀態時，腦下垂體會分泌大量的成長荷爾蒙，可以促進肌膚表皮下的真皮層成長、活絡肌膚的新陳代謝，而產生嬌嫩的肌膚。反之，睡眠不好會使肌膚的成長速度停滯，造成皮膚粗糙，缺少光澤。

那麼，怎樣才能使皮膚更好地休息呢？

**1.不能錯過晚上的睡眠，特別是晚上10時至清晨2時**　如果錯過了，就等於錯過了皮膚新陳代謝的良好時機。

**2.睡覺前要清潔皮膚**　否則汗物會堵塞毛孔，血液不能充分到達

皮膚表層，皮膚就不能得到充分的休息。

　　3.**不能帶妝睡覺過夜**　化妝品會給皮膚帶來負擔和緊張感，還會使皮膚乾燥，不利於皮膚充分休息。

　　4.**給予皮膚足夠的營養**　睡前清洗保養過的皮膚吸收力特別強，因此，睡前是供應皮膚營養的良好時機，可塗些晚霜之類的營養霜。

　　5.**要有足夠的睡眠**　睡覺時要放鬆精神，安然入睡，不要熬夜，因為熬夜最容易使皮膚疲勞和老化。

　　6.**睡前要保持室內適宜的濕度**　空氣中適度的水分可保證肌膚不過於乾燥，可以用加濕器將水蒸氣加到空氣中。

　　7.**睡前宜輕輕按摩面部**　從臉的中心到四周逐漸按摩，以加速面部的血液循環，從而促進新陳代謝。

　　長期缺乏睡眠，皮膚會失去鮮亮的光澤。其容顏衰老的進程就一定能夠延緩。這裡提醒那些善於養顏護膚的現代女性，睡眠是女性保養肌膚的最佳方法，千萬不要忽視。

## 好神奇！睡得好可以防癌！

　　睡眠，古人稱為「眠食」。曾國藩有「養生之道，莫大於眠食」的名言。英國大劇作家莎士比亞將睡眠譽為「生命筵席」上的滋補品。世界衛生組織確定「睡得好」為健康的重要標準之一。可見，睡眠對生命與健康是何等重要。

　　睡眠是人類自身對腦和整個神經系統的有效調節。人的一生約有1/3 的時間是在睡眠中度過的，睡眠品質的好壞，直接影響到身心健康。

澳大利亞的專家通過研究發現，正常細胞在裂變過程中之所以突變為癌細胞，大多是在夜晚中進行的，而高品質的睡眠可防止癌症的發生和發展。

研究證明，在高品質睡眠狀態下，體內會出現一系列有利於生理、生化的變化，達到除病延年的作用。人在臥位睡眠時，腦的血流量是站立時的 7 倍。睡眠時血流量增加，既可滿足腦細胞對血氧的需求，又能促進腦內代謝產物的排泄。睡眠能協調大腦皮質的功能，有利於增強記憶力，提高智力，使人思維敏捷，反應靈活。這就是人在美美地睡個好覺後感到神采奕奕、精力充沛的道理。

充足的睡眠可延緩衰老。肝臟是人體最大的「化工廠」，肩負著解毒和許多生化代謝的重任。《內經》中說：「人臥血歸於肝」。現代醫學研究證實，睡眠時進入肝臟的血流量是站立時的7倍。流經肝臟血流量的增加，有利於增強肝細胞的功能，提高解毒能力，並加快蛋白質、氨基酸、糖、脂肪、維生素等營養物質的代謝，從而維持機體內環境的穩定。

人在夜晚熟睡時分泌的生長激素是白天的 5~7 倍，對兒童和青少年可促進生長發育；對中老年人可啟動體內各種活性酶，加速新陳代謝，延緩衰老。有關專家指出，凌晨 1~3 點是皮膚代謝的高峰期，此時源源不斷的血液供給肌膚充足的營養，吐故納新，使肌膚保持健康和彈性。睡眠好的人，容光煥發，面色紅潤，其中的奧妙就在於此。有效的睡眠可使體內各種免疫物質的分泌量增加，白細胞、巨噬細胞的吞噬能力增強，從而提高了機體的免疫力，能抵禦病魔的侵襲。

## 發育期睡得好，也會長得高！

人的身高除與遺傳、豐富的營養及體育鍛鍊等有關外，還與充足的睡眠關係密切。這是為什麼呢？

人的大腦裡有個部位叫腦垂體，它分泌多種激素，其中一種叫「生長激素」，它管理著人體的生長發育，可以促進機體蛋白質的合成，從而能促進兒童及青少年的骨骼發育，使身高增長。

但是，腦垂體並不是一天到晚都在分泌生長激素的，它也有休息的時候。科學家研究發現，不僅不同年齡的人群有差異，而且一天24

小時內生長激素的分泌也是不同的。剛出生的嬰兒，每天睡眠 20 小時以上，在 24 小時內都有生長激素的分泌，其血中生長激素的濃度水準都是比較高的。從兒童期開始，只有在睡眠時體內才分泌生長激素。進入青春期後，睡眠時生長激素的分泌量呈直線上升。20 歲以後，生長激素的分泌量才逐漸減少。可見，在睡眠狀態下，生長激素分泌最旺盛。有人說，孩子在夜晚睡眠中增長，就好像夏天夜晚在莊稼地裡，可以聽到高粱、玉米生長拔節的清脆聲一樣。保證充足、高品質睡眠，可以消耗最小能量而蓄積最大能量，創造新細胞。

此外，人在睡眠時，脊柱、下肢各關節等與身高有關的骨骼，都擺脫了體重的壓力，解除了緊張狀態，因此，關節便得到了增長的機會。而兒童少年骨骼變長，正是靠關節的骨骺軟骨細胞增殖來完成的。由於完全解除體重負荷之後，便可自由成長，早晨起床時，身高比夜晚臨睡前至少要高 0.5~1 公分。所以，睡臥在適當的床上，舒展脊柱及下肢關節，有利身高的增長。

由此可見，孩子保證充足的睡眠（包括睡眠時間及睡眠品質）是身體增高的一個必要條件。

## 免疫力跟著大大提升

睡眠和健康的關係一直為人們所重視，通常認為睡眠可以恢復體力，可以維持人體內部的平衡，有利於健康。研究顯示：睡眠和人體免疫能力存在著密切的關係，在深度睡眠時，人體的免疫系統能獲得不同於清醒時的增強。

美國的一位學者發現良好的睡眠可以明顯增加體內的淋巴細胞數量，這位學者所做的「自我睡眠」試驗，也證明良好的睡眠可以有效增強人體的免疫能力。俄羅斯醫學專家針對感冒與睡眠關係的研究也證明瞭這一點，他們發現人在患感冒後採取臥床休息時，各種感冒症狀如發熱、頭痛、鼻塞等症狀可以得到有效緩解，如果繼續工作則感冒症狀加重。對於這種現象的解釋是，睡眠能夠促使體內的白細胞增

多，能夠激發巨噬細胞活性，增強肝臟的解毒功能。

由此看出，如果人體遭受病毒或細菌襲擊，深度睡眠結合藥物治療可以有效治療由此造成的疾病，提高機體的免疫能力。良好的睡眠可以提高免疫力還體現在以下幾點：

**1.病毒和細菌可以促進人體產生干擾素等「免疫蛋白質」** 結合睡眠的作用可以有效提高人體的免疫力。睡眠深度可以在免疫蛋白質的作用下得到增強，從而又可以促進人體免疫力的提高。所以，感染之後的深度睡眠是身體防衛中的重要一環。

**2.睡眠可以有效調節體內激素的分泌** 而激素對於人體免疫細胞的分泌有非常重要的作用，和清醒狀態相比，睡眠時人體內分泌系統會逐漸活躍，並分泌各種激素。

**3.睡眠可以促使有益菌的分泌** 有益於人體的細菌作用，是提高人體免疫力的重要方面。國外的專家在研究失眠症患者與正常人的比較中發現，失眠症患者腸內有益菌的數目比沒有失眠現象的人少了很多，而這些有益菌則有利於促進人體功能的增強和提高。

## 休息一下，讓大腦獲得新的能量！

大腦是人體和生命的主宰。在現實生活中，如果大腦出現了故障，人的意識、思維、行為和整個生活會受到非常嚴重的影響。

當身體疲勞的時候，身體就需要休息，需要重新獲得能量，大腦也不例外。大腦不是機器，大腦也有疲勞的時候，如果不注意大腦的適當休息，大腦也會拋錨。

人們在日常生活中的學習、工作和交際，都需要大腦的控制調

 體育鍛鍊可以加快大腦的新陳代謝，促進大腦獲得足夠的氧和營養；各種趣味性的活動可以提高大腦的興奮度，防止由於大腦持續接受單調的刺激，而產生疲勞。

節，這個時候，大腦細胞就非常活躍，大腦內的血液循環旺盛，隨著時間的延長，大腦消耗的氧和營養物質越來越多，大腦就會疲勞。疲勞是大腦的一種本能，疲勞不但是大腦活動較多的一個反應，疲勞還能迫使大腦的休息。因為大腦疲勞之後，腦細胞的活動就會減弱，新陳代謝率降低。其外在表現就是我們感受到的：頭腦發昏、昏昏沉沉了。這就是在提醒人們，大腦需要獲取新的能量，需要得到休息。

遇到這種情形，無論工作有多忙、學習有多忙，都不要忘記讓自己的大腦休息一下。其實，大腦一點都不苛刻，即使在緊張的忙碌之後僅僅休息一小段時間，大腦就會重新生龍活虎起來。如玩一個小小的遊戲、聽聽音樂、看看電影、活動一下身體還有短暫的睡眠，甚至打個盹，都是讓大腦休息的方式。只有保證大腦足夠的休息，大腦才能健康活躍，才能出現源源不斷的才思敏捷。

睡眠是保證大腦得到足夠休息的最重要的方式。良好的睡眠，不但使得大腦得到休息，還會使大腦獲得大量的能量，為將來的活動做準備。對青少年來說，良好的睡眠還是促進大腦發育的保證。

## 注意！用腦過度容易失眠

雖然人們經常這樣說，「腦子越用越靈光」。但是如果過度用腦的話，反而會對大腦產生不利的影響，不利於大腦的健康和發育，而且也不利於睡眠，很容易導致失眠等睡眠問題出現。

### 一、用腦過度導致失眠的原因

**1.用腦過度是持續腦興奮的主要原因**　一些腦力工作者例如工程師、作家以及教師等，往往會長期用腦，這樣就會導致大腦不得不長期處於活躍狀態，大腦也被迫源源不斷地產生高度興奮。但是大腦不是機器，時間久了，一旦超過了一定的限度，大腦就會疲勞甚至出現消極反抗，不再產生興奮，而且對外界刺激也變得麻木起來，如同廢舊的機器，不再具有它原先的功能。這個時候，由於大腦功能失調，

造成控制睡眠的中樞等神經系統出現紊亂，最終導致失眠。在這裡還需要提醒大家的一點是，由於長期用腦過度而導致的失眠，治療和恢復起來都很費時日。

**2.用腦過度是腦供血不足的首要原因**　腦力勞動者，由於長期用腦，大腦就會持續活躍，大腦細胞活動頻繁。因此，大腦內的新陳代謝比較旺盛，大腦需要更多的氧和營養成分，此時，大腦的供血必須充足。但是，由於用腦過度，再加上腦力勞動者以坐為主，不經常運動，體內血液循環緩慢，大腦內的血液流量減少，長期這樣下去，大腦就會供血不足。這樣就會影響到大腦的正常活動，例如思維、記憶能力下降，另外控制睡眠的睡眠中樞也會受到影響，不能正確地調節睡眠。因此，也會引起失眠。

## 二、如何防止用腦過度

**1.注意大腦的休息**　對於那些腦力勞動者來講，在思考、寫作之餘，看看窗外的風景、聊聊天、餵餵魚、打打牌、戶外運動以及打個盹、午睡都是大腦休息的方式。只要大腦得到充分的休息，大腦就會重新恢復活力，這樣大腦的興奮以及供血都會保持正常，就不會影響到正常的工作和學習，當然也不會影響到睡眠。

**2.用腦禁忌**　❶ 禁忌飯後立刻高度用腦。有些人為了工作和學習，連吃飯的時候都在思考，飯後立刻投入到緊張的工作中去，這是非常不利於睡眠的。因為飯後需要消化大量的食物，因此，胃腸內的血流量增加，而腦部供血較少。這時如果讓大腦高速運轉，等於是「趕鴨子上架」，久而久之，會造成大腦功能紊亂，引起失眠。❷ 禁忌做事亂七八糟。有些人做事沒有規律性，沒有固定的時間思考、寫作，這樣使得大腦經常處於不規律的運轉當中。最後導致大腦暈頭轉向，無法正常發揮功能，也比較容易引起失眠。❸ 禁忌睡前瘋狂思考。有些人喜歡躺到床上思考問題，無論大事小事都要想一想。什麼總結過去，幻想未來啦等等。結果越想越興奮，使得大腦處於興奮狀態，自己也輾轉反側無法入睡，越睡不著就越興奮，成了惡性循環，

時間久了就會導致失眠。

倘若真的因此而影響了正常的睡眠，就應改變一下上床後繼續思考問題的習慣，在上床以前就把當天的工作總結好，並作好翌日的工作計畫，或者在上床前先把明天要做的事記在記事本上，然後輕鬆上床睡覺。

## 把握睡眠的最佳時間

睡眠是平衡人體陰陽的重要手段，是最好的節能，也是最好的儲備及充電，更是恢復疲勞、維持健康的養生第一良方。

中醫認為睡眠的機制是：陰氣盛則寐（入眠），陽氣盛則寤（醒來）。所以夜晚應該在亥時（21至23點）以前上床，在子時進入最佳睡眠狀態。因為按照《內經》睡眠理論，夜半子時為陰陽大會，水火交泰之際，稱為「合陰」，是一天中陰氣最重的時候，陰主靜，所以夜半應長眠。

為了更好地提高睡眠品質，首先是提倡睡子午覺。「子、午」時候是人體經氣「合陰」及「合陽」的時候，有利於養陰及養陽。晚上11點以前入睡，效果最好。因為這個時候休息，最能養陰，睡眠效果最好，可以達到事半功倍的作用。午覺只需在午時（11點至13點）休息30分鐘即可，因為這時是「合陽」時間，陽氣盛，所以工作效率最好。

還有，睡前減慢呼吸節奏。睡前可以適當靜坐、散步、看慢節奏的電視、聽低緩的音樂等，使身體逐漸入靜，靜則生陰，陰盛則寐，最好能躺在床上做幾分鐘靜氣功，做到精神內守。

失眠的病人別忘了睡前用溫水泡腳，可以促進心腎相交。心腎相交意味著水火相濟，對陰陽相合有促進作用，陰陽合抱，睡眠當然達到最佳境界。

睡前可吃一點養心陰的東西，如冰糖百合蓮子羹、小米紅棗粥、藕粉或桂圓肉水……因為人睡覺後，心臟仍在辛苦地工作，在五臟中，心臟最辛苦，所以適當地補益心陰將有助於健康。

## 熟睡時，身體開始啟動排毒功能

睡眠對於身體的健康實在是十分重要，我們應該儘量做到每天能早一點入睡，並睡得安穩踏實，因為身體的代謝和排毒，多在熟睡中進行。

1. 晚上21~23時為免疫系統（淋巴）排毒時間，此段時間應安靜或聽音樂。

2. 晚間23~1時，肝的排毒需在熟睡中進行。

3. 凌晨1~3時，膽的排毒需在熟睡中進行。

4. 凌晨3~5時，肺的排毒此即為何咳嗽的人在這段時間咳得最劇烈，因排毒動作已走到肺；不應用止咳藥。

5. 半夜至凌晨4時為脊椎造血時段，必須熟睡，不宜熬夜。以免抑制廢積物的排除。

6. 清晨5~7時，大腸的排毒應上廁所排便。

7. 早上7~9時，小腸大量吸收營養的時段，應吃早餐。療病者最好早吃，在6時半前，養生者在7時半前，不吃早餐者應改變習慣，即使拖到早上九、十點鐘吃都比不吃好。

## 《黃帝內經》論睡眠的自律特性

睡眠是一種生物行為，在人類則與精神活動密切相關。睡眠障礙不僅是生理秩序的異常，也常伴隨許多疾病，或加重病情。慢性睡眠障礙還是長壽的大敵。因此，古今中外都非常關注睡眠，更是生物學與醫學研究的物件。十九世紀，西方人還建立了睡眠實驗室，將睡眠研究引上科學研究的軌道。中醫睡眠理論特點顯著，在睡眠障礙的診

治上也有一定優勢，並有睡眠養生的理法。現在我們從《內經》入手探討睡眠之理。

　　睡眠是人類在漫長進化過程中形成的生命節律，體現了天人合一規律。睡眠與覺醒本質上是一種生理韻律，是人類在長期進化過程中形成的、與宇宙自然晝夜週期同步的生命活動，並有體內適應機制，《素問・四氣調神大論》從人源於天地角度說這是「以從其根」、「與萬物沉浮於生長之門」。這裡的「根」就是人賴以生存的依據。《靈樞・衛氣行》還具體描述了人之寤寐與天體運行陰陽相應的機制：「天周二十八宿，……房昴為緯，虛張為經。是故房至畢為陽，昴至心為陰。陽主晝，陰主夜。」此論晝夜交替的天文學原理，而人體衛氣與之相應出入。

　　人的睡眠、覺醒節律與大自然晝夜交替週期相應的理論，其生理意義在於，地球自轉形成的晝夜交替是生物自然環境中最明顯而又穩定的變化，它制約生物生存方式。「日出而作，日入而息」，是人類為生存而形成的生活、生產模式。晝日光照充足，萬物生動，人為食物而勞作，勞作既消耗能量、又要抗禦外來的各種邪氣，故需要生理機能亢奮；與之相反，夜晚陰暗消索，萬物靜藏，人無所為而睡眠，睡眠是休養生息、恢復體力、儲備能量的基本方式，生理機能則處於相對抑制狀態。如此則形成人類重要的自律節律——寤寐交替。據研究，人類個體多種生理、生化活動都有晝夜差異，綜合這些差異說明睡眠是人體適應自然界晝夜節律的整體生理反應。

　　《內經》中「天人合一」的睡眠理論，充分體現了人與自然和諧的生理觀，如《素問・四氣調神大論》列出春三月「夜臥早起」，夏三月「晚臥早起」，秋三月「早臥早起」，冬三月「早臥晚起」作為四季睡眠的常規。

## 到底睡得夠不夠？

　　睡眠是人們正常的生理需要，但絕非睡眠時間越長越好。不同年

齡的人對睡眠時間的需求是不完全相同的。年齡越小，大腦皮層興奮性越低，對疲勞的耐受性也越差，因此需要睡眠的時間也越長。而到了老年，大腦皮層功能不如青年人那麼活躍，體力活動也大為減少，所以需要睡眠時間也相應地減少。

　　一般來說，新生兒每天睡眠時間不少於 20 小時；嬰幼兒約 15 小時，學齡兒童約 10 小時；成年人約需 8 小時，老年人 5 至 6 小時就夠了。這只是一個大致的平均數，每個人每天所需的睡眠時間差異很大，這與人的性格、健康狀況、工作環境、勞動強度等許多因素有關，與每個人的睡眠習慣也有一定關係。

　　現實生活中，有許多人的睡眠時間遠遠少於上述時間，但他們同樣工作、生活得很好。所以，睡眠的好壞，並不是完全取決於睡眠的時間，而要看睡眠的品質，也就是整個睡眠中深睡時間的長短。比如，有些老年人每天睡眠的時間加起來常常超過 5~6 小時，但仍然時常打瞌睡，主要是老年人真正能達到深睡和中睡的時間並不多，而大部分時間是在淺睡和輕睡中度過，所以品質不高。相反，有些人睡眠的總時間並不長，但能保證一定的深睡時間，也能取得很好的休息效果，不會感到缺少睡眠。所以，睡眠的好與壞，不應簡單地以睡眠時間的長短來衡量，而應以是否消除了疲勞，精力是否充沛來評判。

# 第❷章
# 睡著了，
# 身體產生的變化

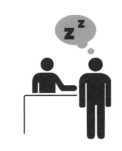

當人們處於睡眠期間，大腦活動和新陳代謝都會有一定的變化，可藉此觀察人體的各種生理指標。

## 不能不睡覺！睡眠掌控關鍵的健康密碼

睡眠在人類生活中，確實占了很重要的地位。每天 24 小時，睡眠 8 小時，即占去了一天的 1/3。在人的一生中，睡眠不僅可以消除疲勞，而且在睡眠過程中身體必要的物質又重新獲得補充，以保證有足夠的精力進行活動和工作。人的生命始自睡眠，睡眠是自然界賜予人類最聰明、最完美的養生方法。我們要維持身體的健康，就必須使睡眠和活動交相更替，以取得平衡。

人們為什麼需要睡眠？這問題好像有些多餘，古往今來，每個人都是要睡眠的。一直以來，實際上睡眠的真正原因是什麼，又為什麼在晚上要睡眠的問題，目前科學家還沒有一致的結論。

睡眠是腦和整個神經系統以至全身最徹底的一種休息方式。人

研究顯示，每天睡眠不足 4 小時的人，其死亡率比每天睡眠七八小時的人高 180%；經常睡眠不足 4 小時的人容易得病。

的一切活動都是在大腦這個司令部的指揮下，通過遍佈全身的神經進行的。腦細胞在消耗大量能量之後，出現了疲勞。疲勞的腦細胞會主動從興奮轉入抑制，這是我們身體的自衛本領之一。這樣，經過一段時間的睡眠，使能量重新積累，疲勞消除，就有利於明天的學習和工作。

　　近期科學家們的研究結果發現，睡眠是大腦暫時性休息過程，是一種保護性抑制；**人體的免疫系統在睡眠過程中得到某種程度的修整和加強，這些主要是在睡眠的快速動眼階段完成的。**動物實驗也證明，接連幾周得不到睡眠的大白鼠會陸續死去，但屍體解剖並沒有發現大白鼠的器官有明顯的損壞。這些大白鼠是由於血液受到細菌感染而死亡的，而這些細菌在通常情況下並不致病，只是由於嚴重缺乏睡眠之後損害了免疫功能，使其喪失對細菌侵襲的抵抗力而致死。有關人士的研究顯示，如果一個人連續 72 小時不睡眠，有可能導致精神失常。

　　那麼，人為什麼要在晚上睡眠呢？美國麻省理工學院的科學研究者發現，這是由於大腦深部的松果體分泌的褪黑激素令人入睡的緣故。褪黑激素的分泌在夜間達到高峰，在日照下分泌受抑制，所以人要在夜間睡眠。

## 什麼是慢相睡眠和快相睡眠？

　　人們的睡眠是由慢相睡眠和快相睡眠兩種睡眠相互交替出現而組成的。在正常的成年人，一個夜間約 8 小時的睡眠時間內，這兩種睡眠相大約要循環交替 3～4 次。那麼，什麼是慢相睡眠和快相睡眠呢？

### 一、慢相睡眠

　　又稱正相睡眠和慢波睡眠，簡寫為 NREM。科學家們在人們入睡時，利用腦電圖、心電圖、眼震顫圖和肌電圖等精密儀器進行測驗，

發現隨著人們由清醒到思睡而進入睡眠，以及睡眠逐漸加深的各個階段，這些儀器上即顯示出各種不同的變化，腦電圖中正常的 $\alpha$ 波隨著睡眠的逐漸加深而逐漸減少，直到最後完全消失，並且出現了每秒4～6次的慢波和每秒0.5～3次高波幅的梭形慢波，所以就叫慢波睡眠（或稱慢波時相）。這時人們的呼吸變深、變慢而均勻，心率也變慢，眼睛是閉攏的，如輕輕扒開眼皮可以發現眼球輕微向上呈靜止狀態。這時血壓比清醒時下降，全身肌肉鬆弛，但是肌肉仍保持一定的緊張度。根據腦電圖的變化可以看出睡眠的深度。因此根據睡眠不同的深度情況又將這個慢相睡眠時相分為思睡、淺睡、中睡和深睡四個階段。

在思睡和淺睡兩個階段，因為入睡不久，睡眠不深，對外界的環境仍能保持一定的反應，所以容易因外界干擾而醒來，即使不醒來，也能保持一定的反應。所以有些人訴說自己「整夜未睡」就是這個道理。因為他在這種淺睡中間仍能聽到房子裡鐘擺的聲音，就以為他整夜未睡，這就像我們平時聽報告時打瞌睡或者學生在課堂上打瞌睡的情況一樣，報告人或老師說話的聲音仍能聽得到，但是他卻在打瞌睡，確實是在睡覺。中睡和深睡兩個階段，又稱熟睡階段。這四個階段是逐漸循序進行的。但一個人的睡眠可以因為環境的變化而停留在某一個階段。比如前面談到的打瞌睡，只是停留在思睡或淺睡的階段，有些老年人的睡眠也可以只是停留在淺睡或中睡的階段。一般由清醒到深睡約需80～120分鐘，接著便進入到第二個時相即快相睡眠。

## 二、快相睡眠

又稱異相睡眠或快波睡眠，簡寫為 REM。人們睡覺經過上述慢波睡眠時期以後，即轉入到異相睡眠時相，這時從眼震顫圖和腦電圖上可以看出雙眼球有每分鐘50～60次的快速擺動，腦電波由慢波轉為快波。這時人體的各種感覺功能比在正相睡眠時期更進一步減退，肌肉也更加鬆弛，肌腱反射亦隨之消失，這些都說明睡眠程度更進一

步變深。

但是這個時期的血壓卻較慢波睡眠時期升高，呼吸也變得快一些而且不規則，體溫和心率也較前階段升高和加快。身體上有些部分的肌肉如面肌、口角肌及四肢的一些肌肉群可出現輕微的抽動，陰莖和陰蒂充血而可勃起。這種肌肉抽動的現象在嬰兒更為明顯，可以表現為吮吸、微笑、手足徐動或者短促發聲等現象。科學家們還發現在這個時期，人的胃腸活動增加，大腦的血流量也明顯增加，孕婦腹裡的胎兒在這個時期胎動也明顯增多。所以人們的一些疾病如胃潰瘍穿孔、腦溢血、心肌梗塞和嬰兒出生多在夜間，道理就在這裡。

因此，這個時期的情況一方面是表示睡眠更深，肌肉更加鬆弛，而另一方面，一些內部現象卻變得更加活躍。科學家們還發現：這個階段不僅是睡眠的重要階段，而且對整個的生命都有特殊的意義，因為這個階段，體內的各種代謝功能都明顯增加以保證腦組織蛋白的合成和消耗物質的補充，使神經系統能正常發育，而且也為人們第二天的活動積蓄力量。科學家們也發現：人們睡覺進入到這個階段，也正是人們作夢的時期。

## 人的睡眠時相變化多端

當人上床入睡以後，在整晚的睡眠過程中是快相睡眠與慢相睡眠的反覆循環。一般情況是先經過80～120分鐘左右的慢相睡眠，接著便進入快相睡眠，以後再轉入慢相而至快相。如此慢相→快相→慢相→快相的週期循環，整夜約有3～4次。它的規律是第一次出現的快相睡眠持續時間很短，只有幾分鐘，馬上即轉入到慢相睡眠的淺睡階段，而逐漸進入到中睡和深睡而又進入到快相期，至第二個循環時，快相睡眠時間就長一些，以後每個循環，快相睡眠時間都逐漸延長直至最後醒來。快相睡眠最長可持續約30分鐘。

在循環中，慢相睡眠則逐漸縮短。一般成年人整夜的睡眠，快相睡眠約為100分鐘左右，約為整個睡眠的20%。早產兒的快相睡眠

階段卻占整個睡眠的75％，正常新生兒約為50％，到了10歲以後，快相睡眠的比例逐漸減低而趨穩定。在成年人的睡眠中，慢相睡眠約占75％，其中思睡階段約為整個睡眠的5％，中睡和深睡階段各約為10％，而50％卻為淺睡階段。老年人的淺睡階段就更長一些。當然，這種所謂思睡、淺睡、中睡和深睡的劃分都是人為的，它們都是慢慢向前移行，很難劃出十分清楚的分界線。

一般情況下，人們在睡覺以後都是從快相睡眠中醒來，但在慢相睡眠的每個階段也都可以醒來。一般來說，正常人並不能直接由覺醒狀態進入到快相睡眠，而必須經過慢相睡眠階段。

## 睡眠時間、時相與年齡的關係

一個人隨著年齡的增長，需要睡眠的時間不一樣長短。一般說來，年齡越大則睡眠的時間越少。新生兒的睡眠時間在一晝夜中可長達18～20小時，經過嬰幼兒階段以後便大幅度減少，到10～20歲之間逐漸達到穩定水準，大多數成年人平均每夜睡眠7～8小時，其餘的人圍繞這個中心軸作正態曲線分佈。中年以後至老年階段，睡眠需要量逐漸減少。

人在睡眠時相有慢波睡眠和快波睡眠，在睡眠總量之中，隨兒童年齡增長而減少得最顯著的是快波睡眠。新生兒的快波睡眠占睡眠總量的50％，一晝夜之中長達9小時之多。其後大幅度減少，至5～6歲時約占睡眠總量的25％。成年人的快波睡眠約占睡眠總量的20％。中年以後至老年階段，減少得最顯著的是慢波睡眠中的第3～4階段。

嬰幼兒階段是整個機體以及大腦迅速發育的時期，機體和大腦的活動極為旺盛，學習和記憶的發展十分活躍，精神常處於緊張和亢奮狀態，情感也十分活潑，與此平行，睡眠需要量也最大。隨著年齡的增長，其睡眠時間會逐漸縮短，到了老年階段，機體和大腦的活動都趨於減弱，與之平行，睡眠需要量也減少。睡眠需要量與機體及大腦

的活動量呈平行關係。

從上述可以知道，人的睡眠時間一般是隨著年齡的增長而減少。在慢波睡眠與快波睡眠這兩個時相中，隨著年齡的增長，睡眠時間的縮短減少明顯的首先是快波睡眠，當進入老年期以後減少顯著的則是慢波睡眠的第3、4階段，亦即深睡眠明顯減少。

# 中醫認為睡眠由「心」主控

傳統醫學關於睡眠的理論有很多，但是沒有形成統一的體系，對於睡眠各自有著自己獨到的見解，概括起來主要有以下幾種理論。

## 一、神主睡眠理論

神主睡眠理論是以心主神明為核心的。認為「神」指的是人的意識、價值觀、思想和觀點。而這「神」和「心」有很大的關係，即心主神明。心不但有控制人體血脈的作用，而且還能夠主神明。神明是分屬於五臟的，但最終還是歸於心。通過心主神明的作用，使得神在人的意識活動中發揮著主導。

如果「神」旺，人就精力充沛、有活力。反之，則表現為體力衰弱、精神萎靡。另外還有腦的作用，腦髓也是「神」的重要場所，是神寄居的地方。因此，心腦結合起來，共同主神。當「神」比較安靜的時候，人就會進入睡眠狀態；當「神」比較活躍的時候，人就會進入覺醒狀態。

## 二、腦髓睡眠理論

腦髓睡眠理論認為腦、精神、魂魄都有陰陽之分。精對於神而言，精為陰而神為陽；魂對於魄而言，魂為陰而魄為陽。腦髓中寄居「元神」，「元神」控制著人的睡眠。當「元神」安靜、疲勞時，人就進入睡眠狀態；當「元神」活躍時，人就進入覺醒狀態。

### 三、魂魄睡眠理論

　　魂魄睡眠理論認為，魂魄是伴隨人而產生的，其中魂為陰神，魄為陽神。魂魄相互配合，魂是魄的外在表現。魂魄由腦髓產生，寄居在人的五臟內。魂魄共同作用決定人的睡眠狀態。人在睡眠的時候，魄就會藏在肝臟內，管理睡眠的品質。當魂異常的時候，就會出現夢遊、遺精等；當魂在夜晚潛伏不動的時候，睡眠品質就好。當人處於覺醒狀態的時候，魂就會活躍，並開竅於目，管理對於外界刺激所做出的反應。

### 四、陰陽睡眠理論

　　**1.陰陽睡眠理論定義**　陰陽睡眠理論是以陰陽學說為基礎的。陰陽學說指的是天地萬物都是陰陽對立並結合的結果，陰陽相互對立，同時又是相互聯繫、相互轉化，陰陽此消彼長。世界上所有的東西都是分為陰陽兩類，人也不例外，人不但有陰有陽，而且人體內部也是有陰有陽的。人體陰陽的變化會隨著自然界陰陽的變化而變化。早晨，體內的陽氣開始上升增多，中午陽氣最多，晚上陽氣漸漸變少，陰氣增多。當晚上人體的陽氣減少、陰氣旺盛的時候，人就會睡眠；反之，到了早上，陽氣旺盛、陰氣衰落，人們就會醒來。

　　**2.產生睡眠障礙的原因**　陰陽睡眠理論認為人如果出現了陰陽失調，就會出現睡眠障礙。例如陰陽失調，則會導致性夢、夢遺、遺尿、失眠、夢遊等。

### 五、營衛睡眠理論

　　**1.營衛睡眠理論定義**　營衛睡眠理論是以營衛的運行規律為前提提出的睡眠學說。古代樸素唯物主義認為氣是世界萬物的根源，萬物都是由氣構成的，人體也不例外。人的氣主要來自父母、食物以及自然界。包括元氣、宗氣、營氣、衛氣等等。其中營氣是人體脾胃中水分、食物的濃縮，它在人體的血脈中行走，也是血液中的營養，是陰性的；而衛氣是人體脾胃中水分、食物中活躍的成分，因此，能夠擺

脫血脈的束縛，在血脈之外行走，是陽性的。營氣和衛氣在人體內不停息的運行。白天由於自然界中的陽氣比較旺盛，因此，營氣在內部運行、衛氣在外部運行，人保持清醒狀態。到了晚上，自然界陽氣開始衰退，陰氣比較旺盛，營氣依舊在血脈內運行，而衛氣則潛伏人內，這樣人們就會進入睡眠狀態。到了早上，大自然的陽氣開始旺盛，營氣在血脈內部運行，而衛氣則又回到血脈外部運行，人們就會醒來。

**2.營衛睡眠理論的意義**　營衛睡眠理論是符合人類的睡眠規律的，而且還認識到大自然的變化對人類睡眠的影響，這是非常值得現代人學習的。

# 睡眠與五臟六腑息息相關

當人處於睡眠狀態時，中醫認為無論是五臟還是六腑，都會發生相應的變化。

## 一、睡眠時五臟的變化

**1.心臟的變化**　根據前面所講的神主睡眠的觀點可以發現。心是五臟六腑的統帥，它在睡眠時候的變化直接決定著睡眠的狀態。如果心神是安靜的，那麼，人就會有比較良好的心理狀態；如果心神是不安靜的，則會出現夢遊等異常的睡眠狀態。對於心神起著決定作用的是心氣、心血和心陰。其中，心神的活動要通過心氣來發揮作用，如果心氣充足，則白天時心神比較活躍，而到了晚上心神也比較安靜；反之，白天心神就會疲倦，到了晚上也並不會安靜。心血也有很重要的作用，心血是心神的物質保證，如果心血不足、過多或者心血運行不暢，心神就會不寧，因此，睡眠就會出現異常，影響睡眠的品質。如果心血充足、運行通暢，心神也能夠發揮它應有的功能。心陰可以保護心神不受陽氣過分的干擾，使得心神能夠發揮正常的功能，以利睡眠。

**2. 肝臟的變化** 肝的作用和心相似，也是使得神能夠安靜，從而達到睡眠的目的。肝是通過肝氣、肝血、肝陰的作用來調節神的狀態。首先，肝通過調節肝氣的運動來達到調節血液運行的目的。當肝氣的行走正常、有序時，血液運行良好，那麼神就會在人睡眠的時候安寧；反之，如果肝氣不能自如運行，那麼會影響到血液的運行：從而會影響到神的狀態，最終會影響睡眠。肝血一方面可以滋養神，是神的藏身之地，還可以防止神受到肝陽的干擾，使得神能夠安靜，能夠正常睡眠。肝陰也能夠防止陽氣對神的干擾，保證正常睡眠。

**3. 脾臟的變化** 脾在睡眠中的主要作用是滿足睡眠時所需要的能量，保證血液運行暢通。首先，脾通過對食物和水的吸收，將由水分和食物轉化為營養成分運送到身體所需要的部位，這樣一方面可以防止由於水在人體內靜止，造成代謝紊亂，並最終干擾心神；另一方面也使得身體獲得所需要的營養物質，保證睡眠的正常。脾氣還可以使得血液運行暢通，保證心神營養充足。

**4. 腎臟的變化** 腎對於睡眠的作用也很重要。腎主要是通過腎精、腎陽、腎氣、腎陰來發揮作用的。腎精能夠源源不斷地提供人體睡眠時所需要的氣血營養物質，而且還會對腦髓有濡養作用，從而影響到心神，最終影響睡眠。腎陽憑藉自身的活力來滋養五臟六腑，使它們發揮正常的功能。腎氣則促進水在人體的循環和新陳代謝，調節睡眠。腎陰一方面可以防止腎陽對於心神的干擾，另一方面，還可以幫助其他臟腑之陰制約其陽氣，來保證心神寧靜。

**5. 肺臟的變化** 肺是通過呼吸的作用，促進氣的生成、運行以及血液的運行，而且肺也是魄寄居的地方。肺主要是通過肺氣來調節睡眠的。如果肺氣充沛，那麼人體內的氣就會運行正常，血液也會運行正常，心神比較平和；反之則會影響到心神，使得心神焦躁不安，從而會影響到正常的睡眠。肺可以通過呼吸運動將營養物質輸送到全身，將廢氣排出體外；另外吸入新鮮的空氣，這樣就會滋養魂魄，保證良好的睡眠。

## 二、睡眠時六腑的變化

**1. 胃的變化** 胃是通過胃氣影響睡眠的。當胃氣充沛、運行良好時，就能夠保證營養的充分，從而達到供養心神的目的，保證良好的睡眠。

**2. 膽的變化** 膽是通過膽汁和膽氣對睡眠起作用的。膽汁能夠消化食物，因此，可以保證心神有足夠的營養。充沛的膽氣可以保證充足的膽汁，保證身體有足夠的營養。另外，膽氣還具有決斷功能，如果膽氣充足，則有意志堅定，五臟六腑也會安靜，從而保證睡眠的正常。

**3. 小腸的變化** 小腸能夠消化食物，將食物轉化為身體所需要的營養成分，保證心神安寧，睡眠也會香甜。而且，小腸還能分辨清濁，從而間接地保證心神的安寧。

**4. 大腸的變化** 大腸是排泄體內廢物的通道，保證體內清潔，心神也不受汙濁的影響，睡眠就能保持正常。

**5. 膀胱的變化** 膀胱是尿的儲存地，如果膀胱運行不正常，則會出現排尿異常。出現尿頻、尿急、遺尿等異常狀況，人在睡覺時就會受到干擾，無法保證舒適的睡眠。

**6. 三焦的變化** 三焦的主要作用是氣與水的通道。三焦憑藉它的通道作用影響睡眠。如果三焦功能正常就會保證體內氣和水的運行通暢，使得身體各部位運行正常，保證心神安寧。反之，就會造成體內氣和水的運行阻滯，身體的各個部位的功能紊亂，擾亂了心神的安寧，就不利於正常睡眠。

# 睡著了……身體默默在變化

當人們處於睡眠期間，大腦活動和新陳代謝都會有一定的變化，因此，人體的各種生理指標都會有變化。其主要的標準有以下幾個方面。

## 一、體溫會降低

　　研究睡眠的最簡單的方法就是測量體溫。體溫會隨著人體新陳代謝的變化而改變。當處於睡眠的時候，體內的很多器官都會停止活動，體內的新陳代謝會降低，因此，體溫就會降低。而且體溫也對睡眠時間的長短有決定作用，當體溫下降的幅度較大時，人們睡眠的時間相對較長。相反，如果體溫的變化幅度較小時，人們睡眠的時間就會比較短。

## 二、血壓會降低

　　當處於睡眠狀態時，睡眠者的血壓會降低。那麼，在處於睡眠狀態下測量其血壓，如果血壓比白天要低一些，則是正常的；如果和白天一樣或者比白天要高，則有可能是呼吸不暢、睡覺姿勢等問題引起的，甚至有中風的危險，應該及時去醫院檢查和治療。

## 三、生長激素變多

　　一般說來，如果睡眠時間越長，體內有些激素例如生長激素分泌的就越多，這種激素對於人的生長有著很重要的影響。如果檢測到這種激素過少，則說明睡眠品質不好，而且也不利於人體正常的生長和發育。尤其是兒童，應值得關注。

## 四、男生的性器官也有變化

　　性器官的變化也可以作為研究睡眠狀況的標準。當男性處於睡眠狀態的時候，大腦皮質處於抑制狀態，因此對勃起中樞的控制力減弱，使得陰莖能夠自動勃起。而女性的生殖器也有類似的變化，只是不很明顯。因此，可以通過戴陰莖環的方式，觀察陰莖的變化狀況，來研究其睡眠狀態。例如，如果男性出現了陽痿，則有可能是與在睡眠的時候出現的呼吸障礙有關。

# 每個人都有「生理時鐘」

　　自然界有許多奇特的現象，每一年都有春夏秋冬的季節更替，每一個月都有月亮的盈虧圓缺，每一天潮汐都有漲有落，每一天都有晝夜周而復始，如此等等現象都是自然界的週期變化。我們把這種週期變化稱為自然界的「生理時鐘」現象。人類也同樣有生理時鐘存在，其中的睡眠就是「生理時鐘」的最好體現。如人們往往在固定的時刻入睡，並在固定的時刻起床。當然不同人的睡眠習慣因人而異，早睡早起，晚睡晚起，都是因為每個人具有的不同睡眠習慣、睡眠基因，也是因為不同的人有著不同的生理時鐘。

## 一、睡眠習慣與生理時鐘

　　大家都知道「時差」這個詞，當人們旅行或者搬家的時候，時差是隨著人們生活地點的變化而變化的。因此，生活場景的時間會出現改變，而人體內部「生理時鐘」的節律依舊按照出行之前運行，由此導致睡眠習慣與當地的生活不相適應的現象。因為睡眠習慣的慣性作用，在最初的幾個晚上，人體的生理時鐘仍舊遵循出發地的習慣，如果出發地是白天所在地是黑夜，則可能遭遇失眠，並會導致工作時精力渙散、昏昏欲睡。

　　時差是對睡眠習慣和生理時鐘的一個詮釋，而「三班制」的經歷也可以說明這一點。其中做夜班的工人可能會養成這樣一種習慣，晚上工作而白天休息，一旦改為白班，則會出現不相適應的情況。

## 二、睡眠習慣與生理時鐘的調節

　　睡眠習慣的養成是一個過程，最終的結果表現為生理時鐘的作用，周而復始，循環更替。那麼睡眠習慣就成為了個人的一種生理現象，並可以根據個人的變化而做出調整，也就是說生理時鐘的作用是可以透過一定的調節而做出修正的。比如對時差的調整可以確定一種全新的睡眠習慣，以適應當地長期生活。比如轉班之後，個人可以通

過調整建立正常或與之相應的一種睡眠習慣。這些都說明生理時鐘可以通過人的主觀能動性做出調整，而一旦生理時鐘形成，它又會對人體產生持久的作用，從而保持一種周而復始的慣性。

# 神奇的天然催眠物──褪黑激素

褪黑激素是腦部松果體所分泌的一種激素，是 1958 年首先從牛的松果體萃取物中分離出來的物質。它可使青蛙皮膚色素細胞內的黑色素顆粒聚合於細胞核附近（故稱為褪黑激素），因而使皮膚顏色看起來較淡，故有人叫它褪黑激素。

研究發現褪黑激素有催眠作用，外界光線一變暗，褪黑激素就會增加，睡意就會逐漸濃起來。當光亮時，褪黑激素的分泌就會受到抑制。褪黑激素在血中的濃度還會隨著年齡的變化而變化。人出生 3 個月後開始上升，1～3 歲濃度最高，並出現晝夜差異，此後濃度隨著年齡的增加而下降。因此有人以它來治療失眠。

目前，褪黑激素已能人工合成，並被美國藥物與食品管理局批准為保健藥品，作為非處方藥物投放市場。每天有數十萬人服用此藥。一些廣告更誇大其詞，說褪黑激素可減輕高血壓，降低膽固醇，治療老年白內障，改善時差綜合症，抵消自由基的損害作用，是保青春、益壽延年的良藥。但比較慎重的專家則認為，褪黑激素主要是改善睡眠品質，從而改善人體的機能狀態，使面部皺紋、黑褐斑、眼袋等改善，而不是真正的永保青春，而且，此藥也並非老幼咸宜，百利而無一害，吸菸者應用此藥可能對人體更不利。而孕婦、兒童和糖尿病者也不宜服用。目前，法國仍未批准上市，認為褪黑激素的短期效應，確實不失為一種保健良藥，但更遠期的效果，仍須拭目以待。因此，對於褪黑激素，我們目前宜靜觀其變，不必受廣告宣傳的誘惑而對它趨之若鶩。

# 不同年齡層所需要的睡眠

睡眠時間在人的一生中是不斷變化的，在不同的年齡段，所需要的睡眠時間是不同的。一般說來，睡眠時間的長短是和年齡的大小成反比的，年齡越小，所需要的睡眠時間越長；年齡越大，所需要的睡眠時間越長。

## 一、嬰幼兒期

嬰幼兒期是人的一生中睡眠時間最長的時期。因為這個時期是人體發育的高峰期，無論是身體還是大腦都在快速地發育，因此，大腦的生理活動非常旺盛。而且這一時期也是大腦發育的關鍵時期，由於大腦的高度活躍，需要較多休息，因此，嬰幼兒需要更多的睡眠。在嬰幼兒期，快波睡眠占到總睡眠的一半，這是一生當中快波睡眠所占比例最高的時期，這與大腦的高速發育有直接關係。

嬰兒的睡眠時間可以達到每天 16～17 小時，剛剛出生的嬰兒睡眠時間更是高達 20 小時，也就是說嬰兒的大部分時間都用來睡覺了。幼兒的睡眠時間開始減少，一般為每天 12 小時。到了三周歲的時候，晚上再加上午睡就可以完成睡眠的「指標」了。

## 二、童年期

這一時期大腦的發育速度開始放慢，而且孩子的精力逐漸旺盛，日常的活動範圍也增加了。這個時候孩子的睡眠時間一般在每天 10 小時左右，這個時期快波睡眠所占比例也會大大降低。

## 三、青少年期

青少年期睡眠時間減少的更快。由於自身的生理發育的原因，再加上青少年日常活動的增加，青少年所需要的睡眠量減少了。一般說來，青少年所需要的睡眠時間為 8～10 小時；年齡小些的孩子需要 9～10 小時，年齡大的需要 8～9 小時。但是，由於青少年面對學習的

壓力，社會生活中的各種誘惑，再加上青春期發育所帶來的好奇、困惑、憂鬱、早戀等影響，使得許多方面青少年的睡眠時間沒有達到這裡所講的標準。

## 四、成年期

人到了成年，大腦和身體幾乎都停止了發育，身體的自我調節能力、抗疲勞能力增強。因此一般睡眠在7～8小時就可以了，這個時候快波睡眠的時間更短。

## 五、老年期

到了老年，身體和大腦功能開始走下坡路，由於活動量的降低，身體和大腦消耗的能量也會減少，因此，所需要的睡眠時間也比較少，差不多每天5～7小時即可。

# 惡夢增多，是健康的警訊

夢是大腦部分高級神經活動在睡眠狀態下的持續，分為生理性及病理性兩大類。生理性夢包括幻夢、再現夢及靈感夢，為晝日在大腦皮層上留下的痕跡重現，也包括心理的感受或受了外界的刺激所致，一般為良性夢。可達到心理平衡、心理疏泄及心理預測等作用。病理性夢的產生則多為內源性，往往來源於體內潛伏性病灶產生的資訊，多為惡夢。因此，夢具有反映疾病的物質基礎。

現代醫學認為異常夢的發生機制是機體潛伏隱性病灶的病理資訊在睡眠狀態下對大腦反映的持續，睡眠狀態下病灶發出和病理資訊，比在覺醒狀態下容易引起大腦的敏覺。為什麼夢能對疾病進行預報？有人認為因為入眠以後，機體基本處於休息狀態，傳到大腦的興奮資訊大大減少，大腦的興奮波也基本平息。因此，對疾病早期的微弱刺激始能得到敏感，大腦皮層處理完白晝的繁多資訊後，方能對這靜中的細小反應產生應激，這就是夢能預報潛病的道理。

根據七情與五臟的關係，夢怒可預兆肝氣盛，夢恐懼則預測腎氣虛，夢哭為肺氣虛，夢笑為心氣盛，夢歌為脾氣盛。

臨床上，內源性夢逐漸增多，尤其惡夢頻作，往往預示人體某部可能有潛在性病灶活躍，因為惡夢增多是機體潛在性疾病向大腦發出的警訊。據報導，心絞痛發作前，惡夢不斷，伴隨呼吸加快，心率增速，血壓升高及情緒激動。

## 為什麼會做夢？夢能透露什麼？

隨著現代心理學的進展，對夢的研究越來越深入，千百年籠罩在夢境中的神秘面紗被漸漸撩開，「有夢睡眠有助於大腦健康」，就是最近的研究結論之一。

做夢是人體一種正常的、必不可少的生理和心理現象。人入睡後，一小部分腦細胞仍在活動，這就是夢的基礎。

人為什麼要做夢，不做夢會有什麼反應呢？科學工作者做了一些阻斷人做夢的實驗。即當睡眠者一出現做夢的腦電波時，就立即被喚醒，不讓其夢境繼續，如此反覆進行，結果發現對夢的剝奪，會導致人體一系列生理異常，如血壓、脈搏體溫以及皮膚的電反應能力均有增高的趨勢，植物神經系統機能有所減弱，同時還會引起人的一系列不良心理反應，如出現焦慮不安、緊張易怒、感知幻覺、記憶障礙、定向障礙等。顯而易見，正常的夢境活動，是保證機體正常活力的重要因素之一。由於人在夢中是以右大腦半球活動佔優勢，而覺醒後則以左側大腦半球佔優勢，在機體 24 小時晝夜活動過程中，使醒與夢交替出現，可以達到神經調節和精神活動的動態平衡。因此，夢是協

罹患心血管性潛在性疾病，諸如冠心病、心肌梗塞等則多夢見驚恐惡夢；消化系統疾病常夢飽食；精神疾患則以夢哭、夢遊為先兆；呼吸系統疾病易夢受壓現象等。

調人體心理世界平衡的一種方式，特別是對人的注意力、情緒和認識活動有較明顯的作用。

心理學家認為，人的智慧有很大潛力，一般情況下只用了不到1/4，另外的3/4潛藏在無意識之中，而做夢便是一種典型的無意識活動，通過做夢能重新組合已有的知識，把新知識與舊知識合理地融合在一起，最後存人記憶的倉庫中，使知識成為自己的智慧和才能。夢境可幫助你進行創造性思維，許多著名科學家、文學家的豐碩成果，不少亦得益於夢的啟迪。

**無夢睡眠不僅品質不好；而且還是大腦受損害或有病的一種徵兆**。臨床醫生發現，有些患有頭痛和頭暈的病人，常訴說睡眠中不再有夢或很少做夢，經診斷檢查，證實這些病人腦內輕微出血或長有腫瘤。醫學觀察證明，啟智兒童有夢睡眠明顯地少於同齡的正常兒童，患慢性腦綜合症的老人，有夢睡眠明顯少於同齡的正常老人。

最近的研究成果亦證實了這個觀點，即夢是大腦調節中心平衡機體各種功能的結果，夢是大腦健康發育和維持正常思維的需要。倘若大腦調節中心受損，就形成不了夢，或僅出現一些殘缺不全的夢境片斷，如果長期無夢睡眠，倒值得人們警惕了。當然，若長期惡夢連連，也常是身體虛弱或患有某些疾病的預兆。

# 為什麼容易做惡夢？

做惡夢也是有條件的，並不是在任何時候都是可以做惡夢。在下列幾種情況下，比容易做惡夢。

## 一、白天受到較大的負面刺激

如果在白天，受到較大的不良刺激，做惡夢的可能性大。例如，早上出門的時候親眼目睹了一場車禍、受到主管當眾嚴厲批評、親人離去、失戀等，這些過大的刺激會對大腦產生很大的影響，夜晚即使進入睡眠狀態，白天的刺激仍然存在，導致在睡眠的時候做惡夢。

## 二、藥物的副作用

有些藥物服用之後，副作用較大，對睡眠產生不良影響，使得人們比較容易做惡夢。例如，利血平，它是一種用於治療高血壓的藥物，如果長期服用這種藥物，患者的心情就會受到影響，出現抑鬱、精神萎靡、悲觀等不良情緒，這樣在睡覺的時候很有可能做惡夢。

## 三、個人因素的影響

做不做惡夢也是因人而異的。不同的人由於性格、個人生活狀況的不同，做惡夢的頻率也各不相同。有些人膽子比較小，不敢關燈睡覺，一旦關燈睡覺，就會頻繁的做惡夢；有些人比較悲觀、內向、過於謹慎，一旦遇到什麼事情，就會杞人憂天，認為大禍臨頭，就很容易做惡夢；還有的人做了壞事，例如陷害了別人或者殺了人潛逃在外，所謂「做賊心虛」，在睡覺的時候就會很不安穩，經常做惡夢。

## 四、身體出現病變

前面的文章中已經講過，當人體發生病變的時候，由於病變的刺激作用，夜晚入睡時就很容易做惡夢。

由此可見，並不是任何時候都可以做惡夢的，惡夢的發生是有一定條件的。所以，如果經常做惡夢，不要恐懼，同時也不能掉以輕心，而是認真對待，找出惡夢發生的原因，改變自己經常做惡夢的不良狀況。

# 你相信嗎？「調節」夢境做得到

人們在睡眠中都會做夢，夢有好也有壞。美好的夢能讓人在夢中發出愉快的笑，即使醒來也是滿臉笑意、心情愉快；如果是惡夢，則會讓人在夢中哭喊，產生恐懼心理，甚至大汗淋漓從恐懼中醒來。那麼，如何多做甜蜜的夢，避免做惡夢呢？

## 一、保持良好的睡眠環境

　　睡覺的時候，一定要保持良好的睡眠環境。因為良好的睡眠環境不但有利於睡眠，而且還能讓人有一個甜蜜的夢；反之，則很容易做惡夢。例如有些人不習慣在過於黑暗的環境中睡覺，如果睡的時候一片漆黑，就會產生不安全感，很難入睡，即使入睡，也會經常做一些惡夢。如果睡眠環境的聲音過於嘈雜，在入睡的時候就會受到雜訊的干擾，其夢境也會出現令人緊張、不愉快的場景。

## 二、入睡時應保持良好的狀態

　　不但要保證睡眠環境的品質，睡眠者自身的睡眠狀態也應該良好。例如晚餐的時候不要吃得過多或者過少，這樣就使得腸胃產生不適感，其夢境就會出現吃一些不衛生的東西等令人不舒服的場景；如果身體過度疲勞，其夢境可能會出現幹重體力活的情景。

　　睡眠的時候，心理狀態也很關鍵。人們在現實生活中應該保持一個良好的心理狀態，保持上進、樂觀、愉快，即使出現了令人不愉快的事情也要注意排解鬱悶情緒，這樣在睡眠的時候所做的夢往往是甜蜜的夢。

## 三、扭轉經常做惡夢的局面

　　在做惡夢的時候，應儘量使自己變得清醒，明白自己只是在做夢，而並非是在現實生活中受到追殺、虐待。久而久之，慢慢就可以控制自己在惡夢中的感覺了，知道自己是在做惡夢，從而在夢裡就可以不再慌張、恐懼了。即使無法控制夢，也要學會醒來之後，正確認識到這只是夢而已，而且還可以為這個惡夢想像一個完美的結局，使自己心安理得地面對生活。

　　有些人經常做惡夢的原因可能在於身體發生病變、性格缺陷或者生活方式過於枯燥單調等。所以，應該及時找到做惡夢的根源，對症下藥，這樣就能徹底扭轉做惡夢的局面了。

# 現代心理學對夢的研究

隨著心理學的不斷發展，人們對於夢的研究也在不斷深入。從對夢的朦朧認識到對夢進行全新解析，現代心理學對夢的研究已經取得了很大的成果。

## 一、佛洛依德對夢的研究

1. **夢的產生**　佛洛依德認為夢不是有意識的活動，而是人的潛意識的活動。佛洛依德把人的心理分為三個層次：本我、自我和超我。超我就是人的潛意識，不容易被人察覺，往往會受到自我意識的壓抑。當人們進入睡眠狀態的時候，自我對超我的控制力減弱，這樣人的超我就會耀武揚威，人們埋藏到心底的大量的欲望就會膨脹，人的這種欲望通過壓縮、移置、表現、校正等一系列程式便可以以夢的形式表現出來。

2. **夢的本質**　在佛洛依德看來，夢的本質是長期壓抑的性慾的表現。在夢中需要滿足的性慾望並不是很短時間就能產生的，而是在孩提時代就埋下了種子。兒童也和成人一樣具有性慾望，而且兒童的這種性慾望是本能的、非理性的、反射性的，甚至還有亂倫的成分在裡面。由於不同社會的文化不允許、自身能力不足等原因，使得兒童的這種反社會的性慾望得不到滿足，而只得將它壓抑下去。所以，在做夢的時候，人們的性慾望在潛意識的支配下就會顯現出來。在佛洛依德看來，夢的內容都是和人們的性慾望有關係的，夢的本質是長期壓抑的性慾望的表現。

3. **夢是含蓄的**　夢的本質是長期壓抑的性慾的表現，但在人們的夢中出現的並非是赤裸裸諸如生殖器以及性交等與性有關的事物或場景，夢中出現往往都是一些很美的或者讓人傷感的東西，其實這些東西就是性的象徵。例如夢中的棍子代表男性的生殖器，而眼淚則代表精液等等。這是因為，即使人們處於睡眠狀態。人們的「超我」還或多或少地受到「自我」的控制，所以，「超我」不敢太「自我」。

**4. 夢的作用**　夢具有促進睡眠的作用。如果一個人已經進入了睡眠狀態，但是由於需要上班、學習等不得不起床的時候，其潛意識就會為自己的睡眠千方百計地創造理由。例如，「超我」會在夢中告訴「自我」：今天是星期天，不用上班了等等，從而得以繼續睡眠。

## 二、榮格、弗洛姆、阿勒德等人對夢的研究

榮格、弗洛姆、阿勒德三人是繼佛洛依德之後，西方現代心理學和精神分析學派的發揚光大者。

榮格認為夢不但是人的潛意識的活動，具有預見性和創造性，即夢不但可以回顧過去，而且還能展望未來。夢的這種特性使人們對外界有一個更清楚的認識，甚至可以激發人們的想像力和創造力，並對未來充滿信心，從而夢可以成為人們創造的好幫手。弗洛姆將佛洛依德和榮格的觀點綜合起來，認為夢是理性和非理性的交錯，其中既有人們反社會的、不理性的要求，也有社會性和道德的表現。而阿勒德則進一步發揮了榮格的觀點，認為夢是潛意識的流露，並且充滿了對未來的希冀，是對未來的預演。

## 三、巴甫洛夫對夢的研究

巴甫洛夫認為夢是在大腦活動和大腦記憶的共同作用下產生的。在白天，大腦處於比較興奮的狀態，到了晚上，大腦的大部分處於抑制狀態，人們就進入睡眠。但由於大腦中仍然有一小部分處於興奮狀態，同時，在大腦記憶的作用下，就產生了夢境。睡眠狀態的大腦往往是缺乏邏輯的，經常把一些沒有相關性的記憶碎片連接起來，因此，夢又往往是離奇的。

## 四、克雷特曼等人對夢的研究

近代美國的生理學家，克雷特曼和他的學生研究發現，夢是在睡眠中的快波睡眠階段出現的。

## 五、啟動——拼合假設

20 世紀 70 年代，國外的研究人員提出了啟動一拼合假設。這種假設認為，腦橋的網狀結構具有大量的控制睡眠的細胞，這些細胞發出信號，啟動大腦的高位中樞，於是夢就形成了。隨著研究的深入，心理學家發現腦幹藍斑的前部和中部以及中腦的網狀結構可以控制人體的覺醒，腦幹中縫核的前部可以控制睡眠，而藍斑的中部和尾部則可以控制人們的有夢睡眠。

# 沒睡好？沒睡飽？身體告訴你

睡覺是一種正常的生理需求，一旦睡不好覺，不但自己心情不好，連身體都會抗議。那時，睡不好覺就不是你一個人的祕密了，周圍的人也會發現你沒有睡好覺。

## 一、睡不好覺的體質變化

**1.眼皮腫脹**　當一個人睡不好覺的時候，眼皮就會腫脹起來。這是因為，如果睡眠不足，體內激素的分泌發生異常，導致眼皮中的血管滯留較多的水分，眼皮中的血管會膨脹，這樣眼皮就會腫脹起來。

**2.熊貓眼**　也就是平常我們所講的黑眼圈，即眼睛周圍有一個黑圈。如果睡眠不足，眼睛周圍的血液循環就會發生故障，使得血液滯留在眼睛周圍而無法散開，而且睡眠不足還能導致眼睛周圍的皮膚色素沉澱，這樣黑眼圈就產生了。如果是短時期的睡不好覺，黑眼圈還會消失；但是如果長時間睡眠不足，黑眼圈就很難消失了。

**3.眼球佈滿血絲**　如果睡不好覺，會導致眼睛周圍的血液循環出現異常，血液中的氧氣含量過低等，因此，使得眼睛佈滿血絲。

**4.眼睛周圍有分泌物**　眼睛周圍的分泌物又叫眼屎，它是人們在睡覺的過程中淚液流出來，經過「風化」而乾燥形成的。一般說來，老年人由於淚管功能降低、嬰兒由於淚管功能不完善容易分泌眼屎，因此他們的眼屎較多也是正常的。但是如果其他年齡階段的人有眼

屎，就很有可能是睡眠不足所致。

**5.面部表情僵硬**　當睡不好覺的時候，面部表情就比較僵硬，幾乎沒有什麼變化或者變化較少。這是因為睡不好覺的時候，面部的肌肉就會疲倦，就會表現為表情僵硬。

**6.哈欠連天**　我們都會有這樣的經歷，想睡覺的時候，就會哈欠連天。打哈欠是一種自然的反應，當身體缺氧的時候，通過打哈欠這種自然的生理反應來加大和外界的氣體交換。因此，沒有睡好覺的時候，打哈欠就不足為怪了。

### 二、睡不好覺的心理變化

當一個人睡不好覺的時候，心理上也會有一系列的變化。例如一個人的精神會變得萎靡不振，做什麼事情都沒有興趣和精力，有一種非常強烈的疲倦感。並且變得比較煩躁，不願意和別人交流，容易發怒和別人吵架等。另外，對外界的刺激反應也不敏感，判斷力和應激能力都會減退。

可見，睡不好覺，無論是在生理上還是在心理上都會出現不適，而且還會影響到正常的工作和學習，所以要改正不良習慣，保證自己擁有一個健康、高效的睡眠。

# 人人都該知道的睡眠障礙

睡眠障礙是指睡眠的量、質或定時異常，或者是在睡眠中或睡眠一覺醒轉換時發生異常的行為或生理事件。睡眠障礙可由調節睡眠覺醒的內部機制異常引起，也可由其他原因，如精神障礙、軀體疾病或物質（濫用毒品、藥物和有毒物質）引起。前者稱為原發性睡眠障礙，後者稱為繼發性睡眠障礙。

睡眠障礙通常可分為四大類：睡眠的發動與維持困難、白天過度睡眠（嗜睡）、24小時睡眠一覺醒週期紊亂（睡眠一覺醒節律障礙）、睡眠中的發作性異常（夢遊症、夜驚、夢魘）。

## 一、失眠症

失眠症是指睡眠的始發和維持發生障礙致使睡眠的質和量不能滿足個體正常需要的一種狀況。失眠的表現有多種形式，包括難以入睡、睡眠不深、易醒多夢早睡、醒後不易再睡、醒後不適感、疲乏或白天困倦。失眠可引起病人焦慮、抑鬱或恐怖心理，並導致精神活動效率下降，妨礙社會功能，患病率為10～20％。

## 二、嗜睡症

表現為白天睡眠過多，特別在安靜或單調環境下，經常困乏思睡，並可不分場合甚至在十分清醒的情況下，也出現不同程度、不可抗拒的入睡。過多的睡眠不是由於睡眠不足、藥物、酒精、軀體疾病所致，也不是某種精神障礙（精神衰弱、抑鬱症）症狀的一部分。過多的睡眠引起顯著的痛苦或社交、職業或其他主要功能的受損。常見的損害是認知和記憶功能障礙。表現為記憶減退，思維能力下降，學習新鮮事物出現困難，甚至意外事故發生率增多。這些問題常使患者情緒低落，甚至被別人誤認為懶惰、不求上進，造成嚴重的心理壓力。

## 三、睡眠──覺醒節律障礙

正常人通常一晝夜的1/3時間用來睡眠，即夜間入睡白天醒來，這就是正常的睡眠──覺醒節律。但有些人會出現睡眠──覺醒節律與常規不符而引起睡眠紊亂，我們稱之為睡眠──覺醒節律障礙。

## 四、睡眠中的發作性異常

指在睡眠中出現一些異常行為，如夢遊症、夢囈（說夢話）、夜驚（在睡眠中突然騷動、驚叫、心跳加快、呼吸急促或出現幻覺）、夢魘（做惡夢）、磨牙、不自主笑、肌肉或肢體不自主跳動等。這些發作性異常行為不是出現在整夜睡眠中，而多是發生在一定的睡眠時期。例如夢遊和夜驚，多發生在正相睡眠的後期；而夢囈則多見於正相睡眠的中期，甚至是前期；磨牙、不自主笑、肌肉或肢體跳動等多見於正相睡

眠的前期；夢魘多在異相睡眠期出現。

　　睡眠障礙，取心理治療與藥物治療相配合的方法一般可改善，但由其他疾病引起者，則有賴於消除病因。

# 檢查看看！造成睡眠障礙的原因

　　造成睡眠障礙的原因有很多，各種各樣的因素都可能影響到人的睡眠。研究證明，導致睡眠障礙的因素主要有以下幾個方面：

## 一、個人因素的影響

　　**1. 生理因素的影響** ❶ 年齡因素。不同年齡段的人對睡眠時間的要求不一樣。如老年人睡的就比較少，而初生的嬰兒則整天都處於睡眠狀態。有人認為老年人睡的少是正常現象，這種看法是不正確的，其實老年人之所以睡的少是因為他們普遍存在睡眠障礙。主要是由於老年人自身生理的變化使得體內調節睡眠的激素分泌出現問題，再者老年人豐富的生活閱歷也會對老年人的睡眠形成潛移默化的影響。❷ 疾病因素。各種疾病都會給睡眠帶來一定的影響。如患病後，就會出現諸如疼痛、呼吸不暢、尿頻、發熱等不舒服的感覺，這樣就會導致入睡困難，即使睡著後也比較容易醒來，容易做惡夢等。

　　**2. 心理因素的影響** ❶ 性格因素。性格對於個人的睡眠狀況也有很大的影響。不同性格的人的睡眠狀況有很明顯的不同。一般情況下，性格比較樂觀、開朗的人，患有睡眠障礙的幾率就低；而性格比較內向、悲觀的人，一件小事都可能困擾他很久，使得他無法進入睡，容易出現失眠等睡眠障礙。❷ 情緒影響。心情的好壞對睡眠也有很大的影響。如果心情非常好或者非常差，都會導致大腦興奮，從而影響到睡眠。因此在睡覺前要注意避免受到過多的刺激，注意調整心情，儘量使自己的心情平和，只有這樣，才能很快入睡。多數人的經驗證明，如果經常受壞心情的干擾，就很容易出現睡眠障礙。❸ 不良飲食習慣的影響。有些人習慣晚飯吃得過飽或者過少，這樣在入睡

前就會出現腸胃腫脹或者饑餓等不良感覺，從而不利於睡眠。有些人習慣在睡覺之前喝一些刺激性較大的飲料，如咖啡、可樂、濃茶、酒等，這樣就會使得大腦過度興奮，給睡眠帶來不良影響，引起睡眠障礙。

### 二、外界因素的影響

**1.日常遭遇**　每個人每天都會碰到一些事情，有時能夠輕鬆地處理好碰到的事情，有時則會碰到比較棘手的事情，很難處理，這樣就不可避免地帶來一定的壓力，從而影響到睡眠。

**2.藥物影響**　很多藥物的服用都會給睡眠帶來一定的影響。有的人由於無法入睡，就可能會服用安眠類藥物，剛開始會很有效果，但如果長期服用，人體就會對這種藥物產生依賴性和耐受性，不得不加大藥物的劑量，否則就沒有效果。當然各種治療性藥物，如感冒藥、減肥藥、高血壓藥物等由於其副作用，都可能會引起睡眠障礙。因此必須慎重服用藥物。

**3.環境改變**　如果睡眠環境發生了變化，例如臥室中的溫度、光線、空氣的濕度發生了變化，有些人就會出現睡眠障礙。還有些人到了一個新環境中，也會出現入睡困難、失眠等睡眠障礙；往往需要一段時間的適應後，形成對環境的適應，才能消除環境改變的影響。

## 中醫對睡眠障礙的研究

在中醫學看來，引起睡眠障礙的主要因素是內因與外周。中醫學把來源於自然界的致病因素叫外因，把來源於個人本身的因素叫內因。

### 一、內部因素的影響

**1.遺傳因素**　遺傳因素是影響個人睡眠品質的一個重要方面。父母孕育時的身體狀況和年齡，會直接影響到子女的體質，也同樣會影響到孩子的睡眠。體質比較虛弱的其睡眠狀況比身體強壯的狀況要

差；還有，父母的睡眠類型對子女的睡眠類型也有一定的影響，也就是說某些睡眠疾病可能存在遺傳。有資料顯示，將近一半的夢驚患者都有家族病史。因此，遺傳因素可能是導致某些人存在睡眠障礙的原因之一。

**2.陰陽失調**　中醫非常講究人體陰陽的平衡，陰陽失調會引起人體出現不適，就有可能導致睡眠疾病的出現。例如臟腑功能失調、元氣大傷、心情起伏太過劇烈等都會不同程度地影響睡眠品質。

中醫認為，孩子因身體各項發育尚未成熟，很容易受到各種內外因的影響，容易出現睡眠不好的狀況。人體陰陽失調主要表現為五臟虛弱、精氣不足，而五臟虛弱、精氣不足是導致失眠的直接原因。脾腎虛弱、氣血不足是導致嗜睡病的原因，而且多夢、夢魘、夢驚、夢囈、夢交、夢遺等睡眠障礙性疾病也多與人體陰陽失調有關。

**3.情緒變化**　情緒的變化也會導致人體五臟虧虛，這樣也會間接導致睡眠障礙的出現。情緒不穩，就會影響臟腑的正常運行，臟腑功能異常就會擾亂心神，引起睡眠障礙。由於情緒波動引起的睡眠障礙也會影響到臟腑的功能，臟腑就會更加虛弱，這樣還會影響到睡眠，從而形成惡性循環。

## 二、外部因素的影響

**1.氣候異常**　在日常生活中，人們有適應各種天氣的能力，但是這種適應能力也會發生失調。當外界天氣發生變化，而人體不能適應氣候變化的時候，就有可能生病。因此，人們往往在春季比較容易傷風，夏季容易中暑，秋季比較乾燥，而冬季大氣比較冷，容易傷寒，這些都有可能導致睡眠障礙的產生。

現代人面對的競爭壓力越來越大，周圍環境所產生的雜訊也越來越大，空氣污染的情況也時常存在。這樣就容易導致人們的睡眠品質下降，各種睡眠障礙隨之而出現。

2. **地理因素**　我們都知道經常坐飛機出遠門的人會遇到時差問題，這樣在睡眠的時候也會出現不適應現象；如果在一個比較陌生的睡眠環境，也會出現入睡困難等睡眠障礙。這些現象說明由於地理因素的影響，身處不同地域、緯度和海拔的人的睡眠習慣也各不相同，如果突然改變所處的地域，在最初一段時間內，就很有可能出現睡眠障礙，只有等到基本上適應這個環境後，才能形成正常的睡眠習慣。

3. **感受外邪**　風、寒、暑、濕、燥、火等都可能對人體產生一定的作用，使人患病。因此，生病後睡眠狀況也會受到一定的影響。另外，瘟疫、飲食、痰濁、氣血等病邪都有可能影響睡眠。

4. **藥物因素**　藥物可以達到治療疾病的效果，生病就要吃藥，但藥物在治療疾病的同時，也可能產生副作用。所謂「是藥三分毒」，各種藥物都可能給人體帶來不良的影響。如服用興奮性藥物、安眠藥等就有可能使得人體過度興奮或者對藥物產生依賴性，可能影響到人體正常的睡眠，從而引起睡眠障礙。除了藥物，各種因素引起的中毒也會導致睡眠障礙的出現。

5. **環境因素**　每個人都生活在一定的環境中，環境對每個人都有一定的影響。周圍環境尤其是睡眠環境中的溫度、光線、聲音直接影響到人們的睡眠品質。例如，如果周圍環境比較嘈雜，則就比較容易產生睡眠障礙，所以住在火車站或者飛機場附近的居民就很容易受到失眠等睡眠障礙的困擾。

## 測測你對睡眠的瞭解有多少

每天都要睡覺的你，對於睡眠的知識瞭解多少呢？那麼，來看一個有趣的關於睡眠測試吧，請試著判斷下面觀點的對錯，看看你在睡眠方面的知識究竟如何。

1. 睡眠時，大腦在休息。
2. 如果睡眠時數低於需要量1～2小時，第二天的行動會受到一

定影響。

3.即使睡眠充足，無聊仍會引起睡意。

4.閉目養神不能滿足身體對於睡眠的需要。

5.如果打鼾既不影響別人也不會吵醒自己，那就沒什麼害處。

6.每個人每晚都會做夢。

7.年齡越大，所需要的睡眠時間越少。

8.大多數人無法明確說出自己什麼時候會覺得困倦。

9.開車時開大音響音量有助於保持清醒。

10.睡眠障礙主要因為憂慮和心理障礙。

11.人體不可能完全適應夜班工作。

12.大多數失眠可以不治而癒。


來看看正確的答案，你對睡眠的認識夠不夠？

1.錯。睡著後，身體在休息，而大腦沒有。大腦在睡眠過程中依然十分活躍，為第二天的覺醒和最佳狀態作準備。

2.對。睡眠是生理需要。大多數成年人，每天需要8個小時的睡眠，才能保持精力充沛。如何知道自己的實際睡眠需要量呢？睡前不要設鬧鐘，睡到自然醒。這就是你的睡眠需要量。

3.錯。人在活躍興奮的時候當然不會有睡意，但是如果一旦歇下來，或者有些無聊時就會有困倦感。其實，真正引起睡意的是睡眠不足，無聊並不能引起睡意，而是讓睡意變得明顯。

4.對。如果沒有睡夠，身體就在累積著「睡眠債」，並且遲早為之付出代價。

5.錯。打鼾表明存在著威脅健康的睡眠障礙，被成為睡眠窒息。有這種情況的人打鼾聲音高夜間頻繁發作，伴有喘息式呼吸，以至於很容易驚醒。這就必然會造成白天常常疲倦犯困，而且，這還增加了心臟疾病和意外事件的發生率。事實上，經過治療後可以改善。

6.對。雖然很多人醒了之後不覺得曾做過夢，但其實每晚每個人都會做夢。睡眠分為幾個階段，如果你是在睡眠中的快速動眼期醒

來，你就會記得自己的夢境。

7.錯。睡眠需要量在成年人階段變化不大。老年人生理需要量和年輕時相比並沒有減少，只不過夜間他們睡得少，白天相應睡得多而已。雖然老年人出現睡眠困難十分常見，但年齡不是主要原因。如果是有不良睡眠習慣或健康問題導致睡眠困難，也最好去諮詢一下專科醫生。

8.對。有研究的人員詢問了成千上萬的人是否覺得困倦，得到的答覆都是「否」，其中有人回答「否」之後立即就睡著了。所以如果開車時，如果你感到疲倦，即使距離目的地只有幾公里，也不要認為自己絕對可以撐過去。

9.錯。如果你開車途中感覺無法保持清醒，最可取的權宜之計就是在安全的地方停車小憩，或喝點咖啡類飲料。雙管齊下可能會更有效，比如，先喝咖啡，而後趁咖啡尚未起效小睡一會。但最有效的解決方法還是充分休息後再出發。調查顯示，開大音響音量和嚼口香糖、打開窗戶等一樣，效果不是很好。

10.錯。睡眠障礙是由多種因素引起的，比如說，睡眠窒息，是由睡眠時呼吸道阻塞引發；發作性睡病患者，常常出現嚴重的白日疲倦，或者突然陷入睡眠狀態，這是遺傳所導致。而失眠是睡眠障礙的一種，憂鬱和壓力可以導致失眠，但同時，它也只是部分人慢性失眠或白天困倦的原因。

11.對。所有有機體都有生理週期，或稱24小時節律。這影響到我們睡眠和覺醒的更替。穿越時區的時候，就要根據晝夜更替的變化，調節自己的生理節律。而上夜班時，客觀的晝夜更替並沒有改變，所以其生理節律也不能調節。所以不管你是不是上夜班，都會在午夜和清晨6點感覺最為疲倦。不管做夜班有多久，白天睡覺都不是容易事。如果做夜班的話，在後半段工作時間儘量不要喝咖啡，在臨睡前避免接觸雜訊和強光，不要喝酒，也不要做劇烈活動。

12.錯。如果不加以注意，睡眠障礙不會自行消失的，聽任其發展只會降低生活品質。目前的治療方法有行為療法（比如，每天定時入

睡，定時醒來，有規律地小睡或減肥）、藥物療法、手術療法或聯繫療法。

**答對1題得1分**

11～12分：很棒！你對睡眠的瞭解已經很充分了。

8～10分：不錯啊，不過你還可以嘗試多瞭解一些，對你的健康有幫助。

4～7分：再次看一下答案和解釋，你會對睡眠有全新認識。

1～3分：你的睡眠知識還有點不足，那麼就從現在開始，多瞭解一點吧。

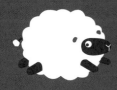

第 貳 篇

睡飽又睡好——
睡眠的養生定律

每天適量的運動，不僅可促進良好的睡眠，還能提高機體的免疫機能，增強心肌，加快血液流速，大大改善大腦、心臟及消化器官功能，使體質健壯、精神充沛。

　　一般說來，人的體溫在白天活動時會升高，而在夜間睡眠時體溫會隨之降低。如果體溫上下波幅大，就容易獲得深度睡眠。淺睡眠的人的體溫，大多是白天體溫不太高，夜間體溫也不低。要想升高體溫，運動是最好的方法。運動對睡眠的影響可能是通過神經和體液兩條途徑發揮作用。一方面，運動直接觸發主動睡眠機制，為了防止運動所致的溫度升高，機體通過主動代償性加速睡眠，增加睡眠深度，從而達到降低能量消耗、促進體力恢復和能量貯存的目的；同時，運動也能影響生理時鐘對體溫調節的控制，改變週期性體溫節律，從而易化睡眠。

　　一般來說，不經常運動的人開始不宜從事劇烈的運動，運動量也不宜太大，以免過度疲勞，身體不適應，反而影響睡眠。對多數人來說，還是應先從走步、做操開始，走步要盡可能走得遠些，要逐步加快速度，以便使肌肉、心臟和肺臟都能得到充分的鍛鍊。不過，晚上運動的時間也不要離睡眠時間太近，否則將適得其反。除了快走、做操以外，也可根據自己的愛好選擇游泳、騎自行車、打太極拳等體育活動。這些運動都能排遣有害的緊張情緒，使身體恢復正常的狀態，易於入睡。

# 第❸章
# 一夜好眠的訣竅

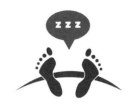

想要一夜好眠先從幾個簡單的生活習慣做起，比如花點時間泡個溫水浴、經常梳頭、保持便便暢通……，都是很容易做到的好眠方法。

## 中醫的四季睡眠養生定律

　　根據中醫醫學理論，春夏宜晚睡早起，每天需睡 5〜7 小時；秋季宜早睡早起，每天需睡 7〜8 小時；冬季宜早睡晚起，每天需睡 8〜9 小時。順應自然界生長化收藏的規律。

　　陽光充足，天氣炎熱的日子，睡眠時間短；氣候惡劣的天氣，如下雨天，氣溫較低的冬季，睡眠時間長。隨地區海拔增高，睡眠時間稍有減少；隨緯度的增加，睡眠時間稍有延長。

　　不同的季節為什麼起臥時間也不同呢？

　　一年有春、夏、秋、冬四季之分，春溫、夏熱、秋涼、冬寒是自然規律。生活在大自然中的人，只有順應自然才能健康的生存。人們的就寢與起床時間同樣也是如此，不可違背自然規律，早在《黃帝內經・素問・四氣調神大論》中，論述過一年四季應如何遵循就寢與起床的時間以後說：「聖人春夏養陽，秋冬養陰，以從其根，……逆之則災害生，從之則苛疾不起，是謂得道。」是說懂得養生之道的人，在春天和夏天保養陽氣，秋天和冬天保養陰氣，以順從這個根本。假若違反了這個根本，生命的根本就要受到戕伐，就要發生疾病；如果

能順從它，疾病也就不會產生，這就叫做懂得養生的法則。

凡是懂得養生之道的人，無不注意講究四時（即一年四季）起臥之遲早。醫學史上的老壽星、唐代大醫藥學家孫思邈即十分強調這一點，他在《千金要方‧養性序》中說：「是以善攝生者，臥起自四時之早晚，興居有至和之常制」。在同卷「道林養性」中又說：「春欲晏臥早起，夏及秋欲侵夜乃臥早起，冬欲早臥而晏起，皆益人。雖云早起，莫在雞鳴前；雖欲晏起，莫在日出後。」認為就寢與起床的早晚，都應當與四時氣候的變化相適應，既不可過早，又不宜太晚，不然的話對身體健康就會產生不良影響。

## 春天易覺疲倦，加強運動可改善

春天來了，「春眠不覺曉」，人們常發生有睡眠不夠的感覺。

「春困」是因為冬春之交，氣候漸暖，人的皮膚血管和毛孔由冬季時的收斂狀態逐漸擴張，皮膚血流量大大增加，引起大腦供血不足，機體尚不能馬上協調適應；此外，春天晝長夜短，人們睡眠時間相對縮短，活動量也較冬季有所增加，故使人產生疲乏的感覺。

「春困」雖不是病態，但疲憊的精神狀態對生活、工作或學習都會帶來一定的不利影響，如果在生活中採取相應的措施，可預防或減輕的「春困」帶來的疲乏。

1. **做到起居有常** 每日宜早臥早起，保證一定的睡眠時間，還要注意居室空氣的新鮮流通。

2. **加強鍛鍊** 每天起床後堅持到公園進行晨運，持之以恆可精神飽滿、神清氣爽。

3. **平衡飲食** 多吃一些富含優質蛋白的食物，以滿足春季因人體代謝旺盛而蛋白質需求的增加。多吃一些新鮮蔬菜和水果也可有效預防「春困」，這是因為「春困」與機體處於偏酸環境和維生素攝入不足有關，而多吃新鮮的蔬菜水果，既可中和體內酸性產物，又可補充維生素。

# 夏季中午打瞌睡是正常的

民間有一諺語：「春困秋乏夏打盹」，原本是正常的生理現象，但頻繁打瞌睡勢必給工作和學習造成困擾，如何解決這一矛盾呢？

「夏打盹」在醫學上也稱之為「夏季倦怠症」，是由於夏季氣溫升高後，人們的皮膚血管和毛孔擴張，血管口徑隨之變大，皮膚的血流量大大增加，供應大腦的血量就會相對減少，大腦就會自動進行保護性調整，減低興奮性，人們就可因腦組織的自我抑制而產生睏感睡意。另一方面，夏天人體的新陳代謝加快，耗氧量加大，大腦一時無法調節對氧的依賴性，結果是人體機能暫時不能適應環境而感到困乏疲倦。

中醫認為，夏季容易打瞌睡跟氣候特點有關。中醫學認為長夏是一個「濕氣」當令的時節，而「濕邪」為患，令人脾虛濕阻，頭昏乏力，胃口不好，容易疲勞發睏。解決夏季容易打瞌睡的問題，應從「清補」著手，具體做法：

**1.調補胃口** 在長夏或夏季時常打瞌睡是因脾虛濕阻引起的，所以飲食方面，食用薏仁綠豆湯、山藥薏仁粥等，達到健脾化濕開胃的作用；中成藥方面有藿香正氣膠囊、純陽正氣丸、玉樞丹等；中草藥如藿香、佩蘭、菖蒲、砂仁、蔻仁、扁豆、荷葉、菊花、決明子、蓮子等，可清熱化濕。胃口有了，飲食攝入增加，精神倍增，就不容易打瞌睡了。

**2.補充營養** 夏季人體新陳代謝加快，能量消耗增加，加之因胃口不佳而攝入減少，營養就相對不足，所以補充足夠的營養物質，使人體興奮性增加，能夠提升精神面貌，對夏季打瞌睡也有一定的改善作用。尤其是老年人，是體乏的主要人群，容易疲勞，補充營養更是必須。但是夏季的「補」，應以清補為宜，飲食清淡，少油膩，多吃瓜果蔬菜，比如冬瓜、西瓜、番茄等。

**3.適當補睡** 夏天日長夜短，睡眠規律通常都是晚睡早起，睡眠時間相對減少，中午睡個午覺適當的補充，我們的體會是「午睡一刻

鐘，夜補一小時」。但是，午睡時間也不宜過長，一般半小時為宜。因為白天睡得時間過長的話，晚上就會睡不著，造成惡性循環，影響健康。有些人即使午睡了較長時間，午後仍頻頻打瞌睡，就要細查原因了，可能是夜間缺乏睡眠或睡眠狀況不佳引起的，應先從根本原因著手，解決夜間睡眠的問題後，白天的瞌睡問題也就迎刃而解了。

## 午睡是一種生理需求

對於需要不需要午睡，有兩種不同的看法：一種看法是白天睡覺既不舒適又浪費時間；另一種看法則認為午睡可以給人儲蓄精力。那麼，到底需不需要午睡呢？

事實證明，即使整夜安眠的人，到了午後也會出現想睡覺的強烈生理反應。有人認為午後愛睡是吃得太飽的緣故，其實情況並非如此，事實是無論有沒有吃午飯，到了午後，人的警覺性和心理活動都會變得遲鈍。因此，對於許多人來說，僅靠夜間的睡眠是不夠的，需要利用午睡來加以補充。

### 一、適當午睡，精力更充沛

一般來說，一天中有兩個睡眠高峰期，第一高峰期是凌晨 1～2 點，第二個高峰期是中午 1～2 點，為次要峰期。順應生理時鐘的睡眠峰期適時而眠，人才會神清氣爽，精力充沛。

從人的生理活動來看，正午時分氣溫最高，人體皮膚毛細血管擴張，體內血液分佈不平衡，大量血液滯留體表，大腦血液供應相對不足，再加上一上午緊張的工作與學習，人們會感到精神不振。如果飯

儘管午睡的作用很大，但並不是每個人都適合午睡的。血壓低的人不宜午睡；血液循環有問題的人不宜午睡；身體偏胖的高齡老人不宜午睡。

後午睡一會，下午便會精力充沛。

## 二、午睡的神奇力量

**1.緩解身體的疲勞**　身體忙碌了一個上午，已經處於比較疲勞的階段，這個時候適當的午睡一會，可以消除疲勞。

**2.有利於大腦休息**　午睡不但有利於緩解身體的疲勞，也是大腦的清涼劑。尤其對處於大腦發育時期的少年兒童來講，適當的午睡可以消除大腦的疲勞，從而有利於大腦更好地發育。即使是成年人，午睡也有利於大腦的休息，為下午更好地工作做好準備。根據實驗顯示，午睡的提神效果比三杯濃茶或者咖啡的提神效果都要好。

**3.可以降低身體患病的幾率**　如果午飯之後立刻工作，不利於食物的消化，而且還容易造成頭暈、失眠等不良問題，嚴重的還有可能造成腦中風、心肌梗塞等。而午睡使身體有足夠的休息，降低腦中風之類疾病的可能性。

**4.對晚上睡眠不足的補充**　如果晚上睡眠不好或時間不夠，會影響到白天的工作和學習。而午睡可以作為一個緩衝地帶，補充晚上不足的睡眠，可以使下午工作的時候精力充沛、精神抖擻。

## 三、午睡不要太長

午睡的時間不能太長，15～30分鐘就可以了，最長不能超過1小時。如果時間太短，雖然也可以達到緩解身體疲勞的作用，但是效果不明顯，下午的精神仍然不是很好。如果時間太長的話，不但浪費時間，反而使得大腦昏昏沉沉，整個下午處於混沌狀態，那樣就適得其反了。

## 四、午睡的替代方式

從上面的描述中我們可以看出，午睡無論是對身體健康、工作還是學習都非常重要。但是有些人由於種種原因，如工作比較忙、沒有良好的午睡場所，而無法午睡，這就用到了午睡的替代方式——打瞌

睡。打盹的效果可能要比午睡差一些，但是仍然是一種很好的休息方式。

## 注意！不能趴在桌上午睡

午休時間，許多人習慣於趴在辦公桌上打個盹。這種休息方式是不利於健康的。

**1. 導致機體抵抗力降低** 人在睡熟之後，由於全身基礎代謝減慢，體溫調節功能亦隨之下降，導致機體抵抗力降低，特別是在氣溫較低的冬春兩季，即使背部蓋有衣物，醒來後，往往也會發現鼻塞、頭暈等症狀。同時，當頭部枕在手臂上時，手臂的血液循環受阻，神經傳導也受影響，極易出現手臂麻木、酸疼等症狀。

**2. 影響腦部營養供給** 趴在桌上睡覺還會殃及大腦。這是因為此時頭部的位置過高，入睡時流經腦部的血液減少，容易引起腦缺血。經常採用這種方式睡眠，勢必會因大腦的氧和其他營養物質減少而造成對大腦功能的影響。

所以，應儘量少趴在桌上睡覺，以利健康。

## 冬季睡眠養生有方法

《內經》云：「早臥晚起，以待日光」，意思是說，人們在寒冷的冬天，一定要早些睡、晚點起，起床的時間最好在太陽出來之後。早睡以養人體陽氣，保持溫熱的身體。起床則應待日出之後，這時人體陽氣迅速上升，血中腎上腺皮質激素的含量也逐漸上升。此時起床，則頭腦清醒，機智靈敏，還能躲避嚴寒，求其溫暖。此時空氣中負離子濃度高，對人體有益，還可到戶外活動以吸收大量新鮮空氣。除起居作息合理安排外，還必須保持室內溫度恆定。室溫過低則易傷元陽，室溫過高，室內外溫差大，容易外感。

定時午睡也很必要。人的腦細胞完全興奮只能維持4～5小時，

中午有一次睡眠節律，此時身體若得到短時間的修整，可使迷走神經的興奮性達到有效的高度，有利於將午飯中的營養轉化為人體所需的有效成分，即中醫所講的氣血。人體氣血充足，午後的工作就有了堅實的物質基礎。冬季午睡時間，大約半個小時左右即可。

## 不要穿太多睡覺

有的人因天冷怕寒，冬天睡覺時總愛多穿些衣服。殊不知這樣做很不利於健康。

人在睡眠時中樞神經系統活動減慢，大腦、肌肉進入休息狀態，心臟跳動次數減少，肌肉的反射運動和緊張度減弱，此時脫衣而眠，可很快消除疲勞，使身體的各器官都得到很好的休息。由於人體皮膚能分泌和散發出一些化學物質，此時若和衣而眠，無疑會妨礙皮膚的正常「呼吸」和汗液的蒸發，衣服對肌肉的壓迫和摩擦還會影響血液循環，造成體表熱量減少，即使蓋上較厚的被子，也會感到寒冷。

因此，在寒冷的冬天也不宜穿厚衣服睡覺，以保證身體的舒適、健康。

## 睡前必須做到的6件事

**1. 刷牙洗臉擦身**　睡前刷牙比早晨更重要，不僅可清除口腔積物，並且有利於保護牙齒，對安穩入睡也有幫助；電視看完後，洗洗臉、擦擦身，以保護皮膚清潔，使睡眠舒適、輕鬆。

**2. 梳頭**　中醫認為頭部穴位較多，通過梳理，可達到按摩、刺激作用，能平肝、熄風、開竅守神、止痛明目等。早晚用雙手指梳到頭皮發紅、發熱，可疏通頭部血流，提高大腦思維和記憶能力，促進髮根營養，保護頭髮，減少掉髮，消除大腦疲勞，早入夢鄉。

**3. 散步**　平心靜氣地散步 10～20 分鐘，這會使血液循環到體表，入睡後皮膚能得到「活生生」的保養。躺下後不看書報，不考慮問

題，使大腦的活動減少，較快地進入睡眠。

4.**喝杯加蜜牛奶**　古代民間流傳這樣一句話「朝朝鹽湯，暮暮蜜。」就是說早喝淡鹽開水，晚飲蜜糖水。據國外醫學專家研究，睡前1小時喝杯加蜜的牛奶，可助眠。牛奶中含有促進睡眠的L-色氨酸；蜂蜜有助於整夜保持血糖平衡，從而避免早醒，尤其對經常失眠的老年人更佳。

5.**開窗通氣**　保持寢室內空氣新鮮，風大或天冷時，可開一會兒，睡前再關好，有助於睡得香甜。但注意睡時不要用被蒙頭。

6.**洗、搓腳**　民諺曰「睡前燙燙腳，勝服安眠藥」、「睡前洗腳，勝服補藥」、「養樹護根，養人護腳」等等。早在1400多年前孫思邈就提出寒從腳上起的見解，「病從腳上來，雙腳如樹根，治腳治全身……」國外醫學家把腳稱為「人體第二心臟」，十分推崇腳的保健作用。中醫師認為，腳上的60多個穴位與五臟六腑有著十分密切的聯繫。若能養成每天睡覺前用溫水（40～50℃）洗腳、按摩腳心和腳趾，可達到促進氣血運行、舒筋活絡、陰陽恢復平衡狀態的作用。對老年人來說，更具有祛病健身的功效。

## 剛睡醒時不宜馬上起床

### 一、剛睡醒時生理的反差現象

人在睡覺的時候，人體組織器官都處於相對抑制的狀態，如新陳代謝緩慢、心跳、呼吸的頻率較低、血壓較低，身體處於全面放鬆的狀態。一旦醒來後，在交感神經刺激作用下，腎上腺素大量分泌，導致人體的生理功能瞬間發生了巨大的變化，例如心跳、呼吸加快，血

晨起飲水有益。夏季可飲涼白開水，冬季可飲溫開水，飲水以1杯為宜。晨起喝水，還可使下消化道的內容物中有較多的水分，以保證大便通暢。

壓升高。可見，剛睡醒時，身體的生理現象反差很大，如果在這個時候立刻起床，不利於身體健康。

## 二、剛睡醒時心腦供血不足

人在睡眠的時候，攝入體內的水分較少，而同時由於汗液、尿液的大量排出，導致體內水的含量減少，因此，血液濃度變高，血流速度較低。此時醒來，如果馬上起床，血液循環依然阻力較大，就很容易引起心臟、大腦供血不足，容易誘發疾病。正是由於這個原因，很多中老年人在早上易患心腦血管疾病。因此，有人把早上起床的時間稱為「魔鬼時間」。

# 晨起應喝一杯水

有些人認為，早晨起來不渴，沒有必要飲水，因此，早晨起後從不飲水。其實，早晨起床後適當飲水，既是人體生理代謝的需要，又是防病健身的有效措施。晨起不飲水，長期如此會損害健康。

因為，人在晚間睡眠中會損失大量水分，主要是通過呼吸、皮膚和便溺失水，使水的代謝入不敷出，可引起全身各組織器官甚至眾多細胞都缺水。特別是在北方比較乾旱的冬季裡，晨起時體內失水更為嚴重。晨起後及時補充水分，既是對機體細胞缺水的一次有效補償，又是對體內液體的一次淨化。

**清晨喝水，80％的水分由小腸吸收進入血液，使血液得到稀釋和淨化，降低了血液的黏稠度，可有效地防止心腦血管疾病患者清晨因血液濃縮發生的意外。**據研究證實，上午八九點鐘是心臟血管病發病的高峰，有50～60％的患者在此時發病，這與晨起沒有及時補充足夠的水分而使血液濃度升高有關。

晨起及時喝水，諸多的廢物即可隨尿排出體外，達到了淨化血液的目的，並可預防泌尿系統感染和結石的形成。晨起喝水還能保持皮膚的濕度，使皮膚及皮膚下脂肪中含有充足的水分而顯得滋潤，達到

皮膚的健美。

# 晨運後不宜再睡「回籠覺」

晨運後，回屋再繼續睡一覺，稱為「回籠覺」。特別是有些離退休的老年人，認為晨運後再回房解衣上床睡一會兒補眠，是勞逸結合。其實，這樣做是不好的，既影響晨運效果，也不利於保健。

晨運後再立即上床睡覺有以下三害：

1.晨運後，再立即補睡一覺，對心肺功能恢復不利。

2.人通過晨運後機體產生的熱量升高，重新鑽入被窩猶如冷凍，使汗漬未盡，容易患感冒。

3.晨運後心跳加速，神經亢奮，也不能立即進入香甜的夢鄉，而且，肌肉因晨運而產生的代謝產物——如乳酸等，不易消除，反而會使人感到精神恍惚，四肢鬆弛無力。

# 睡太多反而有害！易造成生病的體質

## 一、健康人不宜睡太多

睡眠是消除疲勞、恢復體力與腦力的必要手段，但是睡覺時間並不是越長越好。一般說，成年人每天的睡眠時間應為8小時，中學生的睡眠時間應為9小時，小學生的睡眠時間應為10小時。如果睡眠時間超過上述標準，就是睡懶覺了。科學家指出，健康人睡懶覺有以下三大缺點：

1.**睡太多不利於大腦功能的發揮** 人在睡覺時，大腦皮質處於抑制狀態。早晨醒來後，需要呼吸新鮮空氣，活動全身關節，以迅速改變大腦皮質的抑制狀態，使全身肌肉、關節和內臟器官的活動正常協調起來。如果早晨睡懶覺，大腦皮質抑制久了，會造成人體生理時鐘的混亂、失調，使大腦功能發生障礙，造成理解力和記憶力的減退。

2.**睡太多妨礙身體素質的提高** 俗話說，早睡早起身體好。科學

家曾對從年輕時就養成晨跑習慣的老人進行生理檢查，發現他們的心肺功能約相當於比本人年輕20～30歲人的水準。早晨睡懶覺會增加多餘的體內脂肪的積累，使人發胖。體內脂肪越多，發生冠心病、血管硬化疾病的概率就越高。據調查，百歲以上的壽星沒有一個是肥胖的。因此，如果要健康長壽，就要控制肥胖度。此外，體力鍛鍊對中樞神經系統和內分泌系統有著良性的刺激作用，能改善新陳代謝過程，如果睡懶覺，不參加鍛鍊，則不利於身體素質的提高。

3. **長期睡懶覺會導致疾病的發生**　睡覺時間過長，對肌肉、關節和泌尿系統都不利。活動減少，血液循環不暢，會使全身的營養素輸送不及時，肌肉、關節等處的新陳代謝產物也不能被血液帶走。再者，當人站立或坐著時，腎臟的每滴尿都能順利地從輸尿管迅速排入膀胱，可是臥床久了，尿液就容易在腎盂或輸尿管中滯留，尿中的有毒物質便會損害身體健康。

## 二、患慢性疾病的病人不宜睡太多

有些慢性疾病患者往往一不舒服便想睡，或停止早晨活動，賴在床上不起。這是一種很消極的方法，長此下去，對治療疾病是不利的。這樣會使人精神不振，易出現頭暈乏力的症狀，會損傷胃腸道黏膜，影響消化和吸收。睡太多還會破壞人體的生理時鐘，擾亂內分泌系統的正常工作。

因此，患慢性疾病的人要努力戒除睡太多的壞習慣，早晨堅持起床做適度的康復鍛鍊。

# 開燈睡覺易破壞人體免疫功能

最近，醫學科研人員研究證實，入睡時開燈將抑制人體有一種叫褪黑激素的分泌，使得人體免疫功能降低。經常值夜班的如空姐、電信、醫生、護士等夜班一族，癌症的發病率比正常人要高出兩倍。醫學家警告，開燈睡覺不但影響人體免疫力，而且容易患癌症。

因此，從較安全的立場出發，人們應避免日夜顛倒和改變夜間入睡開燈的習慣。醫學家還進一步發現，有變壓器的電器用品，應讓其儘量遠離床頭，比如床頭音響、鬧鐘、調光型檯燈、充電器等等。因為這些電器的電波長期離人體太近，近距離的接觸容易使人體荷爾蒙分泌改變。鑒於此，專家警告使用這些電器最好遠離床頭30公分比較保險。

　　科研人員發現，松果體的功能之一就是在夜間當人體進入睡眠狀態時，分泌大量的褪黑激素。褪黑激素的分泌，可以抑制人體交感神經的興奮性，使得血壓下降，心跳速率減慢，心臟得以喘息，使機體的免疫功能得到加強，機體得到恢復，甚至還有毒殺癌細胞的效果。但是，松果體有一最大的特點是，只要眼球一見到光源，褪黑激素就會被抑制鬧命令停止分泌。一旦燈光大開，加上夜間起夜頻繁，那麼褪黑激素的分泌，或多或少都會被抑制而間接影響人體免疫功能，這就是為什麼夜班工作者免疫功能下降，較易患癌的原因之一。

## 好好休息勝過良藥

　　日常生活中，有些人一旦患病後就想吃好藥，以為價格昂貴的藥就能使機體康復得快些，而對合理休息能治療疾病認識不足。

　　病人與健康的人相比，更需要合理的休息。這是因為，休息不僅能降低機體的能量消耗，使患病的組織器官得以恢復生機，而且還能增加機體的免疫機能，提高抗禦病魔的能力，從而有利於病體得到康復。相反，帶病堅持工作或學習，只能進一步損害患病的組織器官，使機體免疫功能下降，從而導致病情惡化或轉化為慢性病變。另外，

夜班工作者，要在下班之後入睡時，儘量將室內的光線調整到最黑的限度，使大腦中的松果體分泌足夠的褪黑激素，以保證人體正常的需要，使疲憊的機體儘快得到恢復。

許多疾病目前尚無特效良藥，如病毒性感冒、肝炎、腎炎、慢性胃炎、病毒性心肌炎等。人們患上這些疾病後，只要調理好生活方式，避免疲勞，不用藥反比用藥康復來得更快些。

　　所以，患者得病後應聽從醫生的吩咐，根據病情輕重緩急，在積極有效治療的同時，更應當合理地調整作息。

## 別輕忽！熬夜是健康的殺手

　　目前，由於生活節奏的加快，不少人感到白天時間不夠用，常利用晚上去做那些白天沒做完的工作，甚至成為習以為常的事。另外，五光十色的夜生活在大都市非常流行，有的深夜還泡在夜店裡，看通宵電影或參加其他娛樂活動。熬夜大大減少睡眠時間，大腦和器官得不到休息調整，給健康帶來嚴重的危害。睡眠是人體休息、解除各器官系統疲勞最重要的方式。科學家提出，長期睡眠不足，會引起判斷力減弱、思維遲鈍、協調功能不良，容易引發各種事故，造成人身傷害。從心理醫學角度看，睡眠不足的後果相當嚴重，可造成心理疲乏，情緒發生不良變化，以及行為異常，引起焦慮、憂鬱、急躁等情緒反應，更嚴重的是，有的可能出現雙重人格，甚至誘發精神病。長期睡眠不足，可直接帶來生理上的損害，造成食慾減退、消化不良、免疫功能下降，引發或加重失眠症、神經官能症、潰瘍病、高血壓、糖尿病、腦血管病等。所以，長期睡眠不足，已不單是缺乏睡眠的事，而是會造成多種疾病的重要問題了。

醫學研究發現，體內的生長激素和腎上腺皮質激素，在進入睡眠狀態時才會大量產生，這些物質能促進青少年生長發育，也有助於中、老年人延緩衰老。

# 熬夜者應該熟記的保健法

「日出而作，日入而息。」這是千百年來人們適應環境的結果。由此可見，熬夜會損害身體健康，尤其是青少年更甚。因為，人體內的腎上腺皮質激素和生長激素，都是在夜間睡眠時分泌出來的。前者在黎明前分泌，具有促進人體糖類的代謝，保障肌肉發育的功能；後者在入睡後方才產生，既促進青少年的生長發育，也能延緩中老年衰老。故在一天中睡眠最佳時間是晚上 10 時至凌晨 6 時。

人類進化到今日，仍然以白天勞作為主，這就使交感神經活動與新陳代謝的異化作用佔優勢。而在夜間，則副交感神經和機體的同化過程佔優勢。因此，夜間用腦過度會使機體的這種節律性發生紊亂，從而出現食慾不振、失眠多夢、煩躁易怒、注意力分散、思考力遲緩等現象。經常熬夜的人，應採取哪些自我保健措施呢？

**1. 加強飲食營養**　應選擇量少質高的高熱能的蛋白質、脂肪和維生素B族食物，如牛奶、牛肉、豬肉、魚類、豆類等，也可吃些乾果，如核桃、大棗、桂圓、花生等，這樣有解除疲勞的功效。

**2. 加強身體鍛鍊**　可根據自己的年齡和興趣，參加有針對性的項目進行鍛鍊，提高身體素質。熬夜中如感到精力不足或者欲睡，就應做一會兒體操、太極拳或到戶外活動一下。

**3. 調整生理節律**　常熬夜者應根據工作需要，重新制定作息時間表，並不斷修改至適應。

**4. 消除心理負擔**　常熬夜者切勿憂慮和恐懼，應樹立信心，在夜生活中保持愉快的心情和高昂的情緒。

**5. 找時間休息片刻**　不妨採取見機行事，如下班回家時，在車上閉目養神片刻，等於給大腦充電。如有條件可安排一小時午睡等，可恢復體力，使精神振作。如果困倦時應及時休息，不可勉強繼續工作。

經常熬夜的人，如能做到上述五點，隨著經常熬夜可致使機體覺醒一睡眠週期的倒轉，新的覺醒一睡眠節律一經形成，其內分泌等生

理節律也會相應地改變過來。但在人體新的生理節律沒有建立時，熬夜勉強硬撐，或靠咖啡或濃茶或菸酒的刺激，那就會影響你的身體健康了。

# 「五戴」莫上床

　　人的睡眠是最完整、最系統、最有效的休息方法，也是科學養生的重要內容。但如果忽略了睡眠中的一些細小事情，會對健康不利。

　　**1.戴「錶」睡覺**　有的人喜歡戴著手錶睡覺，這不僅會縮短手錶的使用壽命，更不利於健康。因為手錶特別是夜光錶有鐳輻射，量雖極微，但專家認為，長時間的積累可導致不良後果。

　　**2.戴「牙」睡覺**　一些人習慣戴著假牙睡覺，往往睡夢中不慎將假牙吞入食道，假牙的鐵鉤可能會刺破食道旁的主動脈弓，引起大出血甚至危及生命。因此，戴假牙的人臨睡前最好取下假牙清洗乾淨，既有利於口腔衛生，又可安全入眠。

　　**3.戴「罩」睡覺**　調查發現，每天戴胸罩超過12個小時的女人，罹患乳腺癌的可能性比短時間戴或根本不戴胸罩的人高出20倍以上。女人戴胸罩是為了展示美或保護乳房，而晚上睡覺就沒有這個必要了。

　　**4.帶「機」睡覺**　有的人為了通話方便，晚上睡覺時將手機放在頭邊。各種電子設備，如彩電、冰箱、手機等在使用和操作過程中，都有大量不同波長和頻率的電磁波釋放出來，形成一種電子霧，影響人的神經系統和生理功能的紊亂，雖然釋放量極微，但不可不防。

　　**5.帶「妝」睡覺**　有些女性尤其是年輕女性，她們往往在睡覺前懶得卸妝。須知，帶著殘妝豔容睡覺，會堵塞你的肌膚毛孔，造成汗液分泌障礙，妨礙細胞呼吸，長時間下去還會誘發粉刺，損傷容顏。所以，睡前卸妝洗臉很有必要，可以及時清除殘妝對顏面的刺激，讓肌膚得到充分呼吸，不僅可保持皮膚的潤澤，還有助於早入夢鄉。

# 記得！不可戴隱形眼鏡睡覺

　　隱形眼鏡作為矯正屈光不正的方法，比起傳統的框架眼鏡優點頗多，但是隱形眼鏡也有一定的侷限性，如果使用不當會給你的眼睛造成諸多併發症。

　　研究發現，角膜的病理變化程式與隱形眼鏡的透氧性、配戴的鬆緊以及配戴時間長短均有密切關係。另外，目前世界上還未研製出真正適合人類長期配戴（即連續過夜配戴）的隱形眼鏡，也就是說目前市場上銷售的「長戴型」、「周拋型」最好僅侷限在白天使用。

　　人的角膜所需的氧氣主要來源於空氣，而空氣中的氧氣只有溶解在淚液中才能被角膜吸收利用。白天睜著眼，氧氣供應充足，並且眨眼動作對隱形眼鏡與角膜之間的淚液有一種排吸作用，能促使淚液循環，缺氧問題不明顯；但到了夜間因睡眠時閉眼隔絕了空氣，眨眼的作用也停止，使淚液的分泌和循環機能相應減低，結膜囊內的有形物質很容易沉積在隱形眼鏡上。諸多因素對眼睛的侵害，使眼角膜內缺氧現象加重，如長期使眼睛處於這種狀態，輕者會代償性使角膜周邊產生新生血管，嚴重則會發生角膜水腫、上皮細胞受損，若再遇細菌便會引起炎症，甚至形成潰瘍。

　　近幾年，由於頻繁發生眼科疾病，專家們提醒消費者：隱形眼鏡的品質再高，對眼睛也是個異物，夜間不使用時，應及時取下，不要嫌麻煩，而虧待了自己的眼睛。

# 撥準你的生理時鐘

　　人體內有一座「生理時鐘」，控制著人體複雜的生理功能活動，保持著人體每個系統的節律。這種「生理時鐘」的活動與地球自轉週期基本一致。「生理時鐘」是人類對大自然作出的一種適應性選擇，也是一切生物在進化的漫長過程中獲得的適應環境的一種手段。順應人體生理時鐘，會使人健康長壽，撥亂了生理時鐘則會引起疾病。

正常人每分鐘心跳為 72 次左右，呼吸每分鐘為 16 次左右，正常人的體溫在凌晨時偏低，傍晚偏高，血壓晝高夜低，婦女 28 天來一次月經等等，都證明人體內有生物時鐘的存在。長期進食不規律，長期睡眠缺乏規律，都可以使人引起疾病。

撥準體內生理時鐘，起居有常，生活有規律，眠食定時，對維護我們的健康，具有十分重要的意義。

為了提高睡眠品質可從以下幾方面入手：

**1.清晨迎著朝陽至少活動二十分鐘** 因晨光可使人體生理時鐘提前，使人上午更有精神。

**2.早餐及中餐不要吃得太飽，最好適當少吃點** 因輕微的饑餓可使人白天少打瞌睡，使晚上的睡眠香甜。

**3.睡前二小時外出適當運動十五至三十分鐘** 因運動會使睡眠中樞休息得更好，入睡便會順利。

**4.積極調整睡眠時間** 如失眠者每天只能睡六小時，就只躺在床上六小時。這樣，失眠者上床後就會更加珍惜睡眠時間，集中精力睡眠，從而提高睡眠品質。

# 放輕鬆！泡個溫水浴吧！

溫水浴可以促進人的睡眠，這是因為溫水浴可以使得人體發熱，加速體內的血液循環，促進機體的新陳代謝，因而使得身體放鬆，改變肌肉的緊張狀態。另外，對頭部的沐浴使得大腦放鬆，並處於相對抑制狀態，這就為睡眠打下了良好的基礎。

## 如何洗溫水浴

**1.溫水浴的溫度** 溫水浴根據水的溫度不同分為兩種，一種是溫度比較低的，即保持水溫在 35～37℃之間；還有一種溫度較高，即保持水溫在 37～45℃之間。這兩種類型的溫水浴都有利於睡眠。

**2.溫水浴的方法**

❶ 溫度較低的溫水浴，沐浴的方法如下：將水放入浴池或者浴盆裡面，水量依照自己的習慣而定，以能夠蓋住自己的身體為宜，少了起不到沐浴的效果，多了則浪費水。先在浴盆浸泡 3～5 分鐘，然後從浴盆（浴池）中出來，用毛巾來回擦拭自己的身體，直到身體發熱、發紅為止；然後再在浴盆浸泡 3～5 分鐘，循環往復 2～3 次。❷ 溫度較高的溫水浴，沐浴的方法如下：將水放入浴池或者浴盆裡面，水量也是依照自己的特點和習慣而定，持續地在溫水中浸泡。或者每隔 10 分鐘出來一次，然後再繼續浸泡。

**3.溫水浴的時間**　溫度較低的溫水浴，沐浴時間為 30 分鐘到 1 小時；而溫度較高的溫水浴可以 20～40 分鐘。沐浴的時間不要過短，也不要過長。因為過短達不到沐浴的效果，對睡眠作用不大；而沐浴時間過長的話，易導致身體過度疲勞。

**4.溫水浴的次數**　溫度較高的溫水浴，次數可以隔天一次。如果是溫度較低的溫水浴，可以每天一次。

## 泡澡的注意事項

剛剛吃完飯就立刻沐浴，這個時候，食物還沒有消化，會造成消化系統供血不足，不利於食物的消化吸收。如果餓著肚子沐浴，會產生強烈的饑餓感，造成低血糖，使人過度疲勞，並有可能發生意外。

沐浴之後，大腦充分放鬆，身體也有輕度的疲勞感，因此，應儘快睡覺，獲得一個舒適的睡眠。

有些行動不便的老年人或者心血管疾病的人不宜洗水溫過高的溫水浴，避免造成意外。

# 睡前洗頭髮一定要擦乾

你有晚上洗頭的習慣嗎？相信很多人的答案是有的。這也不難理解，現代人生活節奏都比較緊張，白天工作、活動、應酬等都忙不過來，難得晚上有空可以舒舒服服洗個頭。晚上洗頭後，若有足夠的時

間讓頭髮乾透了才睡，那當然最好不過。但有時實在太忙了，過了晚上 10 時才洗頭，洗完頭後又累得眼皮沉重到睜不開，於是，頭髮未乾就倒頭大睡。這樣做，年長的一輩都會說以後會頭痛的，其實，經過現代科學的研究，發現這也不無道理。長期有殘留水凝固頭部，易導致人們氣滯血瘀，經絡阻閉，鬱疾成患，特別是冬天寒濕交加，更易成病，是造成大量慢性頭痛的重要原因之一。

這類疾病初發階段為患者頭皮局部有滯脹麻木感，大多數人是頭頂部有麻木感，並伴綿綿隱痛。檢查時可以摸到局部的頭皮增厚、增粗，甚至皮下腫塊有隆起的現象。這類現象大多見於顱骨溝縫上，呈節段性、條索形筋結形態，有些人頭頂部也能摸到顆粒狀結節。

如果經常晚上洗頭後不能及時完全擦乾，並患有不明原因的頭暈頭痛並伴有麻木感覺的頭疾時，可能就是患這種病了，應及時到醫院就診，在醫生的幫助下儘早解除或減輕痛苦。如果還沒有出現這類症狀，應及早採取措施，首先要改變晚上洗頭習慣，其次要在洗後擦乾頭髮，或者用吹風機吹乾。

## 睡前洗腳有助睡眠

民間自古就有「睡前洗腳；勝吃補藥」的說法，這是有一定道理的。古人認為，洗腳對人體健康有很多好處：「春天洗腳，升陽固托：夏天洗腳，濕邪乃除；秋天洗腳，肺腑潤育；冬天洗腳，丹田暖和。」宋代詩人蘇東坡曾寫過「主人勸我洗足眠，倒床不復聞鐘鼓」的詩句。

中醫認為，洗腳過程中不斷按摩腳趾、腳掌心，能防治許多疾

有關的研究還證明，熱水洗腳對腳掌是一種良性刺激，能活躍末梢神經，調節自主神經和內分泌系統的活動，改善睡眠品質，增強記憶力，使腳、腦感到輕快。

病。大姆趾是肝、脾兩經的通路，洗浴按摩它，可疏肝健脾，增進食欲，防治肝脾腫大，第4趾有膽經通過，按摩它能防治便秘、脅痛，小趾有膀胱經經絡，按摩它能防治小兒遺尿症，矯正婦女子宮體位置，腳底心有腎經湧泉穴，按摩它能防治腎虛體虧。按摩時，宜四指併攏，拇指分開輕輕地來回搓揉按壓摩動，動作要協調，輕重要適當，做到平穩中有節奏感。

# 經常梳頭改善睡眠

梳頭是中國歷代養生家推崇的健身方法，如道家有梳頭功，慈禧太后用中藥梳頭等。宋代大詩人蘇東坡的「黃昏梳頭健身法」，更給後人留下深刻的印象。據說，當年蘇東坡被貶惠州，因心緒抑制過甚，陡見衰老，五十出頭便已形如老翁，為了健身，蘇東坡每日傍晚月出風輕之時，漫步走上一個小山崗，在山頂的石頭上坐下，掏出隨身攜帶的木梳，仰望藍天明月，緩緩梳理頭髮，直到爽身適意為止。如此堅持數月，身健心朗，面色紅潤，與先前判若兩人。宛如蘇東坡在詩中寫道：「千梳冷快肌骨醒，風露氣入霜逢根」。他主張：「梳頭百餘梳，散頭臥，熟寢至明」。可見夜晚梳頭百餘梳，臥之則能熟睡至天明。

## 一、梳頭的作用

中醫認為，頭為諸陽之會，是人體的主宰，人體的經絡或直接彙集於頭部，或間接地與頭有關，這些經脈起著運行氣血、濡養全身、抗禦外邪、溝通表裡上下的作用，而且在頭部還有許多重要的穴位。梳頭時梳齒要經過百會、太陽、玉枕、風池等穴，經常梳頭能達到按摩這些穴位的作用，從而能促進顱內血液循環，使頭部的神經興奮性提高，血管擴張，淋巴回流加快，從而改善顱內的供氧情況，減緩腦細胞的老化過程。在一天的緊張工作之後，梳一梳頭部，可使神經鬆弛，消除疲勞，使大腦得到很好的休息。臨睡前梳抓頭皮還可以改善

睡眠，提高睡眠品質，即蘇東坡所說的「梳頭百餘梳，散頭臥，熟寢至明」。如果在早晨起床後梳一梳頭，可使精神煥發，消除倦意，以輕鬆愉悅的心情投入工作和學習。

## 二、梳頭應該注意的問題

梳頭也不是拿一個梳子在頭上隨便梳幾下就好了，梳頭也有一定的技巧。

**1.梳子的選擇** 梳子最好選擇木質的，儘量不要選擇化學材料的，因為化學材料的梳子容易產生靜電，損害頭髮。梳子上面的齒要疏密適當，不要過疏，也不要過密。過疏達不到梳頭的效果，不但頭髮梳理不好，按摩的作用不理想。過密的話則會對頭髮造成傷害。另外，除了木質的以外，還有一種鐵質的梳子，梳子上面每個梳齒頂端都有一個小鐵錘，這些小鐵錘就是用來按摩的，按摩的效果比較好。

**2.梳頭的技巧** 梳頭的時候要注意梳頭的速度，不要太快，也不要太慢。太快容易損傷頭皮，太慢則沒有按摩的效果，因此，要速度適中。另外梳頭所需力量的大小也要好好把握，力度不要過大，但一定要注意能夠達到按摩的效果。還有，梳頭的次數可以每回50～100下。

# 不宜蓋被蒙著頭睡覺

古人早就有「臥不蓋頭」的明訓，《千金要方‧道林養性》說：「冬夜勿覆其頭，得長壽。」在嚴寒的冬夜裡，有些人怕冷，常把頭蒙在被窩裡睡，這種習慣對健康極不利。因為人離開氧氣是無法生存的，吸氣時將空氣裡的氧氣吸入體內，呼氣時將體內的二氧化碳呼出去。氧氣進入人體後，由紅細胞把它帶到各個組織，供人體利用，人才能有飽滿的精神。如果睡覺時蒙頭，呼吸受到妨礙，身體內的二氧化碳不能被順利地呼出去，人體需要的氧氣不能被大量地吸進來，人體便會出現氧氣不足現象，造成頭暈、胸悶等不適。另外，呼出的氣

體中含有不少水分，蒙頭睡時，會增加被窩裡的濕度，易引起感冒及其他疾病。

## 保持便便暢通

我們知道，進食後大約 13～20 小時，食物的殘渣就變成大便排泄出去。在小腸呈半液體狀態的消化了的食物，到了大腸後，水分被逐漸吸收，變成比較硬的塑狀物。正常情況下，大便在大腸裡停留最長約 6 小時，糞便在大腸裡停滯的時間越長，水分被吸收的越多，就越堅硬，也就越難排泄，甚至，糞便在大腸裡會發酵產生臭屁，而且糞便中某些有害物會被血液吸收。以致進入大腦而擾亂其正常的睡眠，還會全身不適。因此，大便的通暢與否，與失眠確有一定的關係，因而是一件不容忽視的問題。

## 睡前飲酒有損健康

不少人因體質弱怕冷，常以酒禦寒。其實飲酒不但達不到禦寒作用，反而會使全身血管擴張，使體內熱量散發更多更快，一旦防寒措施沒跟上，更易傷風感冒，誘發多種疾病。

飲酒催眠也很不科學。酒精進入人體內，先是引起中樞神經興奮，隨著酒精中毒程度的升高，又會使中樞神經受到抑制而昏昏欲睡。這是中樞神經受損害的一種表現，它破壞神經系統興奮與抑制的平衡，對人有害無益。

晚飯後至睡前，經過四五個小時的消化吸收，腹內食物已經很

醫生提醒，如果喝醉了，家人千萬要讓醉酒的人側睡，許多人喝醉酒後便仰面一躺蒙頭大睡，結果嘔吐出來的東西有可能堵在氣管裡以至窒息而亡。

少，如果是空腹飲酒，幾分鐘後，酒精就會被吸收入血，血液中酒精含量高，強烈刺激血管內壁，會使血壓升高，喝得越多，血壓越高。這會使已經硬化了的腦部血管破裂，導致腦溢血。

中醫認為，人體生理節律，順應晝夜陰陽變化才能不得病。白天屬陽、夜間屬陰，而酒屬陽溫熱。人入睡應以靜為主，不僅要外靜，更需要內靜。睡前喝酒，會傷陰助陽，陽盛則陰不安，不僅影響胃腸消化，還能影響睡眠品質，使人休息不好，導致精神不振，久而久之，對人體會造成諸多危害。

現代醫學研究認為，睡前飲酒，酒中的很多有害物質（如甲醇乙醇經體內氧化後會變成甲醛和乙醛，這些都是致癌物質），易在體內積存，毒害身體。而白天飲酒，由於人體新陳代謝速度較快，這些有害物質易排出體外，對心、肝、腦的傷害相對也少。

另外，睡前飲酒還會傷害視網膜，阻礙視網膜產生感光視色素，使人在黑暗環境中辨別物體的能力下降。因此，患有失眠症的人，更不該用酒催眠，應尋找病因，對症治療。

# 睡覺忌「抬手」

有的人睡覺時喜歡手臂上抬的「高抬貴手」姿勢，或把手臂放在枕頭下的「枕下埋藕」姿勢。這些手臂上抬的姿勢屬於不良的睡覺習慣，對人體健康的危害不小。

## 一、影響肌肉放鬆

睡覺時手臂上抬，肩部和上臂的肌肉不能及時得到放鬆和恢復，時間久了會引起肩臂酸痛。

## 二、易造成胃食道逆流

若是老年人，食道平滑肌的張力降低，防止胃食道逆流的生理屏障功能削弱，當腹內壓升高時，睡臥在床上手臂上抬，極易助長食物

及胃食道逆流，因此老年人反流性食道炎尤為多見。若是孕晚期的婦女，由於子宮膨大，腹內壓升高，加之內分泌變化，食道平滑肌張力也會減弱，手臂上抬睡覺，也易引發反流性食道炎。

### 三、導致手指麻木

手臂上抬睡覺有礙上肢血液循環，尤其是把手臂放在枕頭下的「枕下埋藕」姿勢，很容易造成手指麻木甚至神經反射導致腹痛。

因此，這類有害健康的睡覺姿勢一定要改。

## 睡眠的姿勢──仰睡、側睡、俯睡哪個好？

睡眠雖有各種姿勢，但不外乎仰臥、側臥、俯臥3種。事實上，人在睡眠過程中的姿勢並不是固定不變的，不管採取什麼姿勢入睡，睡著了都要翻身，改變原來的睡姿。有人觀察到，人在睡眠過程中，體位變動可達10～50次，睡眠中的輾轉反側實際上有助於改進睡眠效果，消除疲勞。因此，睡眠的姿勢當以有利於入睡，睡得自然舒適為准。

根據古今醫家研究的結果，一般人以右側臥位為好，「臥如弓」是人們經常掛在嘴邊的口頭禪，說的是睡眠時側臥的姿勢。為什麼睡覺時要「臥如弓」呢？其中確有一定的科學道理。不妨我們來分析一下：

仰臥，是最為常見的睡臥姿勢，古人稱這種睡眠姿勢為「屍臥」，即死人的臥姿，這種稱謂雖說不雅，但四肢可以自由伸展，體內的各個器官也較為舒適，不過仰臥位時不利於全身充分的放鬆，尤

需要注意的是，雖然右側位是最佳臥姿，但對嬰幼兒不宜長期一個姿勢睡覺，如果長期右側臥位易使頭部變形，俗稱睡歪了頭，而應當仰臥、左右側臥位交替。

其是腹腔內壓力較高時容易使人產生憋悶的感覺。睡覺時愛打鼾的人更不宜仰臥，他們在打鼾時會出現呼吸暫停的情況，如果採用仰臥的姿勢，舌頭會後墜，本來這類人氣道的肌肉就比較鬆弛，很容易引起氣道塌陷，從而導致氣道流通不暢，加重打鼾症狀。

俯臥時，一方面由於身體的壓迫會阻礙胸廓擴張，嚴重影響人體在睡眠時的正常呼吸機能；另外還會影響身體器官的血液循環。顯而易見，這是一種最不利於健康的睡眠姿勢，除非特殊情況，一般不宜採用。

側臥時，雙腿微屈，全身易於放鬆，有利於解除疲勞，尤其是採取右側臥位時，既有利於人體放鬆全身的肌肉組織，消除疲勞，幫助胃中食物朝十二指腸方向推動。同時還方便心臟血液回流，減輕心臟負擔，避免心臟受壓，是最佳的睡眠姿勢。另外，有心臟疾患的人，最好多右側臥，以免造成心臟受壓而增加發病幾率。胃腸脹滿和肝膽系疾病者，也應以右側位睡眠為宜。

古代養生學家也是主張睡眠時以側臥為宜。如道家秘傳睡功法有云：「側身而眠，如犬之屈，若龍之盤。一手屈肱枕頭，一手直摩臍眼。一隻腳伸，一隻腳縷。神不外馳，氣自泰然。收神下藏丹田，二氣和合成丹。」此訣大意是說：睡眠要象犬之屈身而睡（道諺曰：學道不學道，學個狗睡覺），又似龍之盤曲環繞。一手屈臂而枕頭，一手直撫於臍眼（丹田）。一隻腳伸展（左手屈則右腳伸，右手屈則左腳伸），一隻腳縷回（左手伸則右腳縷，右手伸則左腳縷）。神意不可馳逐於外物，氣機自然聚集泰定。收斂心神含藏於下丹田之中，體內陰陽二氣自然和合凝聚，結成內丹。

又如《千金要方・道林養性》中指出：「屈膝側臥，益人氣力，勝正偃臥。（按孔子不屍臥，故曰睡不厭臥，覺不厭舒）」。說的是屈膝側臥勝過正面仰臥，由於孔子不主張「屍臥」（即正面仰臥），所以他說睡臥時不怕彎身曲腿，醒過來時不怕舒展肢體。

# 有關係！看完電視就睡覺危害健康

隨著電視節目品質的提高，人們對於電視的興趣也越來越大。在白天，人們忙於工作、學習，沒時間看電視，只有到了晚上，才有時間看電視。但是，很多人在看了電視之後立刻睡覺，這是不可取的。

## 一、不利於皮膚健康

很多人的皮膚不好，就是由於看完電視之後馬上睡覺引起的。電視打開之後，電視機的螢光屏在電子流的作用下會產生靜電荷，這種靜電荷能夠吸附空氣中的有害細菌和灰塵，因此，如果看電視的時間較長，靜電荷就會把這些有害物質粘附到皮膚上去。這個時候如果不及時清洗，這些有害物質就會對皮膚造成傷害，例如出現雀斑、痘痘等。所以，看完電視之後應該洗臉，最好洗澡，來消除或者減少靜電荷對皮膚的傷害。

## 二、不利於肢體健康

人們一般都是保持坐姿看電視的，所以看電視久了，下肢就會由於靜脈受到壓迫而產生酸痛、麻木等感覺。如果看完電視之後馬上睡覺，下肢的酸痛、麻木需要較長時間才能緩解。另外下肢靜脈的壓迫也沒有得到有效緩解，這樣就不利肢體健康。因此，在看完電視之後應該做一些運動量較小的活動，活動一下筋骨，促進體內的血液循環。

## 三、不利於睡眠

人們看完電視之後，或多或少的都會受到電視內容的影響，因此，會比較興奮。例如出現高興、抑鬱、失望或者憤怒等比較激動的情緒反應。這個時候不宜立刻睡覺，因為興奮的神經中樞不會馬上平靜。所以，應該注意緩和一下激動的情緒，等到情緒穩定下來，再去睡覺。

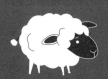

# 第叁篇
## 睡眠障礙的治療法

失眠本身不是一種獨立的疾病，但失眠以後，特別是失眠時間長的患者，應該到醫院進行全面身體檢查，這是因為除偶爾發生且原因明確的暫時性失眠以外，短期性失眠和長期性失眠多由於各種因素相互作用形成。這些因素既有疾病的、藥物的，也有不良生活習慣和情感因素參與。去醫院檢查，醫生可以詳細瞭解您的睡眠史，並通過仔細檢查（包括心理檢查、體格檢查和實驗室檢查），找出失眠的原因以及治療上的幫助、指導，使自己早日擺脫失眠之苦。

　　不論失眠及伴隨症狀多麼嚴重，一般地說，失眠只是大腦的興奮和抑制功能暫時失去平衡的表現。儘管失眠也常常是某些疾病的伴隨症狀，但失眠本身並不能反映身體內部有什麼器質性病變，更不會轉變為精神病或其他疾病。只要認真找出失眠症的原因，針對病因進行適當的鍛鍊和休養，再配以必要的中西藥物，失眠是可以消除的。因此，不要把失眠當成不治之症。

　　本篇也將談及對安眠藥物的使用方式，不能完全排斥，也不能全部依賴，最重要的是從精神層面徹底放鬆壓力，才能從根本解決失眠的狀況。

# 第❹章
# 認識失眠，擺脫無眠

根據研究，全球約有1／4以上的人有睡眠方面的困擾，包括入睡困難、睡眠中斷、早醒及過眠。睡不著的原因很多，其中不良的睡眠習慣是造成失眠的主要原因之一。

## 失眠的類型

根據失眠的主要症狀，失眠可分為三種類型：

**1. 入睡困難型**　有這類症狀的人是有心去睡，卻睡不著，上床半小時以後仍不能進入睡眠狀態。早上起床後非常疲倦，精力不足，萎靡不振。

**2. 易醒型**　睡覺時很難進入深睡階段，容易驚醒，覺醒時超過半小時。

**3. 早醒型**　這類失眠者入睡正常，也能進入深睡階段，但早上醒來過早，再也難以入睡。

根據失眠持續的時間，失眠又可分為三種類型：

**1. 短暫性失眠**（少於7天）　屬於偶然性失眠，往往是因為緊張或環境的突然改變而引起的，如壓力、刺激、興奮、生病，或因時差、輪班工作而產生的。原因消失後睡眠會得到改善，但如處理不妥，會導致慢性失眠。

**2. 短期性失眠**（7～30天）　嚴重或持續性壓力，如離婚、重大疾

病、意外事件奪去親人的生命等等。如處理不妥，會造成慢性失眠。

**3. 慢性失眠**（多於30天）　一般是多方面原因綜合作用的結果，除了由前兩者轉化而來，也可能是由其他軀幹或臟腑疾病導致的。

## 失眠症的診斷標準

在診斷非器質性失眠症時，不能把一般認為正常的睡眠時間作為判斷偏離程度的標準，因為有些人（比如短睡眠者）只需很短時間的睡眠，卻並不被診斷為失眠症。相反，有些人為其睡眠品質之差痛苦不堪，但他們的睡眠時間從客觀上看都在正常範圍。按照世界衛生組織編寫的精神與行為障礙分類對非器質性失眠症的診斷標準為：

1. 入睡困難，或難以維持睡眠，或睡眠品質差。
2. 這種睡眠紊亂每週至少發生三次並持續一個月以上。
3. 日夜專注於失眠，過分擔心失眠的後果。
4. 睡眠量或質的不滿意引起了明顯的苦惱或影響了社會及職業功能。

失眠症經常和精神病、酒精、藥物濫用、疾病或其他睡眠紊亂相聯繫。失眠病人中的35～44％伴有精神紊亂，最常見的是情緒和情感的紊亂，還有其他很多疾病狀態也能造成失眠，包括一些潛在的病理生理性的干擾，如睡眠動腿綜合症、睡眠呼吸暫停綜合症等。白天睡眠太多或不適當的使用安眠藥也可造成失眠。不管失眠症的起始原因是什麼，行為的和環境的因素時常是調節變數。

## 引起失眠的原因

失眠是一種最常見的睡眠紊亂，幾乎每個人都有過失眠的經歷。隨著社會的發展，生活節奏的加快，失眠症的發生率有上升趨勢。據統計，約有30％的成人患有失眠。引起失眠的原因可能有：

## 一、心理因素引起的失眠

心理因素為何會導致失眠呢？人類的大腦中有一個「感情中樞」，當受到刺激時，它就興奮起來，發信號給「覺醒中樞」，抑制了睡眠中樞的工作，人就睡不著覺，於是出現了失眠。喜怒哀樂，悲傷恐懼，七情六慾，任何一種情緒的過度都可引起失眠。

心理因素是引起失眠的最重要的原因，但也是最不被重視的原因。心理因素可導致失眠，反過來失眠又會影響人的情緒和心理狀況，引起焦慮、緊張、擔心、興奮等，造成情緒不穩定，這反過來又會加重失眠，形成了惡性循環。在長期失眠者中，幾乎毫無例外地都有心理因素的原因。

## 二、生理原因引起的失眠

通常，我們的生理活動是有規律的，總是保持睡與醒交替的節奏，人體的生理時鐘亦隨之令睡眠中樞和覺醒中樞交替工作而維持著生理的節奏。但是，當妨礙這種節奏的情況出現時，就會產生各種各樣的睡眠障礙。

例如，因工作而不能在夜裡睡眠的夜班工作人員出現的失眠，就是因為不能保持睡與醒的正常節奏而造成的。此外，由於出差坐火車、汽車、輪船，尤其是出國乘長途飛機，擾亂了正常睡眠和覺醒的節奏而引起的失眠，亦歸為此類。

## 三、精神疾病引起的失眠

很多精神疾病，例如神經衰弱、精神分裂、焦慮症、抑鬱症等都容易引發失眠。調查也顯示，大部分的精神疾病患者都失眠。

失眠是神經衰弱的常見症狀。患有這種病的人，會覺得生活中到處是不如意的事，晚上睡覺時也被這些事所煩惱，失眠也就在所難免。

患有焦慮症的病人把許多事都掛在心上，整日惶恐不安又弄不清楚不安的原因，感情中樞高度興奮，因此往往難以入睡。

精神分裂症患者一般伴有神經衰弱，有思維障礙、情感障礙、感知障礙和幻覺，常常陷於幻覺與妄想之中，難以入睡。晚上往往會做具有焦慮與攻擊性的、稀奇古怪的、反映其思維障礙的夢。

抑鬱症患者常常數小時處於不眠狀態，難以入睡，清晨早早醒來，半夜有時還會多次醒轉。

因精神疾病而造成的失眠必須接受專業醫生的指導和治療。失眠的輕重程度取決於精神疾病的輕重程度。如果精神疾病治癒了，隨精神疾病帶來的惡性失眠障礙也往往會隨之消失。

## 四、軀體的各種疾病引起的失眠

身體的疾病、異常及不適也往往導致失眠。例如，泌尿系統疾病的患者有的可以多次產生想如廁的感覺，結果半夜數次起床。此症狀多見於女性、高齡族群和患前列腺肥大的男性。

伴發失眠的身體疾病有關節炎、高血壓、心臟病、肝炎、腎病、腸胃病、腦疾病、睡眠呼吸暫停綜合症等等。有這些病的患者最好到專業醫院檢查，進行及時治療。

## 五、不良生活習慣及藥物引起的失眠

香菸中含有危害人體健康的尼古丁，但我們中的許多人總是無法抵擋香菸的誘惑。研究人員發現，低濃度的尼古丁有輕度的鎮靜和放鬆作用，而高濃度的尼古丁則有類似於咖啡因的興奮作用，它會增加腎上腺激素的分泌，刺激「覺醒中樞」，使人難以入睡，夜間易醒。

有人認為酒是最好的催眠藥物。但實際上喝酒引發的睡眠品質比較低，典型的癮君子一夜會醒來多次。用酒來解決失眠，更容易產生

非處方藥與一些醫療機構開的處方藥中所含的某些成分也可能導致失眠。例如在糖尿病、風濕病、膠原性疾病等的治療中所使用的類固醇激素（腎上腺皮質激素）等。

酒精依賴症，而酒精依賴症是一種對人體損害很大的頑症。我們日常生活中的一些飲料，如咖啡、茶、可樂等也是導致失眠的因素，因為這些飲料中或多或少地含有咖啡因這種興奮劑。

# 壞習慣易導致失眠

你曾在半夜三更望著天花板發呆嗎？翻來覆去難以入眠，雖不是什麼大病，但它帶來的身心折磨也夠讓人痛苦了。

根據研究，全球約有 1/4 以上的人有睡眠方面的困擾，包括入睡困難、睡眠中斷、早醒及過眠（睡不飽）。睡不著的原因很多，其中不良的睡眠習慣是造成失眠的主要原因之一。

1. 每個人有自己的睡眠時鐘，有些人深信一定要睡滿 8 小時，才不會影響身體健康，在強迫自己入睡的情況下躺得越久，睡得就越差。

2. 有人喜歡把睡前當成檢討的時間，一邊做著隔天的行程計畫，越想越多當然睡不著。

3. 有人一旦曾經失眠過，就不相信自己可以睡得好，一到天黑便會開始擔心。其實睡眠是正常的生理需求，越擔心只會越睡不著。

4. 半夜失眠的人，最容易拿起鬧鐘來看時間，結果時間分秒過，自己就真的睜眼到天亮。

5. 床是讓人睡覺的地方。如常在床上念書、吃東西、看電視，就容易培養不想睡的氣氛。

6. 有些人習慣睡覺分段睡，表面上看起來好像總時數一樣（或增加），但睡眠結構則是破碎無型。

7. 當白天的活動不多，睡眠的需求自然就不大，吃飽睡睡飽吃，睡多了自然睡不著。

8. 外物刺激，如咖啡、茶、香菸都會破壞睡眠結構，應儘量避免。

以上幾點不良的睡眠習慣，如果你的失眠是其中一種，那麼只要

針對其中加以改善，輕鬆入眠將不是件難事。

## 失眠症的主要表現

失眠症是一種持續相當長的時間對自己的睡眠時數、品質不滿意的狀態。主要表現為入睡困難、容易驚醒，並難於再次入睡；清晨過早醒來等睡眠時數不足，似睡非睡，多夢，醒後無輕鬆感。

其次睡眠差引起的情緒不佳也是失眠症的表現之一。病人日夜關注睡眠問題，每到就寢時，便感到緊張、焦慮、煩躁或憂鬱，反覆思考如何使自己得到充足的睡眠，並極關注自身的各種感覺變化，感到極大的痛苦，情緒沮喪；做事時，感到注意力不集中。思考問題時，思維欠敏捷和靈活，記憶力下降，工作效率明顯減低等。由於情緒不穩，易急躁等，所以常為小事遷怒於他人，使之產生矛盾，造成人際關係緊張，甚至出現適應困難。而這些不良的處境和情緒反過來又影響睡眠，使失眠持續存在。

## 澄清！失眠不等於失眠症

失眠症的典型症狀是上床難以入睡持續兩周以上。

失眠的主要症狀表現是上床難以入睡，或早醒或中間間斷多醒；或多夢、噩夢，似睡非睡；或通宵難眠。這樣的睡眠狀況，如果發生的時間不長，且白天其他不適症狀不明顯，也不影響工作、學習和社會活動功能，可稱失眠，但不能認為就是失眠症。

失眠，是人們在日常生活中遇到某些干擾因素引起，出現一時的臥床難眠或間斷多醒、早醒等症狀，是常見的一種現象，一般經過自身精神或生活上的調節，不需服用什麼安眠藥物，於數日後可以自動恢復正常睡眠。這說明人們正常的睡眠功能是可以自身調節的，因此，在日常生活中有時出現短時間的失眠症狀，並不奇怪，也不可怕，不必急於服用安眠藥，通過自身調節是可以恢復正常的。如果出

現上述某種失眠症狀，持續時間二周以上，並有頭暈脹痛、心慌心煩等症狀明顯影響白天工作、學習和社會活動功能時，才是一種疾病的表現，當稱失眠症。

## 羅患失眠症怎麼辦？

當你或家人失眠時，首先應當確認一下是偶爾失眠，還是長期持續失眠症。而當你或家人患失眠症時，應該到醫院求治，讓醫生根據症狀進行必要的理化檢查，以確認是生理性的，還是病理性的。因疾病所致的應積極治療原發病；對於功能性的，醫生一般會給些調節神經系統類的藥物，用來幫助和調節改善失眠症。目前我國調節及治療失眠的方法，一般分為西醫西藥類、中醫中藥類及非藥物療法類三種。

一旦確診失眠症，也不要過分緊張，需知失眠者絕非只有你一人，他們和你一樣，在默默地忍受失眠的痛苦，你要和他們一樣，樹立信心，尋求合理、有效的方法戰勝失眠，因為失眠的改善主要靠自己。

失眠本身不是一種獨立的疾病，但失眠以後，特別是失眠時間長的患者，應該到醫院進行全面身體檢查，這是因為除偶爾發生且原因明確的暫時性失眠以外，短期性失眠和長期性失眠多由於各種因素相互作用形成。這些因素既有疾病的、藥物的，也有不良生活習慣和情感因素參與。去醫院檢查，醫生可以詳細瞭解你的睡眠史，並通過仔細檢查（包括心理檢查、體格檢查和實驗室檢查），找出失眠的原因以及治療上的幫助、指導，使自己早日擺脫失眠之苦。

不論失眠及伴隨症狀多麼嚴重，一般地說，失眠只是大腦的興奮和抑制功能暫時失去平衡的表現。儘管失眠也常常是某些疾病的伴隨症狀，但失眠本身並不能反映身體內部有什麼器質性病變，更不會轉變為精神病或其他疾病。只要認真找出失眠症的原因，針對病因進行適當的鍛鍊和休養，再配以必要的中西藥物，失眠是可以消除的。因

此，不要把失眠當成不治之症。

## 失眠和健忘

健忘是指人記憶力減退，是人體智慧活動障礙的一種表現。可因為許多疾病引起，如癡呆、帕金森氏症、一氧化碳中毒、腦外傷等。表現為近期或遠期記憶力減退、易忘事，注意力不集中，嚴重者不認識家人、不認得自家門等。健忘時常可伴有失眠症狀。

失眠病人常常訴說自己記憶力減退，做事丟三落四，常常忘記物品的存放地方，想不起來與自己很熟的人的名字，看完一本書後覺得腦袋裡空空的，沒什麼印象。失眠病人的健忘症狀，和腦子裡有破壞性病變的記憶障礙不同，主要是由於注意力不集中，精神疲乏，缺乏興趣所致；而腦子 有破壞性病變的人對識記印象根本不能保存在大腦裡，因而也無法再現。失眠引起的健忘是暫時性的，是完全可以恢復的。

失眠導致注意力不集中的原因有三點：

1.由於大腦長期處於弱興奮狀態，因而很多活動不能持久，容易疲勞，學習稍長就容易走神。

2.病人注意力和記憶力常集中在自己的病情和幾件特別引起自己煩惱的事情上兜圈子，思想偏執，容易鑽牛角尖，因而對工作學習和其他事物興趣淡漠。

3.病人關於病情的不利解釋能長期記憶不忘，甚至達到強迫思考、不能擺脫的地步，從而抑制了對其他事物的注意力。在短暫性失眠或失眠症早期時，常無健忘症狀。當長期失眠，或失眠症狀嚴重時

失眠和健忘本質雖不一樣，但兩者可以互相影響。失眠可導致和加重健忘，健忘也會間接地加重失眠。

就會出現健忘症狀。

# 失眠有哪些危害

　　睡眠不僅是人的生理需要，而且是維持生命的重要手段。睡眠不好尤其是失眠現在已經成為困擾許多現代人的問題。經常失眠是身體和大腦疲勞的罪魁禍首，它不但使人萎靡不振、白天嗜睡、心煩意亂、頭昏腦脹，影響學習和工作，還使腦細胞得不到充足的血氧供應，代謝的廢物又不能及時排出，極易產生以下疾病：

　　**1.易患冠心病**　長期熬夜及失眠者，機體代謝紊亂，血脂異常，對心血管造成傷害，引發冠心病。

　　**2.誘發高血壓**　無規律地生活，是引起高血壓的重要因素，而失眠則促使血壓進一步上升。在日常生活中一旦因工作過於緊張、勞累、情緒波動不穩時，可使血壓急劇升高，導致高血壓腦病、腦中風等突然事件的發生，嚴重者造成猝死。

　　**3.加速人體衰老**　研究證實，睡眠時進入肝臟的血流量是站立時的7倍，夜晚熟睡時分泌的生長激素是白天的5～7倍，皮膚代謝的高峰期是夜間1～3時。凌晨時分源源不斷的血液供給肌膚以充足的營養，有利於皮膚吐故納新，保持健康和彈性，使人容光煥發，紅潤嬌豔。而常上夜班或失眠的人，影響到對肝臟、肌膚的供血，生長激素分泌減少，就會使人面色無華，形體憔悴，過早地衰老，還會影響兒童的正常生長發育。

　　**4.削弱機體免疫力**　研究證明，整夜工作及長期睡不好覺，新陳代謝失衡，大量阻礙機體生理活性的有害物質會積聚在各組織器官內，各種免疫物質的分泌量減少，白細胞、巨噬細胞的吞噬能力減弱，致使免疫力下降，難以抵禦病菌的侵襲。科學家們發現，正常細胞在裂變過程中突變為癌細胞，大多是在夜晚進行的。常上夜班或睡眠障礙者，可能增加罹癌機率。

　　**5.導致性功能障礙**　性活動受大腦高級神經中樞的調控，性功能

又易受到情緒的影響。患有神經衰弱的失眠者，因憂愁苦悶、焦慮不安而影響性興奮。再加上常服用鎮靜安眠藥，勢必對性興奮與性功能產生強烈的抑制作用，兩者相互推波助瀾而導致性功能障礙，男子易患陽痿，女子易出現性冷淡。

6.**意外事故增多** 夜間輪班工作者以及失眠者，他們的注意力、反應能力、記憶力都會降低，工作起來較易出差錯。統計發現，清晨2～6點最常發生和睡眠相關的車禍，而且與駕駛者睡眠不足、過度疲勞密切相關。

7.**失眠與抑鬱症有時互為因果** 失眠時間長了，會引起抑鬱症；而抑鬱症又會導致失眠。失眠是許多精神、心理疾患者常見的症狀之一，尤其在抑鬱症患者的臨床表現中最為普遍。大部分抑鬱症起病的早期症狀，甚至唯一症狀就是失眠，早醒、難入睡、淺睡多夢、易驚醒、醒後難以入睡等典型失眠症狀在抑鬱症患者身上也很常見。

8.**導致神經衰弱和神經功能失調** 神經衰弱和神經功能失調有時與失眠又互為因果。工作和生活沒有精神，想睡覺又睡不著，頭痛，頭暈，頭腦經常昏昏沉沉，注意力不集中，心情煩躁，容易發火，難思考問題，工作沒有效率。

# 失眠會引起神經功能失調

睡眠是人體絕不可缺的生理需要，尤其對神經系統的功能起著重要的休整養息、調節平衡作用。睡眠時，腦部各腦區的血流量有著不同程度的增多，腦的生化代謝也起著明顯的改變，腦皮質攝取氧的量及糖的代謝量都減少。這說明睡眠時腦的能量消耗減少，但供給卻增多，這對腦神經細胞是極有利的營養補充與充電的儲存恢復過程，為以後腦神經功能的發揮積極作用。

失眠使神經細胞的修整恢復需求得不到滿足，這必然為其功能的繼續有效發揮帶來不良影響。時間一久，神經系統調節平衡功能的靈敏度會變差，機體就會出現種種有關的不適症狀。如感覺神經過敏，

對外界的輕微響聲、光線、震動等刺激，都會感到似雷鳴電閃、海嘯地震般難以忍受，激起強烈的反應。情緒不穩定，焦慮不安，激發煩躁。看書做事難以靜心和集中注意力，稍事用腦或活動即感疲勞，不能持久工作等。短期失眠後，續發的這類神經功能失調，程度不重，是可逆性的，一般情況下，只要睡眠得到改善，這類現象也就隨之逐步好轉。

## 雅典（Athens）失眠量表

　　雅典（Athens）失眠量表用於記錄評估你的睡眠障礙。對於下列出現的情況，如果你在過去一個月內平均每週發生三次以上，請你自我評估一下。

（　）1. 入睡時間（關燈後到睡著的時間）。
　　　　A. 沒問題　B. 輕微延遲　C. 顯著延遲　D. 延遲嚴重或沒有睡覺
（　）2. 夜間甦醒。
　　　　A. 沒問題　B. 輕微影響　C. 顯著影響　D. 嚴重影響或沒有睡覺
（　）3. 比期望的時間早醒。
　　　　A. 沒問題　B. 輕微提早　C. 顯著提早　D. 嚴重提早或沒有睡覺
（　）4. 總睡眠時間。
　　　　A. 足夠　B. 輕微不足　C. 顯著不足　D. 嚴重不足或沒有睡覺
（　）5. 總睡眠品質（無論睡多長）。
　　　　A. 滿意　B. 輕微不滿　C. 顯著不滿　D. 嚴重不滿或沒有睡覺
（　）6. 白天情緒。
　　　　A. 正常　B. 輕微低落　C. 顯著低落　D. 嚴重低落
（　）7. 白天身體功能（體力或精神：如記憶力、認知力和注意力等）。
　　　　A. 足夠　B. 輕微影響　C. 顯著影響　D. 嚴重影響
（　）8. 白天思睡。
　　　　A. 無思睡　B. 輕微思睡　C. 顯著思睡　D. 嚴重思睡

選中A.記0分，B.記1分，C.記2分，D.記3分。

答案：總分小於4分，無睡眠障礙；總分在4～6分，可能是失眠；總分在6分以上，就是失眠。

# 艾普沃斯（Epworth）嗜睡測驗

在下列情況下你打瞌睡（不僅僅是感到疲倦）的可能如何？這是指你最近幾個月的通常生活情況。假如你最近沒有做過其中的某些事情，請試著填上它們可能會給你帶來多大的影響。給下列每種情況，選取一個最符合你情況的字母：

以下情況時打瞌睡的可能：

（ ）1. 坐著閱讀書刊。

     A. 從不打瞌睡　B. 輕度打瞌睡　C. 中度打瞌睡　D. 嚴重打瞌睡

（ ）2. 看電視。

     A. 從不打瞌睡　B. 輕度打瞌睡　C. 中度打瞌睡　D. 嚴重打瞌睡

（ ）3. 在公共場合坐著不動（如劇院或開會）。

     A. 從不打瞌睡　B. 輕度打瞌睡　C. 中度打瞌睡　D. 嚴重打瞌睡

（ ）4. 乘坐汽車超過1小時，中間不休息。

     A. 從不打瞌睡　B. 輕度打瞌睡　C. 中度打瞌睡　D. 嚴重打瞌睡

（ ）5. 環境許可，在下午躺下休息。

     A. 從不打瞌睡　B. 輕度打瞌睡　C. 中度打瞌睡　D. 嚴重打瞌睡

（ ）6. 坐下與人談話。

     A. 從不打瞌睡　B. 輕度打瞌睡　C. 中度打瞌睡　D. 嚴重打瞌睡

（ ）7. 午餐未喝酒，餐後安靜地坐著。

     A. 從不打瞌睡　B. 輕度打瞌睡　C. 中度打瞌睡　D. 嚴重打瞌睡

（ ）8. 遇堵車時停車數分鐘以上。

     A. 從不打瞌睡　B. 輕度打瞌睡　C. 中度打瞌睡　D. 嚴重打瞌睡

選中 A 記 0 分，B 記 1 分，C 記 2 分，D 記 3 分。

答案：8 種情況的分數相加，總分在 0～24 分之間總分 >6：瞌睡；總分 >10：非常瞌睡；總分 >16：有危險性的瞌睡。如果在今後 2 周內每晚睡足 8 小時，評分仍沒有改善，建議您去看醫生。

## 適量使用鎮靜安眠藥物

鎮靜安眠藥物，顧名思義是幫助睡眠的藥物，也就是治療失眠的藥。失眠包括入睡困難、惡夢頻頻的多夢和早晨早醒三種，可單獨或合併存在於一體。失眠是一個常見症狀，幾乎 90％ 以上的正常人都曾有過失眠的體驗，一般短暫性或臨時性失眠不一定需要看病、吃藥，如因時差、出差、白夜班交換等引起的失眠就會自然消失。長達 2～3 周以上的持續性失眠才需要看病吃藥。這類失眠大多數伴有神經精神科疾患，其中最常見的是焦慮症和抑鬱症。可見治療失眠的重點是焦慮性失眠或抑鬱性失眠，常用藥物為抗焦慮藥和抗抑鬱藥。

鎮靜安眠藥中發展得最快的是抗焦慮藥，尤其是苯二氮卓類，俗稱安定類，已有 20 餘種，由於它產生嚴重的戒斷現象較少，幾乎已取代了各類傳統的鎮靜安眠藥物。

對安眠藥的使用，目前存在兩種極端的態度。一是濫用，長期依靠安眠藥睡眠；二是怕用，即便很嚴重的失眠，也不敢吃一片安眠藥。這兩種態度都應改變。無論什麼安眠藥，總是有副作用的，所以不應該盲目地依賴安眠藥。但是短期服用一點安眠藥物，既不會對腦造成什麼損害，又可以緩解嚴重失眠的困擾，有利於恢復正常睡眠。再則服用安眠藥只是一種臨時的、輔助性的措施，如何配合其他措施，在什麼時候該停服安眠藥物，停藥後可能出現的反應和對策，也是需要醫生指導的。不同類型的失眠，應選用不同的安定類家族中的藥物品種。選擇時應注意各種藥物的半衰期和作用，以免使用不當，影響療效。

對入睡困難的失眠病人；要用超短效安定類藥物。這類藥物半衰

期短，只有0.5～3小時，服用後可使病人很快入睡，且第二天起床沒有宿醉感，如海樂神。對維持睡眠困難，惡夢頻頻的失眠病人，可選用短效或中效安定類藥物。這類藥物半衰期稍長，為6～8小時，可加深慢波睡眠並縮短其時間，如舒樂安定。

　　對早晨早醒的失眠病人，應採用中效或長效安定類藥物。這類藥物半衰期長，為12～15小時，可延長總的睡眠時間，如安寧神或硝基安定。

## 不可濫用安定類鎮靜藥

　　面對現代社會中種種選擇和壓力，煩躁不安、焦慮、失眠等不適症狀正紛紛向人們襲來。求助於安定類藥物的年輕人在悄然增多，其中某些人甚至長期超量服用。

　　安定是苯二氮類藥物的代表。苯二氮類藥物是20世紀60年代興起和發展的一類鎮靜、催眠、抗焦慮藥，同時還有中樞性肌肉鬆弛、抗驚厥、抗震顫等作用。由於經典的巴比妥類藥物成癮性很強，苯二氮類藥物已經逐漸替代前者成為首選的鎮靜、催眠、抗焦慮藥。但是，苯二氮類藥物也能導致成癮已得到證實，超過正常治療劑量，或服藥劑量在正常範圍內但持續時間較長都可形成藥物依賴（即成癮）。一般認為正常人連續三個月超過正常劑量服用安定，成癮的可能性就大大增加。酗酒者、肝功能減退、老年人、兒童、服用含雌激素避孕藥者、吸毒者、愛滋病患者比健康人更容易成癮。有研究報導，易感人群在三周內即成癮。

　　成癮者會對安定類藥物產生軀體和精神上的依賴性，一旦停藥即出現睡眠障礙、焦慮加重和其他症狀的反跳等戒斷效應。醫學上診斷安定類藥物戒斷綜合症（即戒斷效應）的標準是：長期服用中、高劑量安定類藥物後停藥或減少用量時，出現下列伴隨症狀中的三種：❶ 噁心或嘔吐；❷ 全身不適或乏力；❸ 心動過速或出汗；❹ 焦慮或激動；❺ 姿勢性血壓下降；❻ 手、舌和眼瞼的粗大震顫；❼ 失眠加

重；❽癲癇大發作。

　　一旦對安定產生了藥物依賴，使得成癮者就不得不持續服藥，而且所需的劑量會越來越大。這樣一來，安定的其他各種副作用就可能表現出來。最普通的副作用就是晚上服安定，白天感到困倦、精力不集中、反應遲鈍、記憶減退、眩暈等。對從事需要反應機敏、判斷準確和身體協調的工作或運動，如駕車、高空作業或操縱有危險性的機器設備的人來說，發生意外事故的機率將明顯增加。

　　安定本身雖然以鎮靜作用為主，但也曾有報導服用安定後出現矛盾性行為反應，包括攻擊行為、敵對態度、性攻擊、言語增多、情緒不穩、不安、抑鬱、自殺傾向等。這些反應最常出現在服用安定藥後1到2周或在藥物劑量增加時。此外，這類藥物對於青少年健康人格和正確世界觀的形成也有很大負面作用。大劑量服用安定還可導致藥物中毒，其最大的危險是呼吸和心跳驟停。雖然安定類藥物劑量的安全範圍比較大，但如果同時大量飲酒或服用了其他的中樞神經抑制藥物，即使服藥量不大也可能中毒。

　　濫用安定有如此多的副作用，因此要避免長期、超正常劑量服用安定，即使需要也應在醫生的科學指導下進行。已經對安定產生依賴性的朋友也不必過於恐懼。安定畢竟不是毒品，停服安定產生戒斷效應的嚴重程度遠不及毒品的戒斷效應。安定的戒斷效應通常要持續一周，長的也不超過2到3周。每天服用安定超過40毫克者應在6周到8周內逐漸停藥。在此期間，只要逐漸減少服用安定的劑量就足以減輕戒斷症狀，從而擺脫成癮的煩惱。

# 注意安眠藥中毒

## 一、當安眠藥中毒時⋯⋯

　　常用的鎮靜安眠藥有巴比妥類、水合氯醛、眠爾通、利眠寧、安定、冬眠靈等，這些藥物對人體的中樞神經系統均有抑制作用，當誤服過量或吞服過多，就會引起急性中毒。

安眠藥中毒分輕度中毒和重度中毒兩種。輕度中毒時，有頭昏、嗜睡、眩暈、噁心、嘔吐、語言遲鈍、動作不協調等表現。

重度中毒時，出現昏睡不醒、體溫下降、脈搏細速及呼吸減慢。變淺、不規則，有的則出現尿少、尿閉、黃疸、出血、休克等，最終因呼吸麻痺、循環衰竭而死亡。

### 二、安眠藥中毒的搶救方法

**1. 洗胃** 服藥早期，若中毒者尚清醒，可先喝幾口淡鹽水，然後用手指或筷子、鵝毛等刺激其咽後壁，引起中毒者嘔吐。有條件的，可用淡鹽水、溫茶水或 1/3000～1/5000 的高錳酸鉀溶液 300～50 毫升洗胃，反覆多次進行，儘量將胃內藥物排出。

**2. 口服導瀉藥** 若服藥已超過 6 小時，已無必要洗胃，應口服導瀉藥，促使藥物排出。導瀉可用蜂蜜 100～150 克，溫開水一次沖服，或口服硫酸鎂 20～30 毫升導瀉。

**3. 保持呼吸順暢** 若中毒者進入昏迷狀態，應使之取側臥位，保持其呼吸道暢通，及時清除其口腔及鼻腔分泌物，以防發生窒息，並注意保暖。有條件的可給予吸氧，還可針刺其人中、湧泉、合谷、百會等穴。

經上述初步處理後，應儘快將中毒者送往醫院救治。

# 如何治療安眠藥成癮的失眠症

安眠藥成癮是由於長期失眠服用安眠藥物，不吃藥就不能入睡，即使吃了藥也睡得不好，睡眠時間也很短，其正相睡眠時間更短。所以這類人白天其精神也是萎靡不振，由於晚上服了大劑量藥物，白天也有昏昏沉沉的感覺。不少的人還有抑鬱及情緒不穩、煩躁不安表現，感到十分痛苦。這種情況，對醫生和病人都是感到苦惱的。主要問題是這類病人大多屬忍受力和毅力不足，而不能與醫生很好的配合，因此在治療時，往往是虎頭蛇尾。病人雖然主觀上有要求要把藥

去掉，但在實際治療中，稍有不適應就不願支持，其實只要有足夠的信心和堅強的毅力，只要能堅持與醫生密切配合，同樣是可以治好的。

在治療之前，首先醫生要指導病人樹立信心，使他認識睡眠的本質和失眠有關的各種症狀，瞭解他自己失眠的具體情況，找出其失眠的原因，是屬於哪一類型的失眠，同時也要使他瞭解失眠與吃藥對他來說，是有兩個「習慣」（包括長期失眠的習慣和吃藥才能入睡的習慣）在他的身上，用生活中的例子，生動地解釋說明任何習慣都是可以改變的。但是要瞭解到改變一個習慣，絕不像是搬開椅子那麼輕而易舉，治療絕不是一帆風順，要付出一定代價的，要忍受住某些在治療過程中不適的感覺，只要有堅強的毅力，只要有「堅持就是勝利」的決心是可以治好的。

其次，醫生與病人共同擬定治療方案，向病人解釋治療的意義、具體做法及治療中可能有反覆，甚至可能出現通宵睡不著覺的情況，白天可能出現頭昏腦脹等現象，指出這些都是治療過程中的「正常反應」，不要有任何緊張，只要堅持下去，這些現象是會消失的。

當病人有了正確的認識和充分的準備以後，就開始實行行為矯正治療。具體做法如下：

**1. 從事輕度體力勞動及睡前泡腳**　下午從事輕度體力勞動1小時，如澆花、種菜、拖地板等。下午起儘量少喝水，晚餐不喝湯，臨睡前1小時停止腦力活動，到室外活動半小時，如跑步、跳繩等，並停止吸菸。活動後洗溫水浴或用熱水浸泡雙腿20分鐘，便立即上床睡覺。

**2. 無法入睡，服用安眠藥物**　上床後如超過半小時仍無睡意，即

其實只要病人能配合醫生，根據所安排的計畫活動，堅持下去，再頑固的失眠也是會治好的。

服用事前放在床旁的安眠藥物。（這安眠藥事先由醫生發給，醫生根據計畫，先讓其服用原量，以後逐漸改用其他類似藥物，再逐步換用無關藥物以代替安眠藥物。）如上床後很快入睡，但不久就醒了，也可以服藥，但在半夜以後醒來時則不要吃藥。按照前述方法，誘導自己入睡。如果腦子清醒，則起床活動，待有睡意時再入睡，此時更不能服藥。

**3. 按時起床到室外活動**　不論前一晚睡得如何，早晨一定要按時起床到室外活動。中午午睡 1 小時，沒有午睡習慣的也躺著休息 1 小時，到時叫醒，參加白天的正常活動。

在治療過程中，每天仍要堅持一定的腦力活動，如看書、讀報或下棋等。每天活動都有嚴格的安排、嚴格執行，不能打折扣，每天要寫病情日記。在治療開始的階段，可能會有昏昏沉沉或頭昏腦脹的現象，這是夜晚沒有睡好的緣故，或者是減藥後的反應，而不是腦子壞了，只要堅持，或者用溫水沖沖頭、洗洗臉，這些現象就會消失的。有時偶而會出現噁心、發抖等現象，應及時告訴醫生，以便採取措施，這種反應也是不多的。在治療中，不要去計較每天睡了多少時間。當無關的藥物也不要服用即可睡著，第二天起來感到頭腦清醒，精神飽滿，精力充沛，治療即算成功，可以結束。

進行這種治療時，有兩個階段是困難的環節，一是最初建立信心的階段，另一是換藥或停藥時出現不適反應的階段。病人往往在這兩個階段時不能堅持，而前功盡棄。

## 不能服用安眠藥的7種人

**1. 孕婦**　有的安眠藥可能使胎兒畸形，還可能出現新生兒哺乳困難、黃疸和嗜睡。分娩前連續使用安眠藥，新生兒有時可出現戒斷症狀。

**2. 哺乳期的女性**　安眠藥有可能轉移到母乳中，對新生兒造成不良影響。

**3. 心臟、肝臟及腎臟障礙者**　由於安眠藥主要在肝臟轉化和由腎

臟排除，肝、腎病患者不宜服用。

**4.睡眠呼吸障礙患者** 由於安眠藥能加深中樞抑制，所以呼吸道阻塞性疾病患者或睡眠呼吸暫停綜合症患者不宜服用。

**5.患急性閉角型青光眼及重症肌無力者** 這些患者服用安眠藥時，症狀會急劇惡化。

**6.酒醉者** 酒精與安眠藥一樣有抑制中樞神經作用，不能同時食用，以免中樞神經過度抑制造成傷害。

**7.從事需要頭腦高度清醒工作的人** 如外科醫生、司機。這些人若服用安眠藥，會影響正常工作。

# 服用助眠藥物的注意事項

**1.服用助眠藥物後第二天是否會感到困倦** 有些助眠藥物在血液裡停留的時間比較長，這樣的助眠藥物不適合年輕的上班族服用。因為第二天要上班，而服用這類藥可能使我們在第二天起床後仍然感到困倦。

**2.遵醫囑服藥** 在服用助眠藥物前，一定要向醫生諮詢需要服用多久以及每天服用的次數、藥量和具體的時間。處方安眠藥通常服用7～10天。當醫生重新評估你的睡眠問題後，可能推薦你服用處方睡眠輔助劑10天以上。

**3.是否有對助眠藥物成癮的危險性** 如果按照處方服藥，安眠藥通常不會產生依賴性（成癮）。如果喝酒成癮或者對其他藥物成癮，那麼對該藥成癮的可能性就比較大。應當讓醫生知道你以前的藥物成癮史。

**4.服藥後應立即在床上躺下** 有些藥物在服用後很快就發生效果，請在服藥後10分鐘立即上床躺下。

**5.有些藥物會造成胎兒畸形** 如果計畫懷孕或懷疑自己已經懷孕，應儘快向醫生報告，討論自己應服用的藥物劑量和種類。

**6.老人的用藥應由專業醫生開處方** 老人對藥物的吸收反應有異

於成年人，適宜服用哪種助眠藥，要聽醫生的。

**7. 告訴醫生自己正在服用的助眠藥**　服用助眠藥物期間，如果因疼痛、感冒或過敏等問題求診，應告訴醫生你目前正在服用的助眠藥物。

**8. 不要自己更改服藥劑量**　請依照醫囑的服用的劑量及時間，不要任意更改。即使半夜醒來也不要自行加服藥物。

**9. 妥善保管好藥物**　不要把藥物隨意放置在小孩或老人隨手可拿到的地方，老人常因視力不好拿錯藥品而誤服。

**10. 不隨便吃藥**　不要隨意把助眠藥與親戚或朋友分享。更不能隨便吃別人給的助眠藥。

# 避孕藥別和安眠藥同服

1 個月只吃 1 片長效避孕藥，既省事又方便，但如果在此期間，因失眠而服用了安眠藥，那麼保險的避孕藥很可能出現偏差，特別是苯巴比妥類安眠藥，會讓避孕效果大打折扣。

臨床上，有用避孕藥期間服用安眠藥，造成避孕失敗。原因是安眠藥的某些成分會與避孕藥相互作用，加速避孕藥代謝速度，自然會減弱避孕藥的藥效。特別是有習慣性失眠的人，如果有長時間服用安眠藥的習慣，最好不要選用藥物避孕。

既然苯巴比妥類的安眠藥會讓避孕藥效果打折扣，是否可增加避孕藥的劑量來抵消呢？這是相當危險的想法，因為苯巴比妥類安眠藥加速代謝避孕藥的比例，在臨床上不好界定，如果過量服用，反會造成子宮內膜壁增厚，增加患婦科肌瘤機率，同時還會造成內分泌紊亂。

除長效避孕藥，短效避孕藥也同樣會受到苯巴比妥類安眠藥的影響。但是，短效避孕藥作用時間是 24 小時，如果能夠錯開這個時間段，再服用安眠藥，對避孕效果影響會小一些。

# 中醫防治失眠有方法

中醫稱「不寐」為失眠，主要表現為不易入睡，睡而易醒或整夜難眠。中醫認為，導致失眠的病機是「陽不入陰」。

## 一、診斷與鑒別

凡以失眠或不易入睡、或睡而易醒為主要臨床表現者，均可診斷為不寐。

不寐其概念較為明確，但歷代文獻不寐常常和「不得臥」、「不臥」相混淆，應加以區別。「不得臥」是指患者因疾病所苦，不能躺下而言，如《金匱要略・痰飲咳嗽病脈證治》：「咳逆倚息不得臥，小青龍湯主之。」「支飲亦喘而不能臥。」《金匱要略 胸痹心痛短氣病脈證並治》：「胸痹不得臥，心痛徹背者，……」」，從病因病機、臨床辨證來看，都可以確定「不得臥」和「不寐」有明顯的不同。但《傷寒論・辨少陰病脈證並治》中的「少陰病，得之二三日以上，心中煩，不得臥，黃連阿膠湯主之。」則是以煩躁不眠為主。因此，在臨床上應加以鑒別。

## 二、辨受病臟腑之不同

由於受累的臟腑不同，表現的兼證也互有差異，必須抓住臟腑病變的特點。例如，不寐患者除主訴失眠外，尚有不思飲食，或食欲減退，口淡無味，飯後覺胃脘脹悶，腹脹，便溏，面色萎黃，四肢困乏等一系列症狀者，多屬脾胃病變；若兼有多夢、頭昏、頭痛、健忘等症狀者，則病在其心。

## 三、辨臨床表現之不同

不寐的不同臨床表現，與其病因、病情輕重、久暫有關。輕者少眠或不眠，重者徹夜不眠，輕者數日即安，重者數月不解，甚至終年不眠，最常見者為入睡困難。如患者雖能入睡，但睡間易醒，醒後不

易再睡者，多系心脾兩虛；心煩失眠，不易入睡，又有心悸，口舌潰爛，夜半口乾者，多屬陰虛火旺；入睡後易驚醒，平時善驚，易怒，常歎息者，多為心虛膽怯或血虛肝旺。

## 四、診斷要點

失眠多見於中青年女性，或年老體弱，或久病不癒，或長期從事腦力勞動者，或平時精神緊張焦慮，或突受不良情緒刺激者，以夜間難以入睡，或多夢，容易驚醒，醒後不能再睡，或徹夜不寐為主要表現。現代理化檢查提示有植物神經功能紊亂，高血壓，動脈硬化或內分泌功能失調，有助於診斷。

## 五、虛實辨證

失眠的辨證論治，由於其病因不同，臨床首先必須分清虛實，虛者有氣血陰陽之分，實者有痰、瘀、濕、火、鬱熱之辨，概括其病機，總由臟腑陰陽失調，氣血不和所致，所以調整臟腑氣血陰陽是治療關鍵，必須貫穿於治療的始終。但根據不同證候，適當選用具有安神作用的藥物也十分重要，只有做到兩者的有機結合，才能收到預期的療效，否則片面強調安神，忽略整體調整，往往事倍功半，很難取得療效。

## 六、辨證論治與安神鎮靜

不寐的關鍵在於心神不安，故安神鎮靜為治療不寐的基本法則，但必須在平衡臟腑陰陽氣血，也就是辨證論治的基礎上進行。

## 七、注重精神治療的作用

消除顧慮及緊張情緒，保持精神舒暢，在治療中有重要的作用，特別是因情志不舒或緊張而造成的不寐，精神治療更具有其特殊的作用，應引起重視。

# 運用調神法防治失眠症

中醫認為神安則寐，神不安則不寐。而調養安神法對於防治失眠症具有重要的意義，調養安神法主要有以下幾個方面：

## 一、清靜養神法

萬事萬物，感傳於心，心神日理萬機，常常處於動而難靜的狀態。如果心神過於躁動，神不內守，亂而不定，不僅導致不寐症，還必然擾亂臟腑，耗氣傷精，容易招致疾病，甚至促人衰老，減短壽命。所以養神之道，貴在一個「靜」字。古人還認為「靜者壽，躁者夭」，這是因為心常靜則神安，神安則寐，神安則五臟六腑的氣機協調，精神日漸充實，自可延年益壽。清靜養神，心靜制躁，是防治失眠症的重要方法。

## 二、適度用神法

強調靜以養神，並非絕對的神靜不用。實際上，要做到絕對的「靜思滅想」，不僅不必要，而且不可能。人必有思，神豈能不用？人之元神亦無例外。倘若絕對地靜神不用，則心神必然衰退。只有在用神之中，心神才能生機勃勃。然而，心又不可過思，神又不可過用。思太過則傷，神過用則廢，導致心神虧損。由此可知，神不可不用，神又不可過用，貴在一個適字，用神適度，適可而止，勞而有度，勿不及，勿太過，使心神處於一種恰到好處的協調與適中狀態，達到神安則靜寐。

## 三、動形怡神法

道家養神，力主清靜，但也並非完全排斥動形以怡神。他們在主靜的同時，也認識到靜中有動，而在動形之中，也能靜神、怡神。例如散步，既能舒筋活絡，也能動中得靜，動而怡神。

## 四、節慾守神法

節慾的含義，有廣狹之分。廣義的節慾，涉及衣食住行各個方面，包括節制一切聲名物慾。從狹義來說，慾，專指性慾，節慾便是指節制性慾。節，調節之意，意為適度而止，不可不用，不可妄用。只有這樣才能使神守心中，而心神寧靜則入眠安寧。

## 五、怡情暢神法

七情不調，可生百病；調和七情，則可防病；善於怡情暢神，不僅可防治失眠，還可延年益壽。那麼，怎樣才能做到怡情放懷、精神暢快呢？《素問·上古天真論》介紹的聖人養生之道，有幾點值得借鑒。一是「無恚嗔之心」，就是要消除惱怒、忿恨等不良情緒；二是「無思想之患」，就是要放下思想包袱，減輕精神負擔；三是「以恬愉為務，以自得為功」，就是說，攝生的要務，在於保持心境恬靜、愉快，同時要經常樂觀，又必須知道滿足，不要奢望過高，處於這樣的心情，不僅入睡安穩，且能延年益壽。

## 六、順時調神法

順時調神，是中醫心理學的一大特點。一般均遵循春生、夏長、秋收、冬藏的規律，總以獲得心神暢快為度。由心神順應四時的生髮收藏的規律而安穩處之，故此心神安靜則寐寤也有規律。

# 失眠的非藥物療法

古人有云：「先睡心，後睡眼」，這一點說得非常精闢。調查也顯示：在長期失眠者中，幾乎毫無例外地都有負面心理因素的影響。但是，社會的發展進步，使得生活和工作的節奏越來越快，作為一個現代人，工作中的壓力和家庭裡的瑣事隨時都會給我們製造一些煩惱、憂慮、痛苦甚至心靈創傷，所有的這些都會影響到我們的身心健康以及睡眠。

無論如何，工作是要做的，錢還是要賺的，失眠也是要解決的。或許我們沒辦法一下子解決所有問題，但我們至少可以調整自己的心態，讓勞累一天的自己，心平氣和上床，安安心心做個好夢。憑藉心靈的強大力量，我們不僅能夠戰勝失眠，更能為自己打造一個幸福的生活。

## 一、勇敢面對困難和壓力

睡前的心情和睡眠的品質息息相關，太過高興或悲傷都會影響入睡。人生不如意事常八九，相對於快樂來說，壓力、挫折和悲傷等負面情緒更容易碰到，也更難以控制。

我們在生活中會遇到種種困難和壓力，讓我們產生各種各樣的擔心甚至焦慮。這些都是正常的現象，關鍵要有一個良好的心態對待它們，否則會影響到我們的健康和正常的睡眠。

面對負面情緒，我們不應該選擇逃避，要正視它、分析它，找出有效的解決方法。問題通常會在我們分析一遍後得到解決，至少心情可以輕鬆一點。許多事往往是我們不敢面對它才變成問題的。有些問題如果我們不去面對它，它就永遠是問題、永遠是壓力，真正不能解決的問題其實很少。任何人都不能打敗你，除非你自己認為自己已被打敗。

可以通過下列步驟分析一下自己所遇到的問題，分析完後，往往會感覺到輕鬆多了。

1. 我不快樂的真正原因是什麼？
2. 這種感覺來自何處？
3. 我希望怎麼樣呢?而這種感覺對我有用嗎？
4. 我將如何實現我的目標呢？

## 二、學會自嘲

在有些時候，自嘲能夠緩解壓力，使自己獲得自信心。自嘲能使自卑轉化為自信，使失衡的心理得到平衡。

人的一生難免會有失誤，誰身上都難免會有缺陷，誰都會遇上尷尬的處境。有的人喜歡藏藏掩掩，有的人喜歡辯解。其實越是遮遮掩掩，心理越是失衡；越是辯解，往往是越辯越差，越描越黑。最佳的辦法是學會從自嘲中解脫自己，從失落中找回自信。

## 三、學會忘記

　　當一些事情已經發生，無法改變也無法補救時，那我們除了接受並吸取教訓外，還要學會忘記。不要為打翻的牛奶哭泣。既然暫時無法改變現實，我們就應學會忘記已經失去的東西，而珍惜現在擁有的東西。人在無法改變失敗和不幸的厄運時，要學會接受它，適應它，忘記它。

## 四、製造快樂，減輕壓力

　　面對負面情緒，我們可以對自己說一些輕鬆、積極向上的詞句，給自己強烈的心理暗示，從而製造快樂。一旦有了快樂，壓力、緊張和焦慮就自然而然地減輕或煙消雲散了。這就是「聲東擊西」療法。例如，可以對自己說：我很快樂，因為我有錢；我很快樂，因為我有一幢新房；我很快樂，因為我考上大學了；我很快樂，因為我結識了新朋友；我很快樂，因為我有一個溫馨的家；我很快樂，因為我已得到這麼多人世間最美好的東西──我沒理由不快樂啊！

　　我們也可以暫時不去考慮這個問題，而先去做一些其他的事，讓自己輕鬆一下，再回過頭來解決它時，會發現事情簡單得多了。這也是一種「聲東擊西」的辦法。

## 五、培養樂觀之心

　　培養樂觀之心，養成體驗幸福的習慣，帶著滿足感入睡，這是最終的解決辦法。樂觀之心、體驗幸福的習慣以及滿足感就等於好睡眠。在生活中常感到滿意的人通常不會有睡眠方面的困擾，因為他們是帶著滿足感入睡的。

心理學家指出：「有個可以快樂起來的方法，那就是改變我們思考的重心，試著去想更美好的東西。例如，不是抱怨你的薪水低，而是感激你擁有一份工作；不是期望你能去奢華度假，而是想到在你家附近散散步也有樂趣。」

不論是幸運或不幸的事，人們心中習慣性的想法往往會有決定性的影響地位。困苦的人的日子都是愁苦；心中歡暢者，則常享豐筵。一個人有樂觀的個性，在生活中，就能夠笑看輸贏得失，而不拘泥於暫時的勝負。

設法培養樂觀之心，把體驗幸福當成一種習慣，那麼，我們就掌握著創造幸福的力量，生活也將成為一連串的歡宴。

要培養樂觀之心，養成體驗幸福的習慣，主要是要憑藉思考的力量。首先，擬定一份有關幸福想法的清單，然後，每天不停地思考這些想法，其間若有不幸的想法進入心中，便立即停止，並設法將之摒棄掉。方法可以很簡單，用幸福的想法取而代之就行了。

上床之後，靜靜地把有關幸福的一切想法在腦海中重複思考一遍，同時在腦海中描繪出一幅明天可能會遇到的幸福藍圖。如此一來，不論你遇到什麼事，這種想法都將對你產生積極性的效用，幫助將困難與不幸轉為幸福。相反，倘若一再對自己說：「事情是不會進行得很順利的。」那麼，我們便是在自己製造不幸，於是所有關於不幸的形成因素，不論大小都將圍繞著你。

## 輕度失眠者的自我治療

以下建議，只能適用於一般人在日常生活中的輕度失眠者。如因

培養自己的樂觀之心，養成體驗幸福的習慣！做一個樂觀主義者，我們將會得到很多意外的收穫，而不僅僅是解決失眠問題。

疾病導致嚴重失眠，或長期睡眠困擾而患失眠症者，需要找醫生進行治療。

## 一、首先建立信心

　　對生活中偶而遇到失眠經驗，不必過分憂慮，相信自己的身體自然會調節適應。人的身心彈性甚大，本文中曾引述案例，連續200小時不睡者，仍能保持身心功能正常，一兩夜失眠自不會造成任何困難。偶而失眠之後，如不擔心失眠的痛苦，到困倦時自然就會睡眠。失眠之後愈擔心會再失眠的事，到夜晚就愈難入睡。

## 二、安排規律生活

　　避免失眠的最有效方法，是使生活起居規律化，養成定時入寢與定時起床的習慣，從而建立自己的生理時鐘。有時因必要而晚睡，早晨仍然按時起床；遇有週末假期，避免多睡懶覺；睡眠不能貯儲，睡多了無用。

## 三、保持適度運動

　　每天保持半小時至一小時的運動，藉以靈活身體各部器官。惟劇烈運動，睡眠前應儘量避免，有人想藉睡前劇烈運動，使身體疲倦而後易睡，是錯誤的。

## 四、睡前放鬆心情

　　睡前半小時內避免過分勞心或勞力的工作。即使明天要參加考試，也絕不帶著思考中的難題上床。臨睡前聽聽輕音樂，有助於睡眠。

## 五、設計安靜臥房

　　儘量使臥房隔離噪音，而且養成關燈睡覺的習慣。

## 六、使睡床單純化

養成睡床只供睡眠用的習慣；不在床上看書，不在床上打電話，不在床上看電視。因為在床上進行其他活動時，常常破壞了自己定時睡眠的習慣。

## 七、睡前飲食適度

睡前如有需要，可適度進食；牛奶、麵包、餅乾之類食物，有助於睡眠。過飽對睡眠不利；而咖啡、可樂、茶等帶有刺激性的飲料，尤不利於睡眠。

## 八、飲酒不利睡眠

不少人對酒產生誤解，誤認飲酒有助於睡眠。固然，酒後容易入睡，但因酒所誘導的睡眠不易持久。酒氣一消，容易清醒，醒後就很難入睡。而且酗酒者容易導致更嚴重的窒息性失眠。

## 九、忌服安眠藥物

失眠者切忌未經醫師處方，即自行購用安眠藥物。即使明天要大考，一夜失眠也不一定影響成績。而安眠藥雖能使人入睡，但第二天藥後的副作用，反倒對人身心不利。

## 十、還是會失眠的作法

如以上建議不能生效，建議你仍保持定時上床的習慣。如實在無法入睡，起床做一些不令人煩心的活動，此時不宜使身心過勞。如想用伏地挺身之類活動，企圖使自己由疲憊而睡眠，效果將適得其反。

# 「臨時性」失眠應如何治療

臨時性失眠是一種持續一段時間後可自行緩解的睡眠障礙。它不同於「失眠症」，多半是由心理上或精神上的原因引起，一旦消除了

引起失眠的原因，就可以恢復至平日的睡眠狀態。

防治臨時性失眠，首先要正確地認識和對待所遇到的問題，不要緊張焦慮，憂心忡忡。越是這樣，越會加重失眠。一過性失眠的人應該持泰然處之的態度，應該知道一過性失眠沒有關係，今夜沒睡好，明天打個盹，睡個午覺就行了。要儘量使情緒安定下來，思想放鬆。**正像美國心理學家博內特所說：「任何人如果不首先放鬆他的思想，他就不能安然入睡。放鬆是每一個人都必須學習的一種藝術」**。

其次要積極地找出引起失眠的原因。一般說來自己就能找到。例如白天睡得太多了，或活動太少了，生活規律改變了等等。有時要請醫生幫助分析，尋找失眠的原因。找到了原因，「對症下藥」，失眠問題便解決了。例如白天睡多了造成晚上睡不著，那就改成白天少睡或不睡，這樣失眠的原因就去掉了。

再次要積極改善睡眠條件，消除影響睡眠的不利因素。在克服失眠的過程中，養成良好的睡眠習慣，針對失眠採取一些積極主動的措施。例如睡不著時，與其躺在床上乾著急，不如起身做點事，等有睡意時再上床，睡不著時默默地數數，或把思想集中到身上感到最冷的地方，或把思想集中到腳跟上，或想像你的雙手突然感到沉重，以轉移注意力，消除焦慮。睡不著時聽聽音樂，或睡前喝一杯牛奶，以增加睡意，也可每晚睡前用熱水洗腳。然而，這些措施的效果是因人而異的，有的人數數，數著數著就很快進入夢鄉，但是有的人卻越數越興奮，越數越緊張，越數越睡不著。這時要及時放棄那些經過自己實踐證明不可行的辦法，找到確能促進自己入睡的辦法。

另外，可在醫生的指導下服用安眠藥物。但不要自行濫用，以免貽害身心健康。

積極的腦力和體力勞動，樂觀向上的精神，輕鬆愉快的情緒，有節奏的良好生活習慣，持之以恆的適宜的體育鍛鍊，都是保證有良好睡眠和克服失眠的有效方法。

## 散步是預防失眠症的良藥

專家研究發現，散步是治療失眠症的有效方法之一，尤其是睡前散步對改善失眠者的睡眠十分有效。

散步之所以能夠改善睡眠，主要的原因是在散步的過程中，肌肉進行有節奏的伸縮，末梢小動脈的活動加大，心臟的功能也得到增強，從而促進人體的新陳代謝。散步還可以促進人體內毛細血管的擴張，促進血液循環，從而降低血壓、調節大腦的興奮和抑制

平衡、促進胰島素的分泌以及預防各種老年性疾病的發生；散步還可以使得人體產生輕度疲勞；散步能夠使人的精神得到放鬆，能夠靜下心來感受周圍的人和事以及美麗的景色，使身心愉悅。以上這些都有利於睡眠、改善失眠者的睡眠狀況。需要注意的是，在散步過程中，不要過分用力，運動量較小就不會帶來因身體劇烈運動所帶來的缺氧等現象。

研究也發現，散步的最佳時間為黃昏或睡前，這與傳統的清晨散步效果好的觀點不同。這是因為在傍晚時分；機體各種功能都處於最佳狀態，如敏感度、協調性、準確性、適應能力等都比較強。因而睡前進行適量的散步活動，不僅能夠使人很快入睡，而且能夠提高睡眠的品質。

## 入眠操促睡法

美國運動醫學專家研究表明，睡前做入眠操能改善血液循環，加強心肌收縮力量，加快周圍血液向心臟回流，從而可減輕心臟的負

積極的腦力和體力運動，樂觀向上的精神，輕鬆愉快的情緒，有節奏的良好生活習慣，都是保證有良好睡眠和克服失眠的有效方法。

擔，使人的身心放鬆。同時還可以提高呼吸肌和膈肌的活動範圍，加大呼吸深度，增加肺活量，改善肺部通氣功能，增加機體內血氧含量。最主要的一點是能調節神經功能，消除緊張情緒，使人在上床後能迅速入眠。

據統計，經常在睡前練習入眠操的人，均能在上床後10～15分鐘之內酣然入睡。其中不少人在練習入眠操前曾患有嚴重的失眠、神經衰弱等病症，而在做了入眠操後，不僅不再服安眠藥，而且使多年的病症得到了根本的改善。

那麼這套入眠操的動作是否很複雜呢？其實非常簡單。下面就介紹一下這套入眠操的做法：

1. **浴面操**　靜坐椅上，身心放鬆，閉目，雙手掌置於鼻兩側，從下頷部向上搓面部至前髮際。自下而上，再自上而下反覆搓50～60次。手法宜輕柔，不能過分用力。

2. **眼操**　用右手拇、食二指，分別輕按眼球，先按順時針轉動方向按揉30次，再按逆時針轉動方向按揉30次。然後換左手拇、食二指，按揉雙目30次。注意手法、指力均應輕柔。

3. **擺動身體**　兩腳開立，稍寬於肩，雙手叉腰，左右擺動身軀。兩側各擺動30次。擺動身體時，應做到身心放鬆。

4. **肩臂繞環**　兩足開立，雙手放於肩上，兩肘由前向上、向後、向下繞環，繞至開始姿勢。反覆做30次，動作宜適中，不能太快，也不宜太慢。

5. **深呼吸下蹲**　立姿，吸足氣後，身體做屈膝下蹲，同時慢慢呼氣，頭下垂於兩膝間，雙手臂放於兩腿外側，然後逐漸展體吸氣，還原立姿。反覆做12次，下蹲與展體後恢復立姿時，動作要緩慢，呼吸要深些。

6. **拍打身體**　立姿，用雙手掌輕拍全身肌肉，順序是從胸背→腹腰→臀→上肢→下肢。原則上是從上向下拍打全身，動作宜適中，不能用力過猛，每個部位拍打12次。

上述入眠操每晚睡前練習1次，10次為1個療程，一般失眠者在

練習一兩個療程後，均能收到較理想的療效。

## 什麼是催眠

催眠可分為被動催眠與自我催眠。被動催眠是指某個掌握了一定催眠技巧的人對他人的催眠。催眠的結果是：把顯意識催睡著了，而把潛意識化為了顯意識。這種催眠的本質是改換出另一個意識體來掌控大腦。比方說：人的軀體和大腦好比是一部汽車，顯意識與潛意識好比是汽車駕駛員，顯意識是主駕駛，潛意識是副駕駛。當催眠者把顯意識趕到一邊，讓潛意識來做主駕駛時，這就叫催眠了。

自我催眠是指自己對自己的催眠。其實質是顯意識對潛意識的請求或命令，讓他們按顯意識的意願去行事。此時，潛意識沒有自主權。不過也有許多例外，有的人在進行自我催眠時往往在不知不覺中睡著了，這一現象大多是潛意識超越了被動的地位，侵佔了顯意識的地位，自主地把顯意識趕到一邊，自己來做主駕駛了顯意識。顯意識與潛意識有一個明顯的差異，當顯意識作為主駕駛時，潛意識不是處於睡眠狀態，他們隨時可觀察到顯意識的動態，他們若還具有一定的能力的話，還可控制、指揮顯意識的思想和行為，但當潛意識作為主駕駛時，顯意識卻必須被迫進入睡眠狀態，因而無法感知潛意識作為主駕駛時的活動狀態，若能感知的話也是個別的。因而在催眠研究中有這麼一個結論：自我催眠是無法進入深度催眠狀態的。在進入深度催眠狀態時，是潛意識作為主駕駛，此時顯意識已睡著了。

## 深呼吸催眠法

深呼吸催眠法是指失眠患者通過深呼吸來達到催眠目的的一種方法。這種催眠法延長了呼吸的時間，失眠者身心可得到徹底的放鬆，又調節了神經，增快的心率開始減慢，心境逐漸平靜，失眠者很快安然入睡。

**深呼吸催眠的方法要領：**

1. 失眠者全身要自我放鬆，心中不要有雜念，全身心投入，平臥床上，雙手放在身體兩側，兩眼閉合。

2. 呼吸時要閉口用鼻。吸氣要細要沉、吸足氣再呼；呼氣時緩慢些，呼盡後再吸氣，循環往復。

3. 掌握好深呼吸的時間，一般宜在 15～20 分鐘，以輕鬆入睡為度。

**在採用深呼吸催眠療法時應注意以下問題：**

1. 保持臥室清新的空氣，睡前要開窗換氣 10 分鐘左右，否則汙濁的空氣侵入人體，起不了催眠作用，反而對人體造成傷害。

2. 有嚴重呼吸疾病患者或身體虛弱者不宜用此方法。

3. 要注意臥室四周環境，以防光線、雜訊影響療效，使失眠者難以入睡。

凡接受深呼吸催眠的患者，一般在 15 分鐘左右就能安然入睡，堅持一個月用該法治療的失眠患者，絕大多數基本上 能得到治癒。

# 蘋果香氛療法

蘋果，在很多國家被視為美麗和智慧的象徵。在《一千零一夜》中，就有一個關於蘋果治療百病的故事。說的是某某王子買到一個能治百病的「萬能蘋果」，治好很多老百姓的不治之症。

中國古代醫書《本草綱目》中也講道：「蘋果，通過五臟六腑，走十二經路，調營衛而通神明。」可見蘋果在古人心目中有著良好的印象。

據報導，美國紐約一位著名醫師，利用新鮮蘋果的香氣治癒了很多失眠患者的障礙。其方法是：讓參試者每晚睡前在床頭上放幾個新鮮蘋果，聞著蘋果的香氣入眠，經測試後，受試者均可在 15～30 分鐘之內進入夢鄉。

這位醫生在解釋蘋果香氣催眠的原理時談道，蘋果含有芳香的氣質，能鬆弛神經，減輕精神緊張，解除身心疲勞，誘發睡眠。如果堅持蘋果香氣療法，對治癒失眠症有益無害，而且，對神經衰弱造成的頭暈、精神萎靡、渾身乏力、記憶力減退均有療效。

## 想像療法治失眠

富有感情和愛的想像，對心率、呼吸和血壓都會產生良好的影響。輕鬆的想像可以幫助解除因精神緊張而引起的疾病。

研究人員認為，人體是一種特別複雜的有機體，蘊藏著極大的健康潛能，一個人的能量、能力一般只開發利用 10～30％。想像療法能使人體內產生某種積極的生理機能變化，通過想像能顯著地增強人的抗病能力，提高免疫功能，這是想像療法治癒疾病的重要物質基礎。

想像療法是以充分發揮意識、精神、心理對人體自身生理功能的能動力，如有人患了某種病，雖體質尚好，但精神先垮，結果雖有靈丹妙藥也無濟於事。然而有些人雖身患絕症，卻能心胸豁達、意志堅強地與病魔抗爭，結果卻起死回生。想像的神經中樞是在大腦的右半球，人在進行想像活動時，能夠削弱右半球對免疫系統的抑制作用，從而增強人體的免疫功能，有利於對抗疾病。

想像所產生的信念，能給人帶來巨大的力量，如失眠者服用安眠藥（實際上是安慰劑）時，以假亂真卻能使患者很快安穩入眠，類似的例子很多，並有資料表明，想像療法和標準治療相結合優於單純應用標準療法。

筆者在這裡向讀者朋友推薦幾種方法，遇到失眠時，不妨試用一下。

1. 仰臥在床上，手腳舒適地伸展放平，閉上眼睛，作 1 分鐘緩慢的深呼吸，想像自己身處一個遠離世俗的世外桃源。

2. 想像前面是綠色的山頭與遼闊的草原，清風徐徐吹來，令人有說不出來的舒暢感覺。進而放慢呼吸節奏，會感到像飄浮於半空之

中，身輕如燕，此時開始陷於昏睡狀態。

3.想像仰臥在一個水清沙白的海灘上，沙細而柔軟，渾身暖洋洋的，耳邊響起一陣陣美妙的濤聲，愁煩全然忘記，只讓藍天碧海洗滌身心，閉上眼睛安然躺在大自然的懷抱中，慢慢地睡著了。

4.如果覺得有一股怨氣積聚在胸中，就從心裡想像想那正是一切煩惱儲存的倉庫。然後深深地吸一口氣，再長長地呼出，緊接著是幾下呼氣。不斷重複這個動作，使假設的愁悶也隨著呼出的空氣而消散殆盡。

5.想像眼前正是日落西山的景象，在心中響起一陣悅耳的笛子吹奏聲，心思被帶至遙遠的地方，呼吸變得又長又漫，好像慢慢地往谷底下沉，從而進入夢鄉。

# 自然療法治失眠

1.**保持正常的醒一眠節律**　白天保持正常的精神和體力活動，適當進行光照，增強人際交往，即便是因失眠而瞌睡，但除常規午睡外，也要強打精神從事活動，均有利於減輕失眠或改善睡眠。

2.**臥床前後儘量放鬆精神和軀體活動**　如食不過飽和不進刺激性飲料和食物，睡前避免高度集中精神的工作動，代之以做體操、打太極拳和溫水沐浴等。

3.**慎用各種藥物**　藥物的興奮作用、不良副作用、撤藥反應以及藥物的鎮靜作用導致白日瞌睡而影響夜間入睡等，均可干擾睡眠，應儘量避免。

4.**避免戀床**　無睡意時不上床，晨醒後或夜眠醒後入睡困難時，儘量避免久臥床上，特別不要在床上思考問題。目的都是為了避免「臥床」與「不眠」形成條件反射。

5.**正確使用安眠藥物**　當前通用的各種安定類安眠藥，總的說來，比較安全，但久用後仍可發生蓄積作用、耐藥性、依賴性和停藥後的種種戒斷反應，因此應嚴格掌握適應證和用藥方法。安眠藥主要

是用於一過性失眠（臨時用1～2次）或短期失眠（不超過2～3周），對慢性失眠患者，主要用於一些特殊情況下，如軀體不適、精神一時焦慮不安，次日有要事需要處理等。並應根據失眠的具體表現，使用起效快但持續時間短的短效藥物，或起效慢但持續時間長的長效藥物，或使用中效藥物，也應交替使用一些並非同一類型的藥物。

# 生理時鐘療法治失眠

　　生理時鐘是指生物按時間的變化有節奏調節自己生理活動的本領。生理時鐘催眠法是法國一位著名生理醫學專家提倡的一種既有效又可行的催眠方法。

　　該專家通過長時間的研究發現，生物界中許多生命現象與自然界的畫夜、季節變更有著密切的關係。例如蝙蝠夜裡飛行、公雞拂曉啼鳴、貓頭鷹白天睡覺等，都是由於畫夜交替顯示出的活動節律週期。

　　人體內也存在著許多極為精密的生理時鐘現象。如睡眠與覺醒節律，血糖、激素的分泌，體溫、血壓、脈搏的調節等，都受生理時鐘的控制。所以，人的活動規律與生理時鐘同步合拍，才能功能協調，使身體永遠保持一種健康狀態。

　　從生理時鐘角度看，人體的新陳代謝在一天內隨時間的不同而變化。人體早上的新陳代謝比下午強，下午比晚上和夜間強，最高峰在上午8：00～12：00，最低峰在凌晨2：00～5：00。

　　根據這一原理，大多數人應將工作、學習的時間安排在最高峰期及次高峰期，而將睡眠時間安排在低峰期及最低峰期。也就是說要將工作、學習的時間安排在早上8：00到下午4：00這段時間內，而將睡眠時間安排在晚上10：00到次日凌晨6：00這段時間內。這就是生理時鐘催眠方法依據的主要原理。目前，許多失眠症患者採用生理時鐘催眠方法，按照自身生物節律調整睡眠時間，一般均能在上床15～20分鐘後酣然入睡。

# 熱水浴減壓又助眠

隨著現代生活節奏日益加快，在城市工作的人們終日忙忙碌碌，日積月累，使得出現失眠症的患者越來越多，因失眠而吃安眠藥的人比比皆是。但是吃藥並非好方法，有的人白天拼命工作，而到了晚間卻輾轉不能入睡。對於這種情況，洗一個熱水浴是最好的方法。

失眠患者可在每天臨睡前，在40℃的溫熱水中泡15～30分鐘，然後用溫熱水淋浴全身2～5分鐘。這種較長時間的溫熱浴，可調節神經、促進血液循環、消除精神壓力、解除疲勞，達到助眠的作用。

據國內睡眠研究機構統計，採用熱水浴方法的失眠者，大多數人都能在淋浴後15～20分鐘內安然入睡。在進行熱水浴時應注意以下幾點：

首先，患有嚴重冠心病、腦溢血、貧血、尿毒症、外傷的病人，不宜採用這一方法。在需要用溫水淋浴時，改用溫熱毛巾擦洗為好。

其次，患有傳染病，如結膜炎、皮膚病等傳染病者，不宜在公共浴池中洗澡，即使在家中浴盆 洗浴也應注意消毒，以免將這些病傳染給家人。

第三，酒後不宜洗熱水浴。因為酒後脈搏增快，心臟血液搏出量增大，血液循環加速，體溫、血壓等的調節能力降低，這時洗熱水浴易引發心腦血管疾病。

第四，肺氣腫、哮喘等有呼吸疾病的患者同樣不能洗熱水浴，以免使病情加重。

第五，老年人、孕產婦及體弱者，洗熱水浴時應由家人陪同或扶持，以防摔傷或發生意外。

# 注視固定物可治失眠

布雷德是英國曼徹斯特城的一位著名醫生，他創造的「神經催眠學」一詞，現已被縮寫成「催眠」，在醫學界廣泛使用。注視固定物

催眠法也是這位名醫發明的。

　　所謂注視固定物催眠法，是指失眠者躺在床上，在暗淡的燈光下，長時間注視臥室中某物，如風鈴、壁畫、鬧鐘等，以達到催眠目的的一種方法。布雷德醫生稱：該催眠法是一種簡單有效的催眠方法，其原理是由於失眠者長時間注視某一目標所致眼肌疲勞進而產生睏意。

　　布雷德認為，催眠與睡眠的關係非常密切。長期失眠者，必須掌握一種有效的催眠的方法，才能改善失眠狀況。經多年調查研究，他認為催眠狀態與失眠者全神貫注於某一目標有關。布雷德可以稱得上是神經催眠學領域的重要人物。由於他創造的注視固定物催眠法療效顯著，因而也促進了醫學界對催眠術的接受。

　　許多失眠者稱：採用較長時間注視臥室內某一目標後，頭腦會出現一片空白，雙眼也隨之產生疲勞，心彷彿在說「累了，快睡吧」，於是就漸入夢境了。當有人問較長時間注視某物，需要多長時間時，布雷德的答覆是，比注視一般物體時間稍長即可，比如 10 分鐘就可以達到催眠的目的。

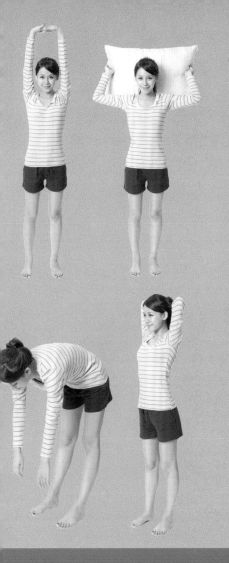

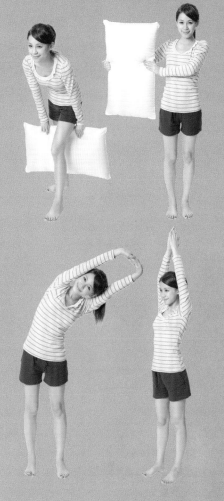

免吃藥・最健康・最有效！

10分鐘好眠運動別冊

# 為什麼你需要10分鐘好眠運動的3個理由

1・步驟簡單又能立即見效！

2・方法超輕鬆人人都會做，不需太大的空間！

3・變化多不易厭倦，可以挑選自己喜歡的運動！

使用方式：每天選擇一至兩項運動，持續做一個月，效果更明顯。

# 失眠如何
# 危害你的健康？

失眠是身體和大腦疲勞的罪魁禍首，它使腦細胞得不到充足的血氧供應，代謝的廢物不能及時排出，極易產生以下的疾病：

 **易患冠心病！**

長期熬夜及失眠者，機體代謝紊亂，血脂異常，對心血管造成傷害，引發冠心病。

② **誘發高血壓！**

日常生活中一旦因工作過於緊張、勞累、情緒波動不穩時，可使血壓急劇升高，導致高血壓腦病、腦中風等突然事件的發生，嚴重者造成猝死。

 **加速人體衰老！**

常上夜班或失眠的人，影響到肝臟、肌膚的供血，生長激素分泌減少，就會使人面色無華，形體憔悴，過早衰老，還會影響兒童正常生長發育。

 **削弱機體免疫力增加罹癌機率！**

科學家們發現，正常細胞在裂變過程中突變為癌細胞，大多是在夜晚進行的。常上夜班或睡眠障礙者，可能增加罹患癌幾率。

 **導致性功能障礙！**

患有神經衰弱的失眠者，因憂愁苦悶、焦慮不安而影響性興奮。再加上常服用鎮靜安眠藥，勢必對性興奮與性功能產生強烈的抑制作用，兩者相互推波助瀾而導致性功能障礙。

# 7 意外事故增多！

夜間輪班工作者以及失眠者，他們的注意力、反應能力、記憶力都會降低，工作起來較易出差錯。統計發現，清晨 2~6 點最常發生和睡眠相關的車禍，而且與駕駛者睡眠不足、過度疲勞密切相關。

# 8 失眠與抑鬱症 有時互為因果！

失眠時間長了，會引起抑鬱症；而抑鬱症又會導致失眠。失眠是許多精神、心理疾患者常見的症狀之一，尤其在抑鬱症患者的臨床表現中最為普遍。

# 9 導致神經衰弱和 神經功能失調！

工作和生活沒有精神，想睡覺又睡不著，頭痛，頭暈，頭腦經常昏昏沉沉，注意力不集中，心情煩躁，容易發火，難思考問題，工作沒有效率。

# 你屬於失眠一族嗎？

檢查看看你有沒有睡眠障礙，對於下列出現的情況，如果你在過去一個月內平均每週發生三次以上，可能就屬於失眠一族。

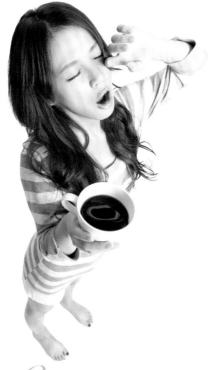

$Q_2$ **夜間甦醒的狀況**

( )A　沒問題
( )D　輕微影響
( )C　顯著影響
( )D　嚴重影響或沒有睡覺

$Q_3$ **比期望的時間早醒**

( )A　沒問題
( )D　輕微提早
( )C　顯著提早
( )D　嚴重提早或沒有睡覺

$Q_1$ **入睡時間**
（關燈後到睡著的時間）

( )A　沒問題
( )D　輕微延遲
( )C　顯著延遲
( )D　延遲嚴重或沒有睡覺

$Q_4$ **總睡眠時間**

( )A　足夠
( )D　輕微不足
( )C　顯著不足
( )D　嚴重不足或沒有睡覺

## $Q_5$ 總睡眠品質
（無論睡多久）

( ) A　滿意
( ) D　輕微不滿
( ) C　顯著不滿
( ) D　嚴重不滿或沒有睡覺

## $Q_7$ 白天情緒

( ) A　正常
( ) D　輕微低落
( ) C　顯著低落
( ) D　嚴重低落

## $Q_6$ 白天身體功能
（體力或精神如記憶力和注意力等）

( ) A　足夠
( ) D　輕微影響
( ) C　顯著影響
( ) D　嚴重影響

## $Q_8$ 白天打瞌睡

( ) A　完全沒有
( ) D　輕微想睡
( ) C　顯著想睡
( ) D　嚴重想睡

### 答案分析

選中A得0分，B得1分，
C得2分，D得3分。
總分小於4分→無睡眠障礙。
總分在4~6分→可能失眠。（請繼續閱讀本別冊）
總分在6分以上→你屬於失眠一族。（請繼續閱讀本別冊）

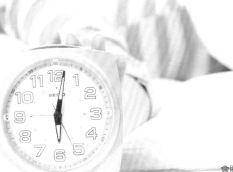

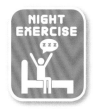

# 10分鐘 ✕ 睡前枕頭操

讓緊繃的神經逐漸放鬆下來，對於改善睡眠狀況很有幫助！

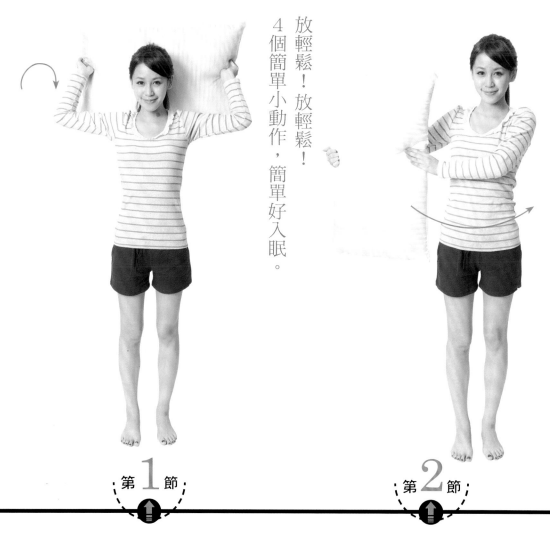

放輕鬆！放輕鬆！
4個簡單小動作，簡單好入眠。

第 **1** 節

站立，雙手舉起枕頭。把枕頭舉至
頭後。做 8~10 次。

第 **2** 節

站立，雙腿分開至肩膀的寬度，雙
手拿著枕頭放胸前。維持身體的
重心，將枕頭移到自己的右、後、
左面。做 8~10 次。

## 睡前不要做劇烈運動

睡眠是最徹底的休息，因為睡眠是神經抑制過程擴散到整個大腦皮質和皮質下的結果。在睡眠前不能做較劇烈的運動，因為劇烈運動後，會引起心跳、氣短，全身處於緊張狀態，四肢肌肉裡因乳酸堆積而感到腰酸腿痛。在這種情況下要很快入睡是不可能的。

因此，睡眠前應選擇一些能使機體入靜的活動，如散步、打太極拳或做氣功等。這些活動都有助於血液重新分配，使腦中血液流入四肢，對神經起鎮靜作用，有利於入睡。

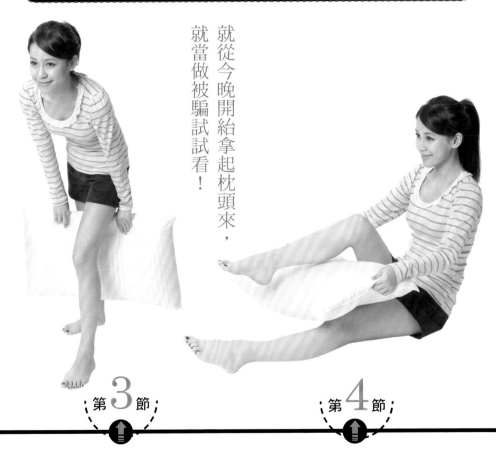

就從今晚開始拿起枕頭來，就當做被騙試試看！

**第3節**

站立，右手拿枕頭。左腳大步踏前，將枕頭穿過左膝下位置。轉用左手拿枕頭，右腳跨步，將枕頭穿過左膝下。如此，左右交替，共做10次。

**第4節**

坐在地上，提起左腿，將枕頭穿過左腿下。放下左腿，提起右腿，同樣將枕頭穿過右腿下。左右每邊重複做8次。

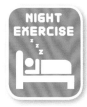

# 上班族 × 睡前安神操

常嚷著:「好累喔!」卻睡不好的上班族一定要試試!
在睡前調整一整天的緊張情緒,把你的精神徹底放鬆……

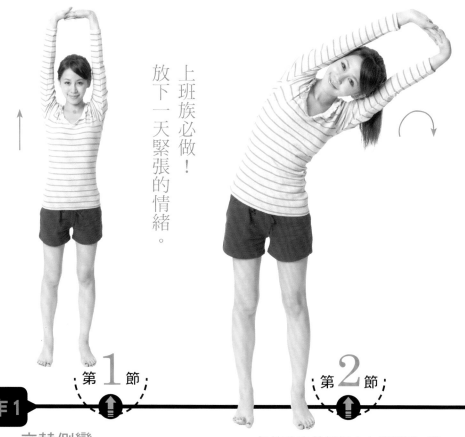

上班族必做!放下一天緊張的情緒。

第**1**節　　　　　第**2**節

**動作 1**

### 交替側彎

站在地板上,雙腳與肩同寬,雙手相握直臂置於頭上方。

　　身體保持正側位下側腰,儘量向側彎,感到腰側有強烈的伸拉感,呼吸頻率放慢,做到深呼、深吸氣。

保持此姿勢慢慢向左側彎腰,彎腰的同時用嘴呼氣,身體彎到不能再彎的同時把氣全部呼出;然後再保持此姿勢,慢慢把上身抬起至直立狀態,同時用鼻子吸氣,身體立直的同時氣吸到頭。左右腰交替側彎。

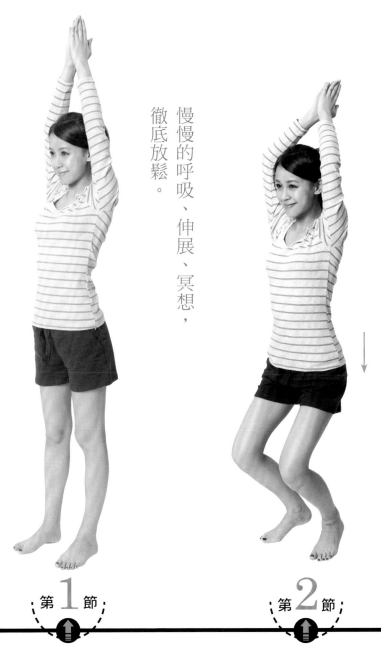

慢慢的呼吸、伸展、冥想，
徹底放鬆。

第 $1$ 節

第 $2$ 節

**動作2**

**雙臂伸舉**

站在地上，雙腳與肩同寬，雙手掌心相對直臂置於腦後。

保持此姿勢慢慢向下蹲，同時雙肘彎曲，蹲到底的同時用嘴把氣全部呼出，然後再保持此姿勢，慢慢站直的同時雙臂慢慢向上伸到頭，並用鼻子把氣深吸到頭。每次運動量為2~4次。

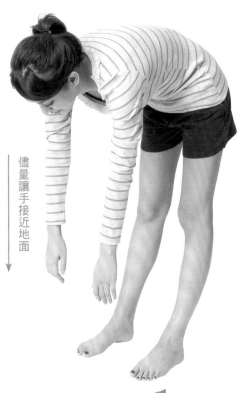

在韌帶允許的條件下雙手儘量碰到地面，弓背，感覺脊椎一節一節地向上抬起，呼吸頻率放慢，做到深呼、深吸氣。

背弓起來

覺得全身肌肉變輕鬆了……

儘量讓手接近地面

第**1**節

第**2**節

**動作3**

## 身體前屈

站在地上，雙腳與肩同寬，身體慢慢地前屈，同時用嘴把氣全部呼出，然後雙臂放鬆。

慢慢弓背向上立起，並用鼻子把氣深吸到頭。每次運動量為2~4次。

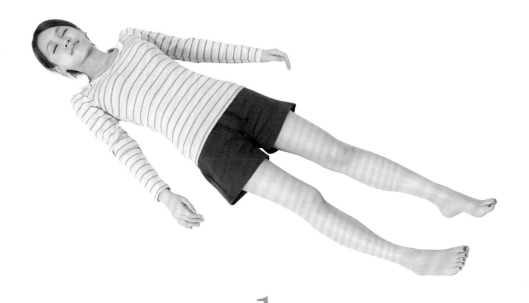

放空就對了……
記得深呼吸！

做冥想的時候，如果喜歡，可以聽一些平靜舒緩的音樂，腦子一定要儘量去感覺正在放鬆的部位，呼吸速度要保持均勻。

動作4

第1節

## 冥想放鬆

平躺於墊子上或床上，雙臂置於體側，全身充分放鬆，慢慢地調整呼吸頻率，慢慢地深呼氣、深吸氣，腦子什麼都不要想，只要從頭到腳想著正在放鬆的部位。

## 冥想順序

慢慢地想著頭皮放鬆──→ 前額放鬆──→ 眼睛放鬆──→ 鼻子放鬆──→ 嘴巴放鬆──→ 脖子放鬆──→ 肩膀放鬆──→ 胸部放鬆──→ 上臂放鬆──→ 胃部放鬆──→ 肚子放鬆──→ 小臂放鬆──→ 手放鬆──→ 臀部放鬆──→ 大腿放鬆──→ 小腿放鬆──→ 腳踝放鬆──→ 腳放鬆。

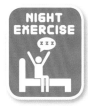

# 上班族╳睡前減壓操

累了一天，睡前還覺得這裡酸、那裡痛，做這個動作最好。
不要小看這些動作，腰肌和背肌的勞損，就靠它們來修復。

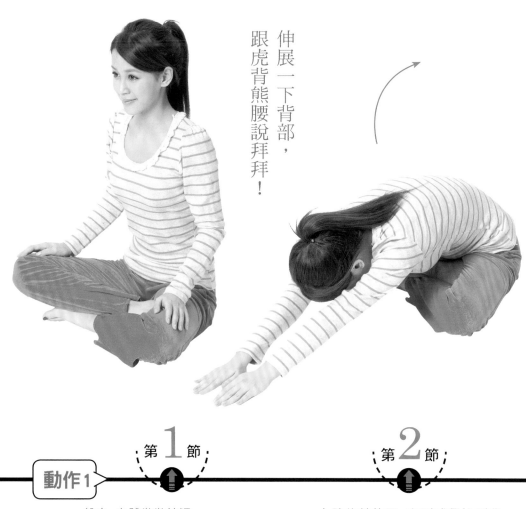

伸展一下背部，
跟虎背熊腰說拜拜！

**動作1**

第 **1** 節

盤坐，身體微微前傾。

第 **2** 節

上臂往前伸展，直到感覺拉到背
部的肌肉，停 5 秒，要回復坐姿
前，可先將手肘放在膝蓋上，再慢
慢將身體撐起，重複5次。

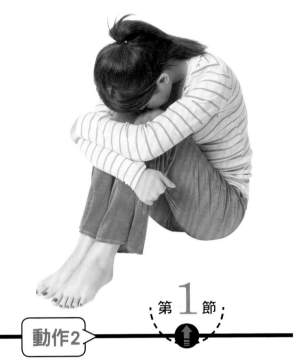

「啊～好舒服～好舒服～」
解除肌肉的壓力，這樣做非常有效！

第 **1** 節

動作2

採取坐姿，兩腿彎曲抱在胸前，下
巴彎向胸部。

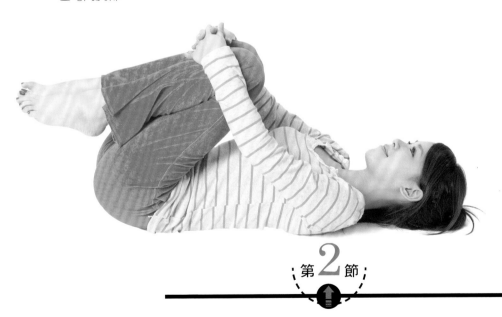

第 **2** 節

再緩緩向後躺，前後滾動，放鬆，
重複5次。

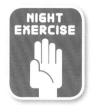

# 上班族 ✕ 睡前按摩操

看似簡單的按摩操，就有健體強身的功效。每天只要 15 分鐘，做完即能安然入睡！

幾個小動作，
卻對健康大大有幫助！

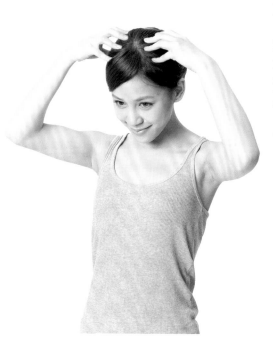

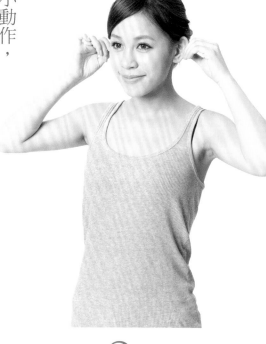

## 第 1 節

### 指甲摩頭

兩手食指、中指、無名指彎曲成 45 度，用指甲端往返按摩頭部 1~2 分鐘。可加強腦供血，強健腦細胞，促進入睡。

## 第 2 節

### 拇指搓耳

兩手大拇指側面緊貼前耳下端，自下而上，由前向後，用力搓摩雙耳 1~2 分鐘。可疏通經脈、清熱安神，防止聽力退化。

簡單的用手按摩～
就能疏通人體的重要經絡！

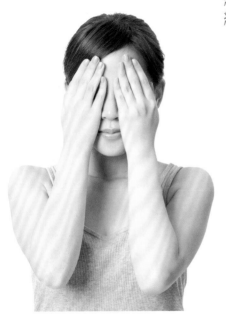

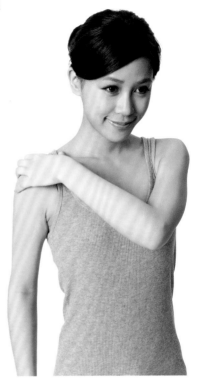

第 **3** 節

## 雙掌搓面

兩手掌面緊貼面部，以每秒鐘兩次
的速度，用力緩緩搓面部所有部
位 1~2 分鐘。可疏通面部經脈，促
睡防皺，緩解精神疲勞。

第 **4** 節

## 手指搓肩

以左手食指、中指按壓頸肩肌群，
重點在頸後脊柱兩側 1~2 分鐘。可
緩解疲勞，預防頸肩病變。

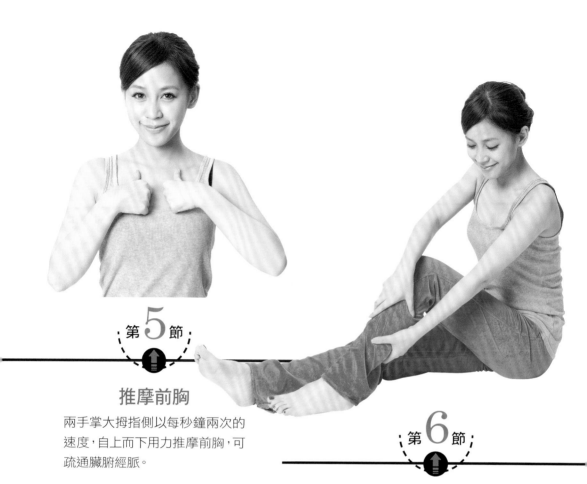

## 第5節

### 推摩前胸

兩手掌大拇指側以每秒鐘兩次的
速度,自上而下用力推摩前胸,可
疏通臟腑經脈。

## 第6節

### 掌推雙腿

兩手相對,緊貼下肢上端,以每秒
鐘1次的速度,由上而下順推下肢
1分鐘,再以此方法順推另一下肢
1分鐘。

### 做操前的準備

　　做操時需心緒寧靜,舌尖輕頂上顎,肢體充分放鬆,第一至七節可
採用坐姿,第八節可採取仰臥。做操時手應緊貼皮膚,滲透力越強效果
越好。這套操一般可做12~18分鐘,通常,做完後肢體放鬆,即可安然入
睡。

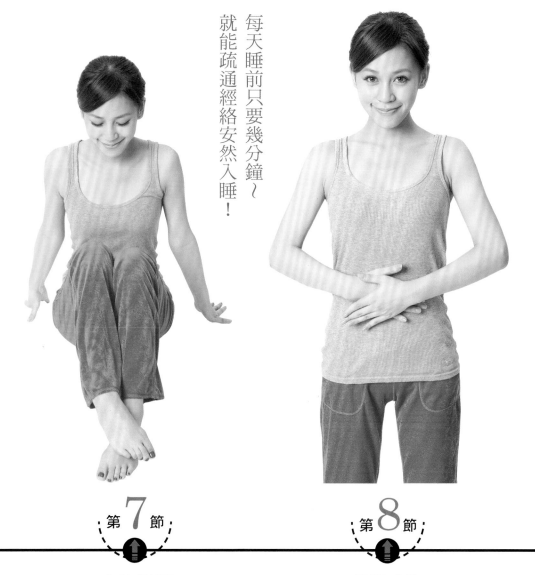

每天睡前只要幾分鐘～
就能疏通經絡安然入睡！

<br>

第**7**節

## 交換搓腳

右腳掌心搓摩左腳背所有部位，
再用左腳掌心搓摩右腳背所有部
位，然後用右腳跟搓摩左腳心，再
用左腳跟搓摩右腳心，共約 2~3
分鐘。此法可消除雙足疲勞，貫通
陰陽經脈。

第**8**節

## 疊掌摩腹

即兩掌重疊緊貼腹部，以每秒鐘
1~2 次的速度，持續環摩腹部所有
部位，重點在臍部及周圍，共 2~3
分鐘。此法可強健脾胃，促進消化
吸收。

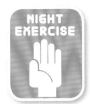

# 刺激穴位一夜好眠

刺激穴位和按摩能緩解緊張，消除疲勞。也有利於心神穩定，從而達到促進睡眠的效果。

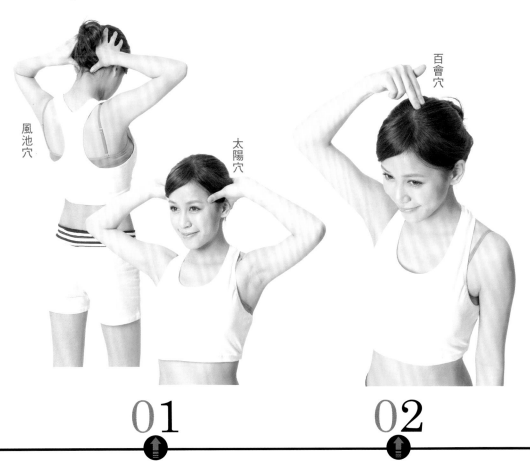

風池穴

太陽穴

百會穴

## 01

### 按摩風池穴和太陽穴

用兩個拇指按摩兩側的風池穴1分鐘，再兩個拇指按摩兩側的太陽穴1分鐘，其他的手指同時按摩頭部的兩側。按摩風池穴和太陽穴的方法有助於心神穩定，從而達到促進睡眠的效果。

## 02

### 按摩百會穴

用食指、中指輕輕按摩百會穴。按摩的時間不宜太長，1分鐘即可。按摩百會穴也有利於心神穩定，從而達到促進睡眠的效果。

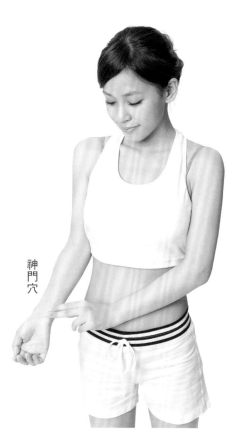

神門穴

中脘穴和關元穴

「按一按！揉一揉！」
按摩穴位是預防失眠的好辦法！

## 03

## 04

### 按摩神門穴

按摩的時候，用一隻手的中指和食指相互疊加，按摩另一隻手的神門穴，按摩的時間 1~2 分鐘。按摩神門穴有助於緩解緊張情緒，使精神處於相對安靜的狀態，從而促進睡眠。

### 按摩中脘穴和關元穴

呼氣的時候，左手放到中脘穴上進行按摩；吸氣的時候，右手放到關元穴上進行按摩，按摩的時間大約需要 2 分鐘。中脘穴、關元穴和腸胃息息相關，通過對中脘穴和關元穴的按摩可以調節腸胃，保證腸胃的功能正常，從而促進睡眠。

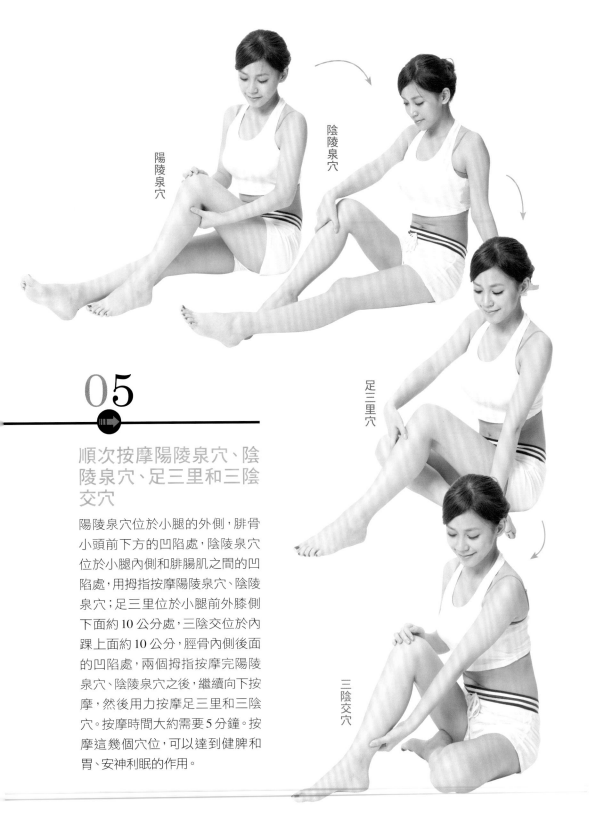

陽陵泉穴

陰陵泉穴

足三里穴

三陰交穴

# 05

## 順次按摩陽陵泉穴、陰陵泉穴、足三里和三陰交穴

陽陵泉穴位於小腿的外側,腓骨小頭前下方的凹陷處,陰陵泉穴位於小腿內側和腓腸肌之間的凹陷處,用拇指按摩陽陵泉穴、陰陵泉穴;足三里位於小腿前外膝側下面約10公分處,三陰交位於內踝上面約10公分,脛骨內側後面的凹陷處,兩個拇指按摩完陽陵泉穴、陰陵泉穴之後,繼續向下按摩,然後用力按摩足三里和三陰穴。按摩時間大約需要5分鐘。按摩這幾個穴位,可以達到健脾和胃、安神利眠的作用。

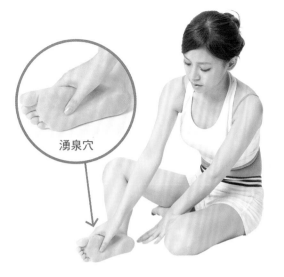

湧泉穴

## 按摩湧泉穴

湧泉穴位於腳掌的中央,在按摩的時候,坐到床上或者椅子上,隨著呼吸的節奏,用雙手的中指按摩兩個腳的湧泉穴。按摩的時間大約需要1分鐘。按摩湧泉穴有平衡氣血的作用,也能間接地促進睡眠。

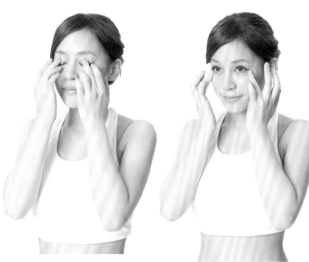

## 對眼部的按摩

仰臥,閉上眼睛,用中指按摩眼球的上部,用無名指按摩眼球的下部,同時輕輕按摩,按摩的時間大約為1分鐘。然後再對眼眶周圍進行1分鐘的放鬆按摩。對眼部的按摩有利於心氣的滋養和調節,從而促進睡眠。

## 按摩的時間和方法

1 按摩方法的選擇　在睡前做小按摩的時候,沒有必要一次性將以上所講的按摩全部施用一遍,每次選擇1~3個就夠了。

2 按摩時間的選擇　做按摩的時間要適中,大約睡前1小時,不要過早,這樣按摩就對睡眠沒有多大的效果。如果過晚,則人會比較疲勞,不能夠充分進行按摩。

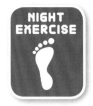

# 睡前足浴、足部按摩，延緩老化最有效

長期堅持按摩腳心，刺激腳底反射區，可使全身血液循環保持旺盛，增強人體的新陳代謝功能，保護肝腎、延緩老化，也是減肥美容最有效最簡單的方法！

要睡覺之前，先來泡個腳吧！

很多人都有睡前泡腳的習慣。睡前泡腳不但有利於身體健康，而且還有利於睡眠。

這是因為熱水泡腳可以使更多的血液流向下肢的末梢血管，並使大腦血流量相對減少，使人產生困倦感。人的腳掌上密佈著許多血管，用熱水洗腳能使腳部毛細血管擴張，血流循環加快，供給腳部更多的養分，使腳部新陳代謝旺盛。熱水有溫和的刺激作用，由於腳掌上無數神經末梢與大腦緊密相連，刺激腳心上的神經，可對大腦皮質產生抑制，使人感到腦部舒適輕鬆，不僅能加快入眠，使睡眠加深，還可有效地消除一天的疲勞。

泡腳的水可比泡澡的水溫稍高一些。因為人的手和腳比身體其他部位適應水溫的能力要強一些，用水溫稍高的水泡腳不但不消耗體力，而且效果會更好。尤其是有心腦血管疾病的人，用熱水洗澡時，會感到呼吸困難，出現頭暈、頭痛、乏力、心慌等現象。用稍熱的水泡腳就可以避免這些不適症狀。

## 足浴法，解除疲勞、促進代謝

睡前浴足本來就有安眠的作用。宋代文學家蘇東坡有「主人勸我洗足眠，倒床不復聞鐘鼓」的詩句。而用醋浸泡足，能促進機體的血液循環，解除疲勞，幫助入睡，有效治療失眠。

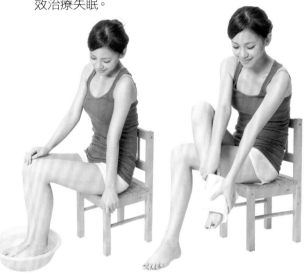

做法 ❸：並用手對足心進行交替按摩，每側按摩100~200次，先左後右，以足心發熱為度；然後再揉搓足背，牽拉足趾，旋轉活動各個關節。

做法 ❶：睡前泡腳水溫以42～45℃為宜，水深要超過踝關節，腳沒在熱水中的時間不少於15分鐘，可隨時加熱水，同時雙腳要不停地相互摩擦。

做法 ❷：泡洗後拿乾布立即擦乾腳。

## 常按足三里，3分鐘讓你好睡

足三里穴隸屬於足陽明胃經，為胃經的合穴，是強壯保健的要穴。經常點按足三里穴可以疏理脾胃，扶正培元，促進新陳代謝以強身壯體，其次可以提高內分泌系統功能，增強人體免疫機能。

正坐床上或椅子上，雙側下肢自然伸直，用雙手拇指按壓在足三里穴位處，用拇指指端用以深透的力度點按30秒，稍稍休息後再繼續點按，按3分鐘即可。

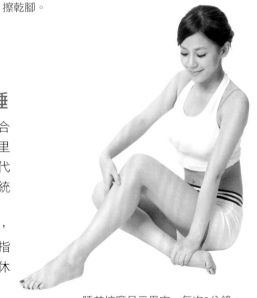

睡前按摩足三里穴，每次3分鐘，一定能睡得好。

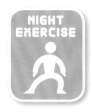

# 練氣功！一勞永逸 解決失眠問題

人類有70%的疾病，是因為精神和體力均處於長期過度緊張的應激狀態而引起的所謂「身心障礙病」，最易導致的就是失眠症。由於氣功可調整神經系統機能，消除應激狀態，因而對於失眠或精神壓力，可從根本上進行防治。

## 功效 01
### 大腦皮層抑制性保護作用

氣功入靜狀態，就是大腦皮層處於抑制狀態。這種抑制狀態，通過調心或調神，使大腦細胞處於有序化的同步活動狀態，有利於腦細胞的修復，糾正神經系統的紊亂，使大腦皮質和皮下各級生命中樞，處於最佳的協調狀態，從而影響到全身各個內臟器官和組織的機能活動。

實驗也證明，練氣功可以改善睡眠，使人心情愉快，神清氣爽而歸於寧靜。而練功時的腦電圖表明，抑制性的γ波波幅增高，γ節律減慢，說明抑制過程加強。氣功對失眠有較好的療效，可能與這種抑制性保護有關。

## 功效 02
### 低代謝生理狀態保護作用

練功時，身體的耗氧量減少（比練功前減少30%左右），能量代謝率減少（比練功前減少20%左右），呼吸頻率和每分鐘通氣量也減少，這種狀態稱為低代謝生理狀態。有助於減少體耗，重新積聚精力。

## 功效 03
### 生理機能的自我控制

實驗證明，通過一些特殊的暗示，可教會一些人控制諸如心率、血壓、肌電、腦電等內部機能活動。練功時，一些良性的自我暗示，如在呼氣時默念「鬆……鬆……」，可使肌肉和關節有放鬆感，繼續默念「鬆……鬆……」，可使全身進一步放鬆，其結果的確可使肌肉皮膚電活動減少、血壓降低、精神鬆緩，從而易於入睡。

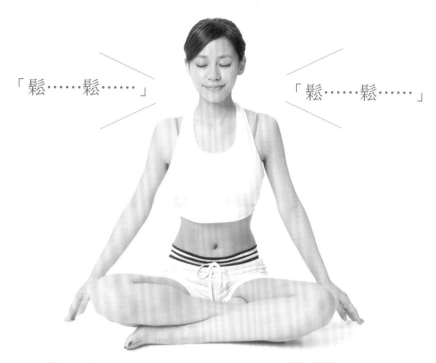

「鬆……鬆……」 「鬆……鬆……」

## 功效 04
### 調整身體的異常反應

　　身體對內外環境的反應是否正常,與植物神經的功能狀態密切相關。植物神經包括交感和副交感神經,正常時二者平衡。患病時,交感神經興奮過度,表現為心率加快、血壓增高,以致失眠、煩躁易怒。而練功時,人體心電活動、心率、呼吸率有所降低,而末梢血流增加,說明交感神經興奮性減弱,這是由於練功時深長呼吸使副交感神經興奮增強,從而拮抗了交感神經的興奮性。

　　在練功完全入靜後,肢體肌肉、關節完全放鬆,來自這些部位的內激感減少,由動物實驗證實,內激感減少能降低丘腦下部和內臟交感神經的反應。

## 功效 05
### 調整內分泌和促進免疫作用

　　腦垂體具有神經和內分泌調節的雙重功能,全身各種內分泌腺幾乎都受它控制,而它又受大腦皮質控制。氣功通過調養心神,具有保精存氣的作用,而內分泌屬於人體的精微物質。中醫認為,人體衰老主要由於「腎氣衰」,而「腎」具有「受五臟六腑之精而藏之」的功能,所以「腎氣衰」也就是精氣衰,這與現代醫學衰老學說中的內分泌學說相一致。而練功可抗衰老、增強機體的免疫功能,在抗衰防病的同時,也對睡眠具有很好的調整作用。

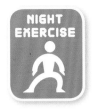

# 練習氣功的要領

每天睡覺前，10分鐘氣功修身，半個月之後，身體會知道這一切變化。

## 要領 01

### 鬆靜相輔，順乎自然

鬆與靜的關係密切，全身放鬆能促進入靜，入靜後，必然呈現全身放鬆，故兩者是相輔相成的。所謂鬆，一方面是全身肌肉放鬆，這個鬆必須掌握鬆而不懈的狀態。採用臥式，全身放鬆較易實現，在擺好姿勢以後，還應全身微微晃動幾下，達到臥之舒適。站、坐兩式的維持，都必須有一定的肌肉處於緊張狀態，但也需最大限度的放鬆。

放鬆的另一層面，就是意識的放鬆，首先要讓全身肌肉放鬆，使身體感到舒適的感覺，另外，就是意守呼吸或意守丹田都不能思想過於集中，要消除緊張狀態，達到精神意識的放鬆。所謂靜，是指相對安靜，在呼吸方面出入無聲，體會悠閒自得，排除雜念，達到入靜。

## 要領 02

### 練意練氣，意氣合一

氣功之「氣」，主要指真氣（元氣）而言。練氣之初，必須由練肺氣（呼吸之氣）入手。肺氣的鍛煉，由於功法的不同，採用的呼吸方式也各異。雖然如此，但不論什麼功法，大都要求呼吸做到：悠、勻、細、長、緩。練功有素之人、每分鐘呼吸次數，甚至可達二、三次，形成緩慢的腹式呼吸。

呼吸氣的鍛煉，必須由淺入深，由快至慢，不能要求在短時間內即形成完整的深長呼吸。初練習時必須以意念誘導，練到一定程度，便可達到自然而規律的呼吸。

## 要領 03

### 情緒平衡，心情舒暢

在氣功治療中必須強調情緒平衡，心情愉快，這樣才能促進健康、消除疾病，而且在每次做功後都會有舒適和欣快的感覺。

## 要領 04

### 練養相兼，密切結合

所謂練養相兼，就是練功和合理休養並重。只練功，不注意合理休養，對戰勝疾病將是個障礙，故練、養必須密切結合。合理休養應包括的內容為：注意適當休息、生活規律、情緒樂觀、飲食有節、適度體力活動等。這些內容在整個練功過程中乃至一生，都應當注意。

## 要領 07

### 總結經驗，避免偏差

氣功療法主要是患者自行掌握練功要求和方法，不斷地進行鍛煉。在鍛煉中大都不能一帆風順，嚴重者可產生偏差。造成這種情況，最常見的原因是急於求成，不能循序漸進，呼吸用力過大，一味追求深長緩慢，或意守強度太大，或盲目追求某些感覺，結果造成呼吸不暢，胸悶氣短甚則呼吸紊亂，頭痛頭昏，精神緊張等。

偏差的形成，往往是由微至顯，由輕到重，當開始有所表現時，糾正比較容易，需時也短，如果偏差已經形成，糾正起來就比較費力。因此練功之初，一定要深入細緻地體會，總結經驗，找到不足，及時糾正，以免形成偏差。

## 要領 06

### 固定功法，功時適宜

當前各地流傳的功法甚多。練功者應在醫生指導下，根據病情、體質和日常習慣等，選擇 1~2 種合適功法，進行鍛煉，這樣既便於掌握，又易獲效果。

## 要領 05

### 循序漸進，勿急求成

初期練功不能急於求效果，成效都是隨著練功時間的進程逐漸顯現出來的。練功方法雖然不很複雜，但要掌握得比較熟練，也要通過一定時間的練習，才能達到。

### 練習氣功的注意事項

還要注意練功的次數和時間。初學者每天宜練一次，練習 10~15 分鐘即可；練功熟練者，可增加一次練功時間，每次延長到 20~30 分鐘。在療養院或在家中休養者，也可以每天練功 3~4 次。

練功完畢後，不要匆忙站起，應該先用兩手擦面，輕揉兩眼，然後再緩緩起立，活動四肢。但要注意的是在饑餓和飽食之後，都不宜練功；發熱、腹瀉、重感冒或身體過度疲勞時，均應暫停練功。

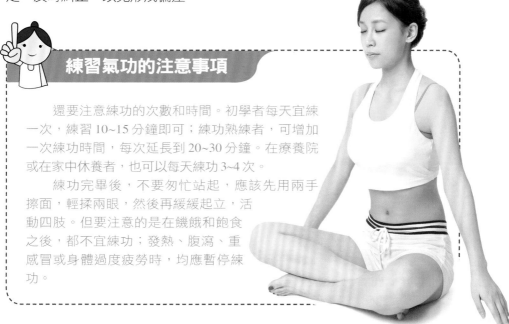

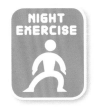

# 簡易氣功╳放鬆功

放鬆肌肉、放鬆精神的基本功，人人都可以馬上學會，精神放鬆、同時讓肌肉緊實而不僵硬。

## 為什麼要練放鬆功？

放鬆功是以意念配合默念字音的一種氣功。它是初學氣功的人一般應首先學習掌握的入門功法，是一種採用或臥、或坐、或站等姿勢來練習的靜功。也是深入學習高級功法前應該掌握的基本功。

放鬆功要求的不是單純的肌肉放鬆，也同時要求精神的放鬆，甚至可以說精神放鬆是練好放鬆功先導和基礎。只有精神真正做到放鬆了，肌肉才能達到很好的放鬆。

所謂精神的放鬆主要表現在兩個方面：一是盡可能地擺脫與練功無關的雜念。這主要指初學氣功時，意念常常一時達不到專一。二是防止和消除放鬆時產生的緊張。所謂放鬆時產生的緊張是指有的人因練功心切，想儘快地達到目的，實際上是欲速則不達，越想放鬆，精神和肌肉反而越緊張。消除這兩種狀態的方法之一是將意念集中到身體一個接一個放鬆的部位上，去仔細體查每個部分放鬆時產生的感覺。這樣，自然而然就阻斷了其他雜念的產生，達到精神放鬆。

所謂肌肉的放鬆是要做到在保持練功體勢的基礎上相對地放鬆。這種放鬆並非是鬆懈癱軟，因為要保持一定的練功體勢，肌肉必然有一定的緊張度。然而這種肌緊張又不是僵硬，達到恰好能保持體勢即可。這種肌肉狀態就是平常所說的「鬆而不懈，緊而不僵」。

## 練功方法

姿勢可採取靠坐或仰臥式。頭部自然正直，輕閉雙目，或兩目微露一線之光，輕輕合上嘴，最好面部微帶笑意。靠坐式時兩手輕放

大腿上，兩足自然分開，不要聳肩挺胸。如做仰臥式，則四肢自然伸直，兩手分放身旁。將身體分成兩側、前面、後面三條線、自上而下依次進行放鬆。下面介紹練放鬆功的具體方法：

‧第一條線：頭部兩側→頸部兩側→兩肩→上臂→肘關節→前臂→腕關節→兩手→十個手指。

‧第二條線：面部→頸部→胸部→腹部→兩大腿→膝關節→兩小腿→兩腳→十個腳趾。

‧第三條線：後腦部→後頸部→背部→腰部→兩大腿後面→兩膝窩→兩小腿→兩腳→兩腳底。

以上每一條線上，都有九個放鬆部位，做時先注意一個部位，然後默念「鬆」，再注意下一個部位，再默念「鬆」。從第一條線開始，待放完第一條線後，放第二條線，再放第三條線。每放完一條線，即在止息點輕輕意守一下，即把念頭輕輕放在該處，約一、二分鐘。第一條線的止息點是中指尖，第二條線的止息點是大腳趾，第三條線的止息點是腳心。當放完三條線一個迴圈後，再把注意集中在臍部（或另指定的部位），輕輕意守該處，保持安靜狀態，約三四分鐘。一般每次練功約做二三個循環，安靜一下，然後收功。

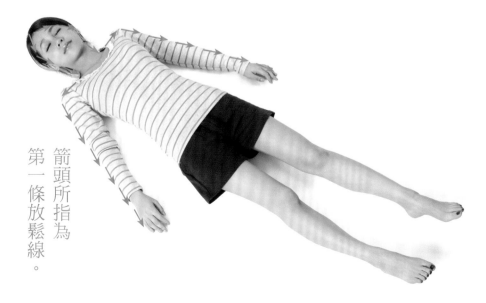

第一條放鬆線。

箭頭所指為

放鬆功對消除疲勞，恢復體力有較好的效果。對消除緊張、促進睡眠也很奏效。失眠患者可在晚間上床後練習放鬆功，常可隨著心身的放鬆，很快入眠。

注意！

在默念「鬆」的時候，如遇到某一部位，或幾個部位，沒有鬆的感覺，或鬆的體會不太明顯時，不必急躁，可任其自然，按著次序，繼續逐個部位地放鬆下去。默念於「鬆」字不出聲，快慢輕重要適當。要自己多加體會。

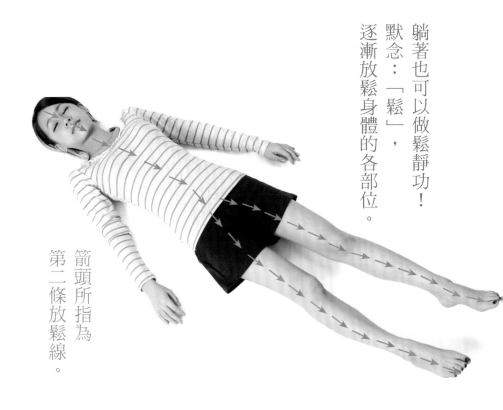

躺著也可以做鬆靜功！

默念：「鬆」，逐漸放鬆身體的各部位。

箭頭所指為第二條放鬆線。

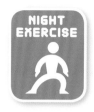

**NIGHT EXERCISE**

# 簡易氣功 ╳ 鬆靜功

易學易練，對於放鬆全身和幫助入靜很有好處，可以作為練習其他功法的準備功，也可用於治療神經衰弱、高血壓、冠心病。

## 為什麼要練鬆靜功？

　　鬆靜功是比放鬆功更進一步的功法。放鬆功強調的是心身放鬆，而鬆靜功的核心是在放鬆功的基礎上，神志越來越寧靜，逐漸達到氣功態。

　　所謂神志的寧靜和氣功態是指意識由普通的清醒狀態進入到似睡非睡，似醒非醒的特殊狀態。在這種狀態下，練功人除自知自己是在練氣功外，大腦皮層的其他部位進入到主動休息抑制狀態。當練功人處於這種狀態時，身體會產生一種飄飄然的舒適感。身體的感覺發生了奇妙的變化。以聽覺為例，即會感覺外界的聲響變得遙遠微弱，甚至完全消失，呈現「雖有驚雷而無動於衷」的現象，又可對要想主動感知的事物感覺的極其清晰敏銳，達到「金針落地亦能聞其聲」的程度。上述狀態被氣功界稱為「入靜狀態」或「氣功態」。而從現代心理生理學角度來看，它在實質上屬於自我催眠狀態，是介於清醒與睡眠之間的一種過渡狀態。

　　鬆靜功的方法簡單，易學易練，對於放鬆全身和幫助入靜很有好處，可以作為練習其他功法的準備功，也可用於治療神經衰弱、高血壓、冠心病。

## 練功方法

　　‧練功姿勢：姿勢不拘，臥、坐、站皆可，練功時微閉雙眼，採自然呼吸。

　　‧呼吸要求：呼吸要自然，用鼻吸鼻呼，比平常呼吸稍慢稍深一

些，但快慢深淺要均勻平穩，還應將呼吸調整得細一些，以呼吸時聽不到聲音為度。

· 放鬆入靜：吸氣時，默念「靜」字。呼氣時，體會「鬆」字，並感受氣向下行的滋味。也就是說，呼氣時隨著腹部下落而體會由腹至腰至臀下沉放鬆，並逐漸放鬆到大腿、小腿、足部。每呼吸一次，放鬆一次，在默念靜字之後體會放鬆，周而復始。

初練習，感覺不很明顯。但練功一段時間之後，下沉放鬆感或氣下行感就會明顯起來，並在放鬆之中達到入靜的要求。

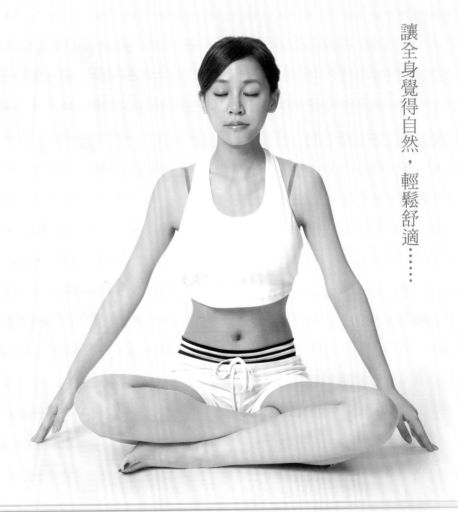

讓全身覺得自然，輕鬆舒適……

祝你有個好眠……zzzzz

# 第**5**章
# 吃對食物，睡好眠

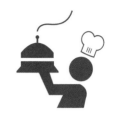

睡眠和吃有密切的關係，如果晚餐吃得太多，會延長胃的排空時間；而食用辛辣食物會使胃部灼熱，都會干擾睡眠。


## 吃錯食物會偷走你的睡眠

　　很少有人會將「吃」與「睡眠」聯繫起來，但不少失眠者恰恰是因為在睡前或是在白天吃了不對的食物而導致了夜晚輾轉反側。

　　睡眠和吃有著密切的關係。如果你晚餐豐盛油膩吃得太多太晚，延長胃內排空時間，胃、腸、肝、膽、胰等器官在餐後的緊張工作會傳送資訊給大腦，引起大腦活躍，並擴散到大腦皮層其他部位，致使夜裡無法好好睡覺。

　　很多人會寄望於喝酒來讓自己好睡。但是，往往睡前小酌一杯，付出的代價可能是半夜醒來數次，睡眠品質嚴重受損，這可能與酒精抑制其快速動眼期有關，導致深睡期很短或幾乎沒有。因此這也是有酗酒習慣的人，花很多時間在床上，但是睡眠品質卻很差的原因所在。

　　另外，食用過多產氣的食物，可能致使夜晚不能安睡，辛辣食物干擾睡眠，辣椒、大蒜及生洋蔥等辛辣的食物會造成某些人胃部灼熱及消化不良，從而干擾睡眠。過多食用含咖啡因飲料或食物常是導致失眠的誘因。特別對於一些咖啡因敏感的人，即使只是午後的一杯熱可可，也足以使之輾轉難眠。此外，咖啡因的利尿作用也會使你想睡

個好覺的希望落空。

睡前該如何進食呢？

**1.睡前不進食** 晚餐吃得少一點，睡前不宜進食，不宜大量飲水，避免因胃腸的刺激而興奮大腦皮質，或夜尿增多而入睡困難。晚上6點吃晚餐，10點睡覺是最科學的餐飲作息方式。

**2.晚餐要清淡宜消化** 膳食應以清淡宜消化的為主，適量選擇低脂易消化但含有蛋白質的食物，例如魚類、雞肉或是瘦肉。適量的碳水化合物（如大米、麥子等穀物），有發揮鎮靜安神作用，對失眠者尤為有益。

**3.晚餐多攝取促進睡眠的食物** 多攝取具有補心安神、促進睡眠作用的食物，如核桃、百合、桂圓、蓮子、紅棗、小麥、雞蛋黃、牛奶、蜂蜜、豬心、豬肝、牛肝、阿膠、靈芝、西洋參、紫河車（胎盤）歸參燉母雞、地黃雞等。

**4.晚餐少吃油膩、煎炸燻烤食品，避免吃辛辣食品** 如濃茶、咖啡，忌食胡椒、蔥、蒜、辣椒等刺激性食物。

# 胃不和則臥不安

中醫認為，從五行生剋論，脾為心之子，又脾胃相表裡，統主水穀運化。脾胃功能失調宿食停滯，或胃腸積熱，胃失和降，子病累及母，影響心神，造成心神不寧而出現失眠。

現代醫學也證實了人在吃飯後，消化功能增強，副交感神經興奮性增高，相應交感神經活動水準降低，人就可以入睡。如過飽或過饑時，從胃腸道發出的衝動興奮了腦幹網狀結構，進而興奮大腦皮層，就難以入睡。

如果吃得太飽的時候，就會睡不著。這是因為吃得太多，胃腸負擔加重，而產生不舒服的感覺。這種信號興奮腦幹網狀結構，使大腦思維活躍，情緒激動而難以入睡。相反，餓著肚子的時候同樣也睡不著，即使勉強睡著了，也常因饑腸轆轆而多次醒轉。為什麼饑餓的

時候也睡不著呢？因為胃空後會形成所謂「饑餓狀態」。另外，空腹時，血流中營養的含量低，也發出需要補充營養的訊號。這些訊號和饑餓產生的不適感覺上傳腦幹網狀結構，使大腦細胞受刺激後產生興奮，從而妨礙睡眠。如果肚子餓的話，不吃東西及時補充，會一夜難眠或時睡時醒。

還應特別注意，一些人為了追求曲線優美，而不適當地節食，或服用減肥茶、減肥藥、做減肥操，結果雖然體重減少而失眠加重。現代社會中，失眠和半饑餓的減肥節食關係密切。過飽、饑餓、不適當的減肥節食都可能影響睡眠，導致失眠。

## 晚餐宜早不宜遲

晚餐的遲早，也會影響健康，在多數人對此恐怕都沒有認識。食物中含有大量的鈣，這些鈣遇有適宜「溫床」就會沉積於尿道和膀胱內，導致尿路結石的發生。這適宜的「溫床」就包括晚餐的遲早。

食物中的鈣經機體代謝後，沒被吸收利用的部分最終要通過尿道排出。據測定，排鈣的高峰期一般在飯後的4～5小時。如果晚飯太遲，排鈣高峰期正值生命活動減慢的睡眠期，尿液會大量、長時間蓄積於尿道和膀胱內，鈣質就會結塊沉積。長此以往，極易造成膀胱和尿路結石的發生。

## 晚飯要吃得少

俗話說，「晚餐少一口，能活九十九」。即告誡人們，晚餐不宜

太晚吃晚飯，大量食物來不及消化而積留於胃內，還會影響睡眠的品質，導致胃炎、消化不良的發生。

多，以免影響健康和長壽。

　　然而在實際生活中，不少人卻反其道而行之。晚餐安排得十分豐盛，不到酒足飯飽不肯甘休。這種飲食習慣引起的生理變化首先是發胖。人體試驗表明，每天早餐進食 2000 千卡熱量的食物，對體重影響並不明顯；而晚餐進食同樣多的食物，體重就會明顯增加。還有人曾作過如下的有趣實驗：兩組條件基本相同的人進食同樣的食品，一組是在早 7 點鐘進食，另一組則在晚上 5 點半鐘進食，(規定每日就一餐)。結果發現早晨進食的人體重漸下降，而晚上進食的人體重反而逐漸上升。這就是說，對於體重來說，「什麼時候吃比吃什麼更為重要」。這是為什麼呢？原來人體內的各種生理功能、代謝變化都像生理時鐘似的有其內在的生理節奏，一般來說，基礎代謝都是下午高於上午 (如體溫即下午高於上午)，迷走神經的興奮性晚上要相對高於白天。迷走神經是主管胰腺分泌的神經，它的興奮促使胰腺分泌旺盛，各種消化酶含量增高，機體對食物消化吸收能力也加強。晚餐酒足飯飽，血糖、血中氨基酸及脂肪濃度均會增高，同時刺激胰島素大量分泌，以便降低血糖濃度，並刺激脂肪合成。加上晚間活動減少，「夜遊」的胰島素加速脂肪轉化，終於使人變得體態臃腫。

## 晚睡的人一定要吃晚餐

　　「早餐吃得飽，中餐吃得好，晚餐吃得少」，被很多人奉為養生之道。實際上，不能一概而論。對於早睡的人，晚餐宜少吃。但就寢晚的人晚餐吃少了，就不適宜了。

　　因為晚餐吃少，未到睡眠時，饑腸轆轆，不但影響工作和學習，入睡後還可從睡眠中餓醒。胃不和則臥不安，長期下去會造成胃腸疾病的發生，或出現低血糖，對健康不利。因此，就寢晚的人晚餐不宜少吃。

## 睡前不宜服補品

中老年人不適宜服含大量葡萄糖之類的補品，更不可在入睡前服用，睡眠本身已經使人的心率減慢，而有些補品中的糖漿類物質會使血液的黏度進一步增加，導致局部血液動力異常，引發腦血栓。尤其是患有高血壓、高血脂、冠心病和腦缺血的病人，睡前少服和不服糖漿補品為好。

## 清晨和睡前服鈣劑最好

血鈣的水準受體內各種激素的影響和調節，而這些激素具有「晝夜節律」的特性，也就是說激素白天和夜間的分泌量有所不同，而血鈣的水準也不穩定，具有上下波動的特徵。一般來講，血鈣水準在後半夜及清晨最低，白天最高。所以，為了有效地發揮鈣的作用，需要補充鈣劑的骨質疏鬆症等患者最好每晚睡前和清晨各服一次鈣劑，以消除夜間或清晨的低血鈣，防止因低血鈣而刺激甲狀旁腺素的過度分泌，造成骨質脫鈣。

## 睡前飲杯醋益處多多

醋又稱苦酒，既是常用的烹調用料，又是一味常用的中藥，在醫學史上的應用歷史悠久。早在漢代張仲景《傷寒雜病論》中已明確用醋來治療疾病，並稱醋為「苦酒」。近些年來，有關食醋的醫療保健作用，日益受到人們的重視，日本民間有長壽十訓之說，其中「少鹽多醋」則被列為第二條，可知醋的保健價值之高。米醋中有20多種氨基酸和16種有機酸，可促進糖代謝等，消除疲勞，降低膽固醇，防止動脈硬化等。綜觀食醋對健康的積極作用，醋的妙用主要有以下幾點：

## 一、有利於身體對鈣的吸收

　　人體內的鈣，大約99％是以鈣鹽的形式存在於骨骼之中，其餘則以結合或遊離的離子態存在於軟組織、細胞外液和血液中，統稱其混溶鈣池。骨骼中的鈣不斷地釋出進入混溶鈣池，混溶鈣池中的鈣也不斷地沉積於成骨細胞中，混溶鈣池不斷地從消化道中獲得鈣，也不斷地從體液中排出鈣，從而保持了人體鈣的平衡。為了維持這個平衡，人體每天都需從食物中獲得一定量的鈣，以維持正常的鈣代謝和骨骼的生長發育。人體對鈣的吸收主要受消化道可溶性鈣濃度、降血鈣素、維生素D、甲狀旁腺素等因素的影響。醋的妙用就在於把食物中不溶性的鈣、鐵、磷等轉化為可溶性鹽類，從而提高了消化道中可溶性鈣的濃度。實驗研究證實，只有可溶性鈣才能被人體吸收，而吸收鈣的部位又主要集中在酸度最高的十二指腸。因此，多食用一點酸性的食醋，有利於體內對鈣的吸收。對於中老年人來講，適量在進餐時加些食醋，對於預防骨質疏鬆症的發生是十分有益的。也可以把食醋當成強筋健骨的藥材使用。

## 二、能提高人們的消化功能

　　食醋有較好的健脾胃和助消化作用，醋中乙酸含量大約在3～5％左右，是一種弱酸，其酸度要比胃液中的酸度小十多倍，適量地食醋能調節胃液的酸度，幫助消化，故中醫認為食醋能「開胃養肝」，這種觀點的確有它一定的科學道理。

## 三、有美容駐顏的作用

　　近年來，科研人員經觀察研究，經常食醋具有美容駐顏的作用。日本醫學家柳澤文飛對服用「醋蛋」能護膚養顏十分有興趣，他認為醋能把蛋殼中的鈣轉化為可溶性鈣，使其容易被機體吸收；常吃食醋能增強人體皮膚細胞的功能，延續皮膚老化，並逐漸消除皮膚上的黑斑。克立佩托娜七世女王是歷史上有名的埃及絕代美女，據一位名叫卡拉的化學家記載，她每天飲用一小杯溶解有珍珠的醋（珍珠醋），這

便是埃及豔后的美容秘方。

### 四、有降脂減肥和防治動脈硬化的作用

米醋中含有 20 多種氨基酸和 16 種有機酸，可促進糖代謝，降低膽固醇，防止動脈硬化。在日本、馬來西亞、新加坡等國家和地區，風靡食用醋豆（醋漬黃豆），認為可以防治高血壓、動脈硬化、肥胖症、糖尿病等，並有潤澤肌膚的作用。最近美國有專家認為，食用醋中所含的氨甚酸，不但可以消耗體內脂肪，而且可以促進糖、蛋白質等新陳代謝順利進行，能達到良好的減肥效果。

## 能提高睡眠品質的食物

以前，失眠被看作是心理和情緒的因素所致，人們多依賴安眠藥物來解決。然而經常服用安眠藥來幫助睡眠會因藥物的副作用而影響大腦的正常發育，出現記憶力減退、思維障礙等症。對於普通人來說，除了好的作息習慣，還可以通過飲食調節睡眠。

1. 小米　又稱粟米，性味甘鹹，涼。陳粟米性味苦，寒。李時珍在《本草綱目》裡說小米「煮粥食益丹田、補虛損、開腸胃」。其功用在於「健脾、和胃、安眠」。

據現代醫學認為：飯後的困倦程度往往與食物蛋白質中的色氨酸含量有關。色氨酸能促使大腦神經細胞分泌出一種使人欲睡的血清素——5-羥色胺，它可使大腦思維活動受到暫時抑制，人便產生困倦感覺。大腦神經細胞分泌出這種物質越多，人就越感到困難。小米中色氨酸的含量在所有穀物中獨佔鰲頭，每百克食部含色氨酸量高

睡前飲用一小杯醋的益處很多，也需注意食醋的選擇，一般以飲用高級米醋為宜；用量也不宜過大，一般以每晚每次15毫升為宜。

達202毫克，是其他穀類食物無法比的。另外，小米富含易消化的澱粉，進食後能使人產生溫飽感，可促進人體胰島素的分泌，進一步提高腦內色氨酸的數量。

**2. 牛奶** 又稱牛乳，性味甘，平。牛奶是一種治療失眠較理想的食物。牛奶中含有使人產生困倦感覺的生化物質色氨酸，可以達到使人安眠的效果，加上牛奶的營養所產生的溫飽感，更可增加催眠的效果，脫脂牛奶與不脫脂牛奶具有同樣的作用。

現代醫學研究證實，白天當人們運動肌肉刺激神經末梢釋放出鈣，而血液運載著它流入睡眠中樞，當睡眠中樞貯存了一定數量的鈣，人們便覺困意繚繞了。這就是說，血液中必須有足夠的乳酸，方能帶動鈣隨著血流到睡眠中樞，脫脂牛奶就含有鈣和乳酸，尤其是中老年人，身體難以同時獲取這兩種有效成分，因而，服用脫脂牛奶的同時服用鈣片，可增強其療效。試驗還證明：一般安眠藥的作用是逐漸減弱，而牛奶的催眠作用是逐漸加強，特別是下半夜睡得更香更甜，對治療老年失眠症更為理想。

**3. 百合** 有潤肺止咳，清心安神之功效。臨床多用於治肺癆久咳、咳唾痰血、熱病後餘熱未清、虛煩驚悸、神志恍惚、腳氣浮腫。《日華子本草》謂其「安心，定膽，益志……」經臨床觀察，百合對神經官能症、更年期綜合症引起的心悸、失眠、多夢有較好療效。

**4. 靈芝** 性味甘，微苦，微溫。有益氣，養心安神，止咳平喘之功效。用於心氣虛或氣血不足的失眠、心悸、健忘等症。靈芝為味甘、平和之品，能益心氣、寧心神、增智慧，故治上述諸證，並可廣泛用於一切虛勞體弱之症。**《本草綱目》謂其「療虛勞」。《中國藥植圖鑒》說，靈芝「治神經衰弱，失眠，消化不良等慢性疾患」。**《食物中藥與便方》中介紹：神經衰弱者用靈芝6～10克水煎服，或製成靈芝糖漿每日工作，每次20毫升服用。

現代研究資料證實：靈芝能增強中樞神經系統功能，改善冠脈血循環，增加心肌營養和血流量，降低心肌耗氧量及耗糖量，增強心肌及機體對缺氧的耐受力；靈芝能降血脂，調節血壓，保肝，有祛痰止

咳作用。靈芝有很好的食療價值。由於靈芝有良好的安神定志作用，所以對長期失眠、神經衰弱引起的面色萎黃、心悸不寧、精神疲乏、容顏憔悴有明顯的臨床療效。

5. **豬心** 性味甘，鹹，平。有安神定驚，養心補血之功效。豬心作為營養與藥用菜餚，已有悠久的歷史了。民間素有「以心補心」之說，這也是有道理的。豬心，其蛋白質含量是豬肉的2倍，而脂肪含量僅為豬肉的十分之一。此外，還含有較多的鈣、磷、鐵、維生素、菸酸等成分。可用來加強心肌營養，增強心肌收縮力。可治驚悸、怔忡、自汗、失眠等症。

6. **酸棗仁** 性味甘，平。有養肝，寧心，安神，斂汗功效。治虛煩不眠、驚悸怔忡、煩渴、虛汗。

藥理研究證實，酸棗仁煎劑給大白鼠口服或腹腔注射均表現鎮靜及嗜睡，無論白天或黑夜，正常狀態或咖啡引起的興奮狀態，酸棗仁具有鎮靜、催眠作用。經臨床應用證明，生用、炒用都有催眠效果。

7. **茯苓** 性味甘，淡，平。有利水滲濕，健脾，安神之功效。《本草衍義》說：「茯苓、茯神，行水之功多，益心脾不可闕也」。《本草綱目》也講：「後人治心病必用茯神，故潔古張氏於風眩心虛，非茯神不能除，然茯苓未嘗不治心病也。」

8. **萵苣汁** 性味同萵苣，苦，甘，涼。《本草拾遺》稱其「利五臟，通經脈，開胸膈」。據有關資料，萵苣莖、葉、皮的乳白色漿液，具有鎮靜、安神的功效，可助兒童、中老年睡眠。臨睡前，食服效果明顯。

9. **小麥** 有養心神、益心氣的作用，尤其適宜婦女神經衰弱、神志不寧、失眠，或喜悲傷欲哭者食用。古方有甘麥大棗湯，以小麥60克，大棗15個，甘草10克，用水3碗，煎至1碗，睡前一次服完。

10. **糯米** 補氣血、暖脾胃，適宜一切體虛之人神經衰弱者食用，尤以煮稀飯，或與紅棗同煮稀粥最佳，能滋潤補虛、溫養五臟、益氣安神。

11. **西谷米** 能補脾益氣，適宜一切體虛之人，或產後病後神經

衰弱者食用。《柑園小識》云：「健脾運胃，久病虛乏者，煮粥食最宜。」若同紅棗、蓮子或胡桃等煮粥食用更妙。

**12. 鵪鶉肉與蛋**　鵪鶉的肉與蛋，其營養價值比雞高，鵪鶉肉含蛋白質24.3％，比等量雞肉高4.6％，鵪鶉蛋含蛋白質13.5％，比等量雞蛋多1.7％，特別是鵪鶉蛋富含卵磷脂，是高級神經活動不可缺少的營養物質，所以，神經衰弱之人宜常吃些鵪鶉蛋及肉。

**13. 牡蠣肉**　牡蠣肉能治療失眠煩熱、心神不安。《醫林纂要》認為：牡蠣肉「清肺補心，滋陰養血。」崔禹錫《食經》亦載：「治夜不眠，志意不定。」故神經衰弱之人食之頗宜。

**14. 龍眼肉**　能補血安神、益腦力，是一種滋補健腦食品，尤其適宜思慮過度、心神失養引起的神經衰弱、健忘失眠、心慌心跳、頭暈乏力等人食用。龍眼肉含有豐富的葡萄糖、蔗糖、酒石酸、維生素A、維生素B族等物質，這些物質能營養神經和腦組織，從而調整大腦皮層功能，改善甚至消除失眠、健忘症狀與增強記憶力。中醫古方「玉靈膏」就是用龍眼肉與白砂糖熬制而成的，用於腦力衰退、神經衰弱之人。民間常用龍眼肉4～6枚，用蓮子、芡實等量，加水燉湯於睡前服。還有用龍眼肉15克，酸棗仁6克，泡開水1杯，晚睡前代茶飲。

**15. 桑葚**　既能補血，又能安神。《隨息居飲食譜》還說桑葚「滋肝腎，充血液，聰耳明目，安魂鎮魄。」它適宜心血不足、心神失養的神經衰弱及失眠之人服用。頭昏失眠者多數是由於血虛或神經過度緊張等造成。可食用桑葚製作的桑葚蜜、桑葚膏、桑葚酒，或每晚睡前服食桑葚30克，頗有裨益。

**16. 葡萄**　不僅含有很多糖分，還含有卵磷脂、蛋白質、氨基酸、果膠、維生素和礦物質等，有營養強壯作用。《神農本草經》中說它「益氣倍力，強志」。葡萄能健腦、強心、開胃、增加氣力，故神經衰弱者宜食，釀酒飲用亦佳。

**17. 胡桃**　歷代醫家視之為健身益壽，補腎抗衰食品，常吃胡桃，對人的大腦神經也很有益。它含有豐富的脂肪油，主要成分為不飽和

脂肪酸，含維生素 A、B₁、B₂、C、E 和磷脂，以及鈣、磷、鐵、鋅、鎂等微量元素。凡神經衰弱之人，宜早晚空腹各食胡桃 2～3 枚。民間也有用胡桃仁、黑芝麻、白砂糖共研為末，早晚各服 1 湯匙，頗有效果。

**18.柏子仁** 性平，味甘，能養心安神。《本草綱目》中就說過：「柏子仁養心氣，潤腎燥，益智寧神。」古方「柏子養心丸」治療「勞欲過度，心血虧損，精神恍惚，夜多怪夢，怔忡驚悸，健忘遺精」，就是以柏子仁為主要成分，「常服寧心定志」。是一種理想的滋養強壯食品，凡神經衰弱者均宜食用。

**19.大棗** 在民間常作補血食品，能益氣、養心、安神。古代醫家常用以治療神經衰弱的病症，如《千金方》中治「虛勞煩悶不得眠」，用大棗二十枚同蔥白七莖煎服，相當於現代醫學所說的神經衰弱失眠症。《本草匯言》中還指出：「治驚悸怔忡，健忘恍惚，志意昏迷，精神不寧，或中氣不和，飲食無味，百體懶重，肌肉羸瘦，此屬心、脾二臟元神虧損之症，必用大棗治之。」這些都是神經衰弱的表現，均宜食用大棗以養心脾、安神志。經常服食大棗，對於身體虛弱、神經衰弱者，大有益處。

**20.蓮子** 有養心鎮靜安神之效。《神農本草經》中稱它「主補中、養神、益氣力。」明代李時珍說它能「交心腎，益精血」。適宜神經衰弱者同芡實、糯米煮稀粥吃。清代養生學家曹廷棟在《老老言》中亦云：「蓮肉粥，補中強志，兼養神益脾。」民間多用蓮子 30 個，加鹽少許，水煎，每晚睡前服。

**21.芝麻** 是一種抗衰老食物，神經衰弱之人也宜食之。《神農本草經》中記載：「補五內，益氣力，填腦髓。」《食療本草》還說它能「潤五臟，填骨髓。」據現代研究，芝麻中的確含有豐富的不飽和脂肪酸、維生素 E、卵磷脂等滋補強壯，健腦防衰的營養成分。

**22.銀耳** 有補腎、潤肺、生津、提神、益氣、健腦、嫩膚等功效，還能補腦強心、消除疲勞。據分析，銀耳含有豐富的膠質、多種維生素和 17 種氨基酸、銀耳多糖、蛋白質等營養成分，這些都對神

經衰弱者有益。

**23. 蜂乳** 中國藥科大學葉橘泉教授曾說過：「神經衰弱，蜂皇漿服之有效。」這不僅僅是由於蜂乳的營養極為豐富。據現代研究，服用蜂乳後大腦功能明顯改善，對細胞具有再生作用，增加組織呼吸，促進代謝。對神經衰弱所引起的各種症狀，均有改善效果。

**24. 枸杞子** 是一味藥食兼用之品。《藥性論》中載：「能補益髓諸不足，安神。」《攝生秘剖》中的名方「杞圓膏」，主治神經衰弱，認為有「安神養血，滋陰壯陽，益智，強筋骨，澤肌膚，駐顏色」作用，就是以枸杞子配合等量的龍眼肉熬制而成的。在民間，對神經衰弱之人習慣用枸杞子30克，羊腦1副，加清水適量燉服。也有用枸杞20克，紅棗6個，雞蛋2個同煮，吃蛋飲湯，每天1次，對神經衰弱、頭暈眼花、精神恍惚、心悸、健忘、失眠者頗宜。

**25. 人參** 有大補元氣、寧心安神的作用。《神農本草經》中早有記載：「人參主補五臟，安精神，止驚悸，開心益智。」據近代研究，人參對中樞神經系統，特別是其高級神經系統，有某種特異作用，能改善神經活動過程的靈活性，既能加強大腦皮層的興奮過程，同時也能加強抑制過程，能提高人的一般腦力和體力的機能，對不同類型的神經衰弱患者都有一定的治療作用。

**26. 冬蟲夏草** 有補虛損、益精氣的作用，神經衰弱者食之尤宜。古代常用冬蟲夏草同雄鴨加薑蔥及配料，燉熟食用。若能用冬蟲夏草10～15克，鮮胎盤1個，隔水燉熟後加配料食用，這對神經衰弱者頗為有益。

**27. 何首烏** 有突出的強壯神經和補血功能，中醫說它能補肝腎、益精血。這是因為何首烏含有較多的卵磷脂，它能促進血液的新生，並有強心效果，對改善心臟疲勞作用更顯著。

**28. 黃魚** 失眠之人宜常煮食，崔禹錫《食經》中記載：「石首魚主下利，明目，安心神。」石首魚即黃魚，故不寐者宜食之。

**29. 食醋** 本草稱苦酒或醋，有一定的改善睡眠作用，尤其是長途旅行後，勞累過度，夜難安睡者，用一湯匙食醋兌入溫開水中服下，

不久便會使人入睡。

**30. 水果** 因過疲勞而失眠的人，臨睡前吃點水果，如蘋果、香蕉等，可抗肌肉疲勞，如果把有芬芳香甜氣味的水果放在床頭枕邊，其香味就能促使快速入睡，改善睡眠品質。

具有促使入睡的副食品還有許多，如在睡前飲用一杯糖水，因為糖水在體內可轉化為大量血清素，此物質進入大腦，可使大腦皮層抑制而易於入睡。

# { 22 道經典助眠食療方 }

## 滷汁牛肉

**材料** 牛肉 300 克，精鹽 2 克，醬油 10 毫升，白糖 10 克，大茴香 3 克，花椒 3 克，生薑片 3 克，蔥白 5 克，香油 5 毫升。

**做法** 把牛肉洗淨後切成兩大塊，放入鍋中，加入清水適量，並放入精鹽、醬油、白糖、大茴香、花椒、生薑片、蔥白，用中火燉 1 個小時後，把牛肉撈出，切成小片狀，用香油調味即可。

**功效** 活氣補血，滋補脾胃，強身健體。適用於神經衰弱、失眠多夢、身體虛弱、貧血、營養不良。

**用法** 佐餐食用。

**分析** 牛肉味甘，性平，可以滋補脾胃、養益氣血、強健筋骨，牛肉中蛋白質含量比較高，且富含鈣、磷、鐵等微量元素，還有人體所需的菸酸、核黃素、硫胺素等營養成分，適用於因脾胃虛弱、氣血不足而引起的腹瀉、水腫、渾身無力、四肢發軟、食欲不振、身體消瘦等症狀。滷汁牛肉味道比較美味，能夠激起人們的食欲，同時可以達到一定的食療效果。

**注意** 經常上火，痰黃且稠者不宜食用

## 海蜇皮拌芹菜

**材料** 芹菜 300 克，水發海蜇皮 150 克，乾蝦仁 10 克，精鹽 2 克，白糖 10 克，食醋 10 毫升。

**作法** 將芹菜去葉除筋後切成段狀，放入沸水中煮一下，瀝乾水分；把蝦仁泡好；海蜇皮洗淨切成絲狀；把海蜇皮、芹菜、蝦仁拌勻，加入食鹽、白糖和食醋即可食用。

**功效** 養肝清熱，利濕化瘀。適用於神經衰弱、頭暈目眩、失眠多夢、小兒軟骨病。

**用法** 佐餐食用。

**分析** 芹菜性涼味甘，可以平肝清熱，祛風利濕，醒腦健神，含有豐富的鈣、磷等微量元素，還含有比較多的維生素 C，以及芹菜素、揮發油、甘露酸等營養成分，能夠達到很好的降低血壓的作用。海蜇皮含有比較多的蛋白質和微量元素及維生素，而且還有膽鹼等營養成分，其中碘的含量非常高。

**注意** 脾胃虛弱者不宜食用。

---

## 百合炒芹菜

**材料** 芹菜 500 克，鮮百合 200 克，精鹽 2 克，白糖 10 克，黃酒 5 毫升，食用油 30 毫升，蔥花 2 克，生薑末 1 克。

**作法** 把芹菜去葉後洗淨，放入沸水中煮透撈出瀝乾水分，然後切成段狀；百合洗淨後掰成片狀。油鍋燒熱後下蔥花、生薑末熗鍋，倒入百合、芹菜煸炒透後，加入黃酒、白糖、精鹽、味精和少量清水，翻炒後出鍋即可。

**功效** 寧神降壓，滋陰潤肺。適用於內火旺盛、心煩意亂、失眠多夢、神經衰弱。

**用法** 佐餐食用。

**分析** 百合性平味甘微苦，能夠滋陰清熱，潤肺止渴，寧神安心，含有豐富的蛋白質、碳水化合物，還含有鉀等微量元素，維生

素、果膠質、水仙城等有益成分。芹菜性涼味甘，可以平肝清熱，祛風利濕，醒腦健神，含有豐富的鈣、磷等微量元素，還含有比較多的維生素C，芹菜素、揮發油、甘露酸等營養成分的含量也很豐富，能夠有很好降低血壓的作用。本方集合二者的功效，能夠達到很好的寧神安心、降血壓的作用。

**注意** 中氣虛寒、風寒咳嗽、兩便滑泄、潰瘍、結腸病患者勿食用。

---

### ❀❀ 首烏燉雞丁 ❀❀

**材料** 雞1隻、何首烏10克，青椒100克，冬筍15克，醬油10毫升，黃酒20毫升，精鹽2克，澱粉20克，雞蛋1個，食用油500毫升。

**作法** 首烏洗淨後放入鍋內煮2次，濃縮汁液20毫升；雞宰殺後洗淨去骨，切成丁；冬筍、青椒洗淨切丁；雞蛋去蛋黃留蛋清，把蛋清加入澱粉，調成糊狀，一半放少量鹽把雞肉丁漿好，另一半加黃酒、醬油、味精、首烏汁兌成調味汁。油鍋六成熱時，加入雞丁過油滑熟，撈出瀝油，鍋中留底油放入雞肉丁、冬筍、青椒迅速翻炒，倒入調味汁勾芡，即可食用。

**功效** 滋補肝腎，活血烏髮，補血養精。適用於鬚髮早白，腰膝酸痛，神經衰弱，失眠多夢。

**用法** 佐餐食用。

**分析** 首烏味苦、澀，性微溫，可以補益肝腎，烏黑鬚髮，補益精血；雞肉味甘，性溫，可以溫中益氣，養血，補精，增髓，含有蛋白質比較多，還有脂肪、碳水化合物等；微量元素有鈣、磷、鐵、鈉、鉀等；還有維生素A、$B_1$、$B_2$，菸酸，核黃素等。二者合用有滋補肝腎、補血養精的功效。

**注意** 受風寒、肝火旺盛者忌食。

---

## ✤✥✦ 筍片炒雞丁 ✦✥✤

**材料** 雞胸肉 200 克，筍片 30 克，何首烏 9 克，陳皮 5 克，大茴香 3 克，精鹽 2 克，白糖 10 克，黃酒 10 毫升，太白粉 10 克，食用油 30 毫升。

**作法** 雞胸肉洗淨捶鬆後切成 1.5 公分見方的小丁，放入碗中後加入黃酒、精鹽、太白粉浸泡 15 分鐘。何首烏洗淨放入鍋中煎熬取汁備用。等油鍋七成熱時，把雞丁倒入炒至肉色發白、汁乾，加入筍片，再加入首烏汁、大茴香、陳皮，煮沸調味即可食用。

**功效** 補血活血，烏髮養顏，補益脾腎。適用於神經衰弱，失眠多夢，鬚髮早白，腰膝酸痛。

**用法** 佐餐食用。

**分析** 筍片性寒味甘，可以清熱解毒、化痰益氣、補益脾胃，含有比較豐富的維生素、蛋白質還有其他營養成分，如微量元素、維生素等及含有人體所需的多種氨基酸。雞肉味甘，性溫，含有蛋白質比較多，還有脂肪、碳水化合物等；微量元素有鈣、磷、鐵、鈉、鉀等；還有維生素 A、$B_1$、$B_2$，菸酸，核黃素等，可以溫中益氣，養血，補精，增髓。首烏味苦、澀，性微溫，可以補益肝腎，烏黑鬚髮，補益精血。三者一起食用，能夠達到很好的補血活血，補益脾腎的作用。

**注意** 受風寒及肝火旺盛者不宜食用。

---

## ✤✥✦ 桂圓炒雞丁 ✦✥✤

**材料** 雞胸肉 200 克，桂圓肉 20 克，小白菜 30 克，食用油 50 毫升，精鹽 2 克，白糖 10 克，醬油 5 毫升，黃酒 10 毫升，蔥 5 克，生薑 3 克，蒜 3 克，鮮湯 150 毫升，太白粉 10 克。

**作法** 桂圓肉、小白菜洗淨；把白糖、醬油、鮮湯、胡椒粉、太白粉放入碗中，調成汁，雞胸肉洗淨捶鬆後切成 1.5 公分見方的小丁，放入碗中，加入精鹽和太白粉拌勻；桂圓肉、雞丁放入熱

油鍋中翻炒，直至雞肉色變白、汁乾，加入黃酒、蔥、生薑、蒜等炒勻，再加入調味汁，放入已經在油鍋中滑過的小白菜，炒勻即可食用。

**功效** 補益脾腎，安心寧神。適用於神經衰弱，失眠多夢，健忘，血氣虛弱，心慌意亂。

**用法** 佐餐食用。

**分析** 雞肉味甘，性溫，含有蛋白質比較多，還有脂肪、碳水化合物等；微量元素有鈣、磷、鐵、鈉、鉀等；還有維生素A、$B_1$、$B_2$，菸酸，核黃素等，可以溫中益氣，養血，補精，增髓。桂圓味甘性溫，可以安心寧神，養血益脾，含有豐富的糖、蛋白質，微量元素的含量也比較多，還有比較多的維生素，能夠潤氣補氣，活血補血。本方集合二者的功效，能夠達到很好的補益脾腎、寧神安心的功效。

**注意** 受風寒、肝火旺盛者不宜食用。

---

## 蠔油青豆雞丁

**材料** 雞胸肉200克，青豆20克，黃酒10毫升，精鹽2克，雞蛋清2個，雞湯100毫升，雞油20毫升，澱粉10克，白糖10克，蠔油10毫升，蔥5克，生薑末3克。

**作法** 把雞胸肉洗淨剔筋後切成菱形塊狀，用黃酒、精鹽、雞蛋清、澱粉漿調好；把雞湯、精鹽和澱粉在碗中調成汁；把雞胸肉放入溫熱的油鍋中滑成雞球，把蠔油、白糖放入油鍋中，小火炒，加入青豆，蔥花、生薑末中略炒後加入雞球和調味汁，翻炒淋上雞油出鍋即可。

**功效** 補中益氣，補腎活血。適於神經衰弱，失眠多夢，腰膝酸痛。

**用法** 佐餐食用。

**分析** 雞肉味甘，性溫，含有蛋白質比較多，還有脂肪、碳水化合物等；微量元素有鈣、磷、鐵、鈉、鉀等；還有維生素A、$B_1$、

$B_2$，菸酸，核黃素等，可以溫中益氣，養血，補精，增髓；青豆味甘性平，可以健脾和胃，生津止渴，利尿，含有豐富的蛋白質、碳水化合物、磷、硫胺酸等，鐵、鈣的含量也比較多，營養比較豐富。本方集合各種原料的功效，能夠達到很好的補中益氣，補腎活血的效果。

**注意** 受風寒、肝火旺盛者不宜食用。

---

## 花生米炒雞丁

**材料** 雞胸肉200克，花生米50克，食用油50毫升，精鹽2克，白糖10克，醬油5毫升，醋5毫升，花椒2克，黃酒10毫升，蔥10克，生薑3克，蒜2克，鮮湯50毫升，太白粉10克。

**作法** 花生米在開水中浸泡後去衣，下油鍋炸脆；用白糖、醬油、香醋、鮮湯、太白粉調成汁；把雞胸肉洗淨捶鬆後切成1.5公分見方的塊狀，放在碗中，用精鹽和太白粉拌勻；油鍋燒熱後，放入花椒炸香，倒入雞丁炒至肉色發白、汁乾，加入黃酒、蔥、生薑、蒜，炒勻後加入調味汁，再放入花生米炒勻即可。

**功效** 補腎活血，美容皮膚。適用於神經衰弱，失眠多夢，腰膝酸痛。

**用法** 佐餐食用。

**分析** 雞肉味甘，性溫，含有蛋白質比較多，還有脂肪、碳水化合物等；微量元素有鈣、磷、鐵、鈉、鉀等；還有維生素A、$B_1$、$B_2$，菸酸，核黃素等，可以溫中益氣，養血，補精，增髓；花生性平味甘，可以清肺、和胃、養血、止血、催乳、通便，含有非常多的脂肪和蛋白質以及各種微量元素和維生素。本方有較好的調節體質的作用。

**注意** 受風寒、肝火旺盛者不宜食用。

---

## 首烏炒豬肝

**材料** 豬肝250克，何首烏10克，水發木耳35克，青菜葉50克，蔥5克，生薑片3克，醬油5毫升，黃酒10毫升，精鹽2克，太白粉10克，食醋5毫升，食用油20毫升，鮮湯50毫升，香油5毫升。

**作法** 何首烏洗淨後熬煮提取藥汁20毫升；豬肝去筋膜後切成片狀，用何首烏、精鹽、食醋、太白粉漿好。用醬油、黃酒、精鹽、鮮湯和太白粉勾芡；把拌好的肝片放入七成熱的油鍋中滑透，撈出瀝乾油；把生薑片、蔥段放到有適量餘油的鍋中煸炒出香味後放入肝片，同時把洗好的青菜和木耳下人鍋中，翻炒後把芡汁倒入，拌勻後淋上香油即可。

**功效** 滋補肝腎，烏髮明目。適用於鬚髮早白，腰膝酸軟，頭暈目眩，健忘，失眠多夢，神經衰弱。

**用法** 佐餐食用。

**分析** 豬肝味甘、苦，性溫，可以補血，養肝，明目，蛋白質含量比較高，脂肪含量比較少，還有大量的碳水化合物，微量元素中鐵的含量很高，所含維生素主要為維生素A、B、C，還有菸酸等其他有益的成分。何首烏味苦、澀，性微溫，可以補益肝腎和精血，使鬚髮變黑。二者合用對肝腎陰虛所致的失眠健忘，神經衰弱有效。

**注意** 胸悶腹脹、消化不良者不宜食用。

---

## 沙參玉竹湯

**材料** 沙參、玉竹各15克，豬心1個，蔥段5克，精鹽2克。

**作法** 將沙參、玉竹洗乾淨後放入藥袋內裝好；豬心洗淨切片；把所有的原料放入加入水的鍋中，大火燒沸後用小火燉1小時，豬心、豬肺熟透後加食鹽調味後即可食用。

**功效** 滋陰生津，安心寧神。適用於心煩意亂，失眠多夢，久咳不愈，便秘。

**用法** 佐餐食用。

**分析** 沙參味甘，性微寒，可以潤肺止咳，益胃生津，滋陰祛痰；玉竹味甘，性平，可以滋陰潤燥，生津止渴；豬心性平味甘、鹹，蛋白質含量非常高，而脂肪含量比較低，蛋白質和維生素含量也比較高，可以安神定驚、養心補血。幾味合用可以達到滋陰生津，安心寧神的作用。

**注意** 肺胃虛弱、多咳多痰、胸堵腹脹等痰熱濕重者不宜服用。

---

### 🌺 百合蘆筍湯 🌺

**材料** 百合 500 克，罐頭蘆筍 100 克，黃酒 10 毫升，味精 1 克，精鹽 2 克。

**作法** 把百合在溫水中浸泡，發好洗淨；把發好的百合放入加有清水的鍋中，加熱；再加黃酒、味精、食鹽調味，倒入盛有蘆筍的碗中即可食用。

**功效** 潤肺止咳，安心寧神。適用於失眠多夢，神經衰弱。

**用法** 佐餐食用。

**分析** 百合性平味甘微苦，能夠滋陰清熱，潤肺止渴，寧神安心，含有豐富的蛋白質、碳水化合物，還有鉀等微量元素、維生素、果膠質、水仙鹼等有益成分；蘆筍性平，味甘、苦，可以健脾益氣，滋陰潤燥，生津止渴，抗癌解毒，維生素含量非常豐富，還含有比較豐富的蛋白質、葉酸、核酸等營養成分。二者合用可以達到安心寧神的功效。

**注意** 風寒咳嗽、泄瀉者不宜食用。

---

### 🌺 蓮子桂圓湯 🌺

**材料** 蓮子、桂圓肉各 30 克，紅棗 20 克，冰糖 10 克。

**作法** 蓮子用水泡發後，去皮去心洗淨，把蓮子和洗淨的紅棗、桂圓

肉放入砂鍋中，加入適量的水，煮至蓮子酥爛，加入冰糖調味後即可食用。

**功效** 補益氣血，滋補脾胃。適用於神經衰弱、心神不寧、失眠多夢，健忘，貧血。

**用法** 睡前服用，每週3次，可長期服用。

**分析** 蓮子味甘、澀，性平，可以益氣健脾，補血養肝，養心益腎，潤腸，含有大量的碳水化合物和蛋白質，脂肪和粗纖維含量也較多，所含的微量元素主要有鈣、磷、鐵；桂圓味甘性溫，可養心寧神，補血益脾，含有豐富的糖、蛋白質，鈣、磷、鐵的含量也比較豐富，此外維生素含量也比較高；紅棗味甘而助濕，可以滋補脾胃，補益肺腎，所含的主要物質為脂類物質，且微量元素和維生素的含量也比較多。三者合用再加上冰糖的滋潤作用，對陰血虛造成的失眠健忘、神經衰弱等症有效。

**注意** 體內實熱及腹脹、便秘者不宜多食。

---

## 🌺 紅棗湯 🌺

**材料** 蔥白5根，紅棗20枚。

**作法** 紅棗洗淨後用水泡發，放入鍋內，加入適量的清水，用大火燒沸20分鐘後，加入洗好的蔥白繼續煎熬10分鐘即可食用。

**功效** 安心寧神，補心智。適用於神經衰弱，失眠多夢，健忘。

**用法** 可代茶飲。

**分析** 大棗味甘而助濕，可以滋補脾胃，補益肺腎，所含的主要物質為糖類物質，且微量元素和維生素的含量也比較多；蔥白性溫味辛，可用來散寒通陽，解毒消腫，滋補脾肺，含有豐富的抗壞血酸，一定量的鈣、磷、胡蘿蔔素及其他營養成分，還有揮發油等有益成分，可抑制細菌，增強人體的免疫力。二者合用可以養血通陽，對神經衰弱造成的白天精神萎靡不振有效。

**注意** 感冒發熱、體內實熱者不宜食用。

## 乾貝瘦肉湯

**材料** 干貝 30 克，豬瘦肉 100 克，精鹽 2 克。

**作法** 豬瘦肉洗淨切成塊狀；乾貝洗淨用水浸泡片刻，然後把乾貝和豬肉放入鍋內，加清水煮熟後加入食鹽調味即可食用。

**功效** 安心寧神，滋陰養腎。適用於神經衰弱，失眠多夢。

**用法** 佐餐食用。

**分析** 乾貝能夠滋補氣血；豬肉味甘、鹹，性平，可以滋陰潤燥，增補氣血；豬肉中脂肪含量比較高，蛋白質比較少，碳水化合物也比較少，微量元素主要有鈣、磷、鐵、鉀、銅等，另外還有菸酸、核黃素、硫胺素等營養物質，維生素主要為維生素 B 和維生素 C。二者合用對因氣血兩虛所致的神經衰弱有較好的食療效果。

**注意** 體內實熱者不宜多食。

---

## 茯苓麥冬湯

**材料** 鴨 1 隻，冬瓜 500 克，茯苓、麥冬各 30 克。

**作法** 鴨內臟洗淨切塊，放入鍋中，加入裝有茯苓和麥冬的藥袋，加適量的水後煮 30 分鐘，再放入洗淨切成塊的冬瓜，繼續煮直至鴨肉熟透，加入調料調味即可。

**功效** 滋陰清熱，寧神安心。適用於神經衰弱，失眠多夢。

**用法** 佐餐食用。

**分析** 鴨肉味甘、鹹，性涼，可以滋陰護胃、利水、消腫、解毒，蛋白質、脂肪含量比較多，碳水化合物含量比較少，所含的微量元素主要有鈣、磷、鐵等，維生素主要為維生素 B，除此之外，還有菸酸、核黃素等物質；冬瓜性涼味甘淡，可以利水、消痰、清熱、解毒，還有豐富的鉀和維生素 C，其主要成分為水分，無脂肪，還含菸酸、核黃素、硫胺素等營養成分；麥冬味甘、微苦，性寒，可以滋陰潤肺，清熱潤燥，益胃生津；茯

苓味甘，淡，性平，有利水滲濕，健脾安神的作用。本方平補效果甚佳，適用於各種原因造成的神經衰弱。

注意 體虛虛寒者不宜多食。

---

### ❀❀ 銀耳雞湯 ❀❀

材料 銀耳 12 克，雞湯 1000 毫升，精鹽 2 克，胡椒 1 克，黃酒 10 毫升。

作法 銀耳泡發洗淨後放入鍋中加水，用小火燒半個小時，把雞湯倒入砂鍋中，加食鹽、黃酒和胡椒燒開後，加入銀耳，再燉沸即可。

功效 補益中氣，強心利尿。適用於失眠多夢、心煩意亂。

用法 早晚服用，可長期食用。

分析 銀耳味甘、淡，性平，可以滋陰潤肺，養胃生津，碳水化合物是其主要成分，蛋白質和粗纖維含量也比較多，所含的微量元素主要有鈣、磷、鐵、鎂、鉀、鈉等，維生素主要為維生素 B，還有菸酸和核黃素等有益成分。雞湯中營養成分也比較豐富，具有很好的營養價值。本方對陰血虛所致的失眠多夢有食療效果。

注意 體內痰濕者忌食。

---

### ❀❀ 桂圓黨參湯 ❀❀

材料 豬心 200 克，桂圓肉 30 克，黨參 30 克，紅棗 10 克。

作法 豬心去肥油後洗淨，紅棗洗淨去核，桂圓、黨參洗淨，把它們一起放入鍋中，加適量清水，大火煮沸後用小火燉 1 小時，調味即可食用。

功效 滋補氣血，寧神安心。適用於神經衰弱，失眠多夢，心煩意亂，四肢無力。

**用法** 佐餐食用。

**分析** 豬心性平，味甘、鹹，可以安神定驚，補血養心，蛋白質含量非常豐富，而脂肪含量比較低，此外還有比較多的鈣、磷、鐵、維生素和菸酸等營養成分；桂圓味甘性溫，可以安心寧神，養血益脾，含有豐富的糖、蛋白質，微量元素的含量也比較多，還有比較多的維生素，能夠潤氣補氣，活血補血；黨參味甘，性平，可以補中益氣，養血護肺；三者一起食用，能夠達到很好的補益氣血，安神寧心的作用。

**注意** 腹脹腹痛、肝火旺盛者不宜食用。

---

## 黃豆排骨湯

**材料** 黃豆 200 克，豬排骨 200 克，精鹽 2 克，黃酒 10 毫升，蔥白 10 克，食用油 30 毫升。

**作法** 洗淨的黃豆在水中浸泡 1 小時，瀝乾水分；豬排洗淨剁成小塊；把蔥白放入油鍋中煸香，再倒入排骨，翻炒 5 分鐘後加入黃酒和精鹽，燜燒 8 分鐘，然後盛入大砂鍋內，加入黃豆和清水，水以浸沒為度，大火燒開後，加入黃酒，再用小火燉 2 小時，直至黃豆、排骨熟爛，即可食用。

**功效** 活血補氣，補益肝腎。適用於神經衰弱，失眠多夢，四肢水腫，貧血，身體瘦弱。

**用法** 佐餐食用。

**分析** 大豆味甘，性平，可以健脾寬中，潤燥利水，除濕，蛋白質含量非常豐富，脂肪含量也比較高，還含有人體所需的多種氨基酸以及鈣、磷、鐵等微量元素，還有維生素和菸酸、葉酸等營養成分；豬排骨可以補腎，強健筋骨，含有非常豐富的鈣，蛋白質、脂肪、維生素含量也比較高，能夠增進骨骼的生長發育，且味道鮮美。本方集合二者的功效，對神經衰弱、失眠多夢、貧血、身體瘦弱等症能達到很好的食療效果。

**注意** 痰濕內熱、腹脹者不宜食用。

---

## 豆腐魚頭湯

**材料** 鯉魚頭1個，豆腐200克，芡實25克，芹菜100克，蔥5克，生薑3克，精鹽2克，香油10毫升。

**作法** 鯉魚頭洗淨切小塊，放入鍋中，加入蔥、姜，加水煮沸後撇去浮沫，把在熱水中泡軟去皮的芡實放進來，再放入豆腐，加食鹽調味後，淋上香油，加入芹菜，稍煮即可食用。

**功效** 補腦提神。適用於神經衰弱、失眠多夢。

**用法** 佐餐食用。

**分析** 鯉魚富含蛋白質和各種氨基酸，含有多種維生素、鈣、磷、鐵等，還有揮發性含氮物質、揮發性還原性物質以及各種組織蛋白酶，有利尿消腫、清熱解毒、開胃健脾、止咳平喘等功效；豆腐健脾寬中、潤燥利水、除濕，蛋白質含量非常豐富，脂肪含量也比較高，還含有人體所需的多種氨基酸以及鈣、磷、鐵等微量元素，還有維生素和菸酸、葉酸等營養成分；芡實味甘、澀，性平，有滋補脾腎、固精去濕的作用。本方集合三者的功效，能夠達到很好的補腦益智的作用。

**注意** 腎功能不全者不宜食用。

---

## 牡蠣海帶湯

**材料** 鮮牡蠣150克，海帶50克，味精1克，精鹽2克。

**作法** 牡蠣洗淨切片；海帶泡發切絲後放入砂鍋，加水用大火燒開，海帶熟軟後加入牡蠣，用大火煮沸，加精鹽、味精調味稍煮即可食用。

**功效** 滋陰潛陽，軟堅散結。適用於心煩意亂、失眠多夢、潮熱多汗。

用法 佐餐食用。

分析 牡蠣性平，味甘、鹹，可以斂陰潛陽、止汗澀精、化痰軟堅，富含蛋白質、脂肪、肝糖和氨基酸等營養成分，還有比較多的鋅、碘、銅、鋅等微量元素；海帶性寒，味鹹，有軟堅化痰，利水泄熱的功能，含有大量的粗纖維和較多的糖類物質，還有多種有機物和碘、鈣、磷、鐵等微量元素，其中碘的含量非常的高，是很好的補碘食物。本方集合二者的功效，能夠有很好的滋補身體的作用。

注意 脾胃虛寒者不宜食用。

---

## 🌿 桂圓大米粥 🌿

材料 桂圓肉、大米各 50 克。

作法 淘洗乾淨的大米和桂圓肉一起放入鍋中，加入 1000 毫升的清水，用大火燒開後再用小火熬煮直至粥成。

功效 補益心脾，寧神安心。適用於心煩意亂，失眠多夢，記憶力下降，貧血。

用法 每日早晚食用。

分析 桂圓味甘性溫，可以安心寧神，養血益脾，含有豐富的糖、蛋白質，微量元素的含量也比較多，還有比較多的維生素，能夠潤氣補氣，活血補血；大米性平味甘，可以補益中氣，滋補脾胃，含有比較多的澱粉和蛋白質，脂類物質比較少，還有維生素和有機酸等營養成分。本方集合二者的功效，能夠達到很好的補益心脾、安心寧神的作用。

注意 痰熱濕盛、腹脹、便秘者不宜食用。

---

## 🌿 薏仁蓮子粥 🌿

材料 白扁豆、薏仁、蓮子、核桃仁、桂圓肉、紅棗各 20 克，糯米 50克，白糖 10 克。

**作法** 扁豆、薏仁、蓮子肉溫水泡發後煮熟備用；紅棗洗淨泡發；核桃仁炒熟，糯米淘淨，熬製成粥。取一個大碗，把桂圓肉、紅棗、核桃仁、蓮子肉、白扁豆、薏仁放入碗底，上面盛上糯米粥，放入蒸籠裡蒸20分鐘，再加入白糖水拌勻即可食用。

**功效** 滋補脾胃，滋陰養腎。適用於神經衰弱，失眠多夢，便溏。

**用法** 每日早晚食用。

**分析** 蓮子味甘、澀，性平，可以益氣健脾，補血養肝，養心益腎，潤腸，含有大量的碳水化合物和蛋白質，脂肪和粗纖維含量也較多，所含的微量元素主要有鈣、磷、鐵；糯米味甘，性溫，可以溫中益氣，止瀉；薏仁性涼，味甘淡，可以健脾利濕，補肺利尿，清熱通淋；核桃仁益智健腦；桂圓肉、紅棗養血、益氣、安神；扁豆健脾養胃。本方集合上述幾味的功效，能夠達到很好的滋補脾腎、養血安神的作用。

**注意** 腹脹不消化，體內濕熱者不宜食用。

# 第 肆 篇

## 量身打造——黃金睡眠養生法

醫學研究發現，肥胖的患者、睡眠打鼾及有呼吸暫停的患者、老年性睡眠缺氧和中樞性呼吸暫停等睡眠呼吸疾病的患者多有睡眠高血壓。

對於冠心病患者科學睡眠最重要，睡眠時必須要注意睡眠的體位還有晨起的方式，才能有效預防心絞痛、心肌梗塞的發生。

雖說睡眠是天然的「良藥」，但並不是說睡眠的時間越多越好。對於肺心病患者來講，一次連續睡眠時間過長就不合適。因為睡眠時呼吸的減慢會使進入人體的氧減少，這意味著心臟、血液循環和肺的負擔加重。睡眠時氧含量的減少對健康人沒有損害，但對心臟病和肺病患者是不利的，甚至是危險的。

臨床上，支氣管哮喘的發作常來去無常，以突然發生的陣發性呼氣為主的呼吸困難為特徵，但哮喘的發作以夜間多見，睡眠雖不是致病因素，但它是一個重要的誘因，要如何避免這種現象呢？

不同族群有對睡眠不同的需求，及利用睡眠的養生方式，本篇將針對睡眠常見的狀況及各族群打造專屬的黃金睡眠養生法。

# 第6章
# 美麗奇蹟!
# 會睡的女人不會老

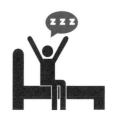

女星奧黛麗‧赫本曾說:「愛吃的女人衰老早,會睡的女人美到老。」
睡眠不足確實容易引起皮膚的老化現象,愛美的女性千萬不要忽略睡眠
的問題!

## 睡得好皮膚就好

如果睡眠不足會嚴重影響美容,相反,如果睡眠充足,睡眠品質
較高,則有利於美容,尤其是皮膚的美容。

### 一、睡得好可以延緩皮膚老化

如果一個人睡眠良好,人體的新陳代謝就會協調,這樣,皮膚內
毛細血管的血液循環也會加速,尤其是在生長激素的刺激下,皮膚內
的血液流通順暢使得皮膚得到足夠的水分和營養,並使得皮膚得到放
鬆,降低皮膚的緊張度,從而使得皮膚保持彈性和光澤。

當一個人睡眠充足的時候,由於體內新陳代謝加快,皮膚細胞的
分裂也會加快,使得皮膚細胞活力增加,從而達到延緩皮膚衰老的目
的。

如果一個人的睡眠良好,早上醒來之後,就會精神煥發、兩眼有
神、精力充沛、心情愉快,在愉悅的心情的感染下,皮膚也會加快新
陳代謝,從而達到美容的效果。

### 二、睡眠皮膚美容法

**1.抓住最佳的睡眠時間**　晚上11點到凌晨1點是睡眠美容的最佳時間，所以，一定要抓住這2小時，爭取在晚上11點之前入睡。

**2.保持皮膚的清潔**　在睡覺之前注意保持皮膚的清潔，避免皮膚分泌物影響到皮膚的新陳代謝；另外睡覺之前一定要卸妝，防止化妝品刺激皮膚，造成皮膚過度乾燥。

**3.讓皮膚「吃飽」養分**　洗澡之後、睡覺之前，在臉部、四肢等部位塗抹乳液，給予皮膚充分的營養，讓皮膚「吃飽」之後再入睡。

**4.摩面**　睡覺之前可以進行摩面。摩面時，先要搓手，然後雙手手心向裡，從上額開始，經過兩眉之間、鼻子兩側、到下巴，然後到臉頰、最後到太陽穴部位。在太陽穴處按摩，做圓周旋轉。摩面可以促進面部的血液循環，使得面部得到充分的休息，防止面部皮膚老化、產生皺紋。

**5.保證睡眠的環境**　睡眠的環境一定要好，例如保證足夠的空氣濕度、空氣流通、光線合適。只有睡眠環境良好，才能保證睡眠的品質。因此，良好的睡眠環境就等於給皮膚美容創造了一個良好的環境。

# 拉警報！睡眠不足老得快

很多人忙於工作和應酬，常常會儘量縮短睡眠的時間，騰出更多的時間用來學習、工作和交際。但是，不要忘了，睡眠不足是美容的大敵，它是人衰老的催化劑。所以，當人們發現蒼老的影子已經爬上臉龐的時候，為了阻擋衰老的腳步，不惜花大價錢買化妝品，頻繁地出入美容院。但是睡眠不足所造成的後果是化妝品和美容院無法從根本上改變的，而充足的睡眠就是最好的美容師。

**1.睡眠不足導致熊貓眼**　熊貓眼也就是黑眼圈，即眼睛周圍有一個黑黑的圈痕。如果睡眠不足，眼睛周圍的血液循環就會出現「故障」，血管擴張，血流緩慢，使得血液滯留在眼睛周圍而無法散開；

而且睡眠不足還有可能導致眼睛周圍的皮膚色素沉澱，這樣就很容易形成黑眼圈。

**2.睡眠不足會讓眼皮腫起來**　如果睡眠不足，體內激素的分泌發生異常，導致眼皮中的血管滯留較多的水分，血管就會膨脹，這樣眼皮就會腫脹起來。

**3.睡眠不足容易引起皮膚衰老**　當睡眠不足的時候，體內的血液循環就會出現「故障」，這樣會造成皮膚中的毛細血管的新陳代謝出現問題。例如，毛細血管內血液運行受阻，使得皮膚暗淡晦澀，沒有光澤；睡眠不足，還影響到皮膚細胞的新陳代謝，從而會加速細胞的衰老和死亡；另外睡眠不足，還容易導致皮膚的水分不足，造成皮膚過於乾燥。

**4.睡眠不足不利於臉部美容**　如果睡眠不足，會導致體內激素的分泌出現紊亂，這樣很容易引起臉上出現粉刺等不雅之物，影響臉部美容。

**5.睡眠不足影響人的氣質**　美不但是外在的，更是內在的，有氣質的美才是真正的美。如果睡眠不足，精神狀態就會不佳，例如兩眼無神、哈欠連天、無精打采，這種不好的精神狀態必然會影響到氣質，也會使人的美感大打折扣。

# 睡不夠可導致肥胖

經驗告訴我們，睡眠時間過長，而又不注意體能鍛鍊，再加上吃的多，就很容易導致肥胖。但是睡眠時間不足，也是會導致肥胖。那麼，為什麼睡眠不足會導致肥胖呢？可以用什麼方法減肥呢？

## 一、睡眠不足導致肥胖的原因

肥胖病也被人們稱做「富貴病」。隨著現代生活節奏的加快，人們工作、學習、生活的節奏也在加快，需要扮演的角色也形形色色。人們需要更多的時間用來學習、工作和交際，因此，相應的睡眠時間

會縮短。有些人由於睡眠不規律出現失眠等睡眠障礙。在出現睡眠不足的情況時，深度睡眠的時間也會減少，久而久之，體內的內分泌系統就會出現紊亂。例如胰島素的分泌大大增加，而與人體生長發育有關的激素的分泌則大大減少。

1. **胰島素與肥胖的關係**　研究表明，睡眠時間為5小時的人所分泌的胰島素的數量是睡眠時間為 8 小時的 1.5 倍。而胰島素的分泌增加，很容易導致身體肥胖，並易誘發糖尿病。

2. **生長激素與肥胖的關係**　生長激素是一種能夠促進生長的激素，它不但能夠促進體內骨骼變長、變粗、變大，而且還具有減肥的功效——促進體內脂肪的燃燒。人到了中年之後，生長激素分泌的數量就會隨著年齡的增長而減少。而且，生長激素只在夜間睡眠的時候分泌，如果睡眠不足，其分泌就更少了，這樣就不能有效地促進脂肪的燃燒，就容易肥胖。

### 二、如何調節睡眠來減肥

1. **保證良好的睡眠**　只有有了足夠的睡眠，才能夠防止內分泌系統功能發生紊亂。所以，減肥的最好辦法之一是保證睡眠。睡眠不足的人可以多做一些運動，例如散步、游泳、跳舞、打太極等，既可以鍛鍊身體又可以使得身體產生適度疲勞，使得自己有一個良好的睡眠，保證內分泌系統功能正常運行。人們還可以通過溫水浴、海水浴、溫泉浴、按摩等方法保證睡眠品質。

2. **促進生長激素的分泌**　促進體內生長激素的分泌也是減肥的好方法。比較肥胖的人可以服用複合氨基酸，這種物質可以促進體內生長激素的分泌，促進人體的新陳代謝，加快體內脂肪的燃燒，使自己有個好身材。

## 睡前一定要卸妝

覆蓋全身的皮膚是保護人體健康的「天然長城」，在維護機體與

外界環境的平衡以及保持人體生理功能活動中起著重要的作用。皮膚表面佈滿了密密麻麻多達 200～500 萬個汗腺和眾多的皮質腺，汗孔是皮膚呼吸的「視窗」，參與機體的吐故納新，同時通過不顯性或顯性出汗，將體內產生熱量的 90％ 散發出去，使機體保持37℃ 左右的溫，利於各組織器官進行正常的代謝活動。皮脂腺分泌皮脂，潤澤皮膚，防止乾燥和皸裂。

可見，皮膚的正常呼吸、排泄和分泌功能，與皮膚的健美休戚相關。如果白天往臉上塗日霜，晚上臨睡前又搽晚霜，甚至天天濃妝豔抹。試想，皮膚整天被化妝品覆蓋得嚴嚴實實，汗腺和皮脂腺這些「窗口」會被堵得密不透風，汗腺無法排出汗液，皮脂腺難以分泌皮脂，長此下去，皮膚連透口氣的機會都沒有，豈不被憋出毛病來麼？又怎能不長疙瘩生痤瘡呢！

明白了這一道理後，每個少女都應正確使用化妝品。白天化妝，儘量淡些再淡些，到了晚上臨睡前必須卸妝，洗淨臉上的脂粉。還要養成晚睡前沐浴沖澡的好習慣，保持皮膚潔淨，讓汗腺、皮脂腺這些「窗口」暢通無阻。這樣，經過了一夜甜蜜的熟睡，不僅使身體得到充分地休息，而且皮膚也美美地呼吸了一夜，使血氧供應充足，促進了正常地代謝，既有利於防止面部長疙瘩生痤瘡，又使皮膚變得健美。若你能做到這一點，並與合理飲食、生活規律、適度運動等相結合，並堅持下去，久而久之，當你晨起對鏡梳妝時，會驚喜地發現，自己的皮膚越來越好了。

## 睡前給頭髮「鬆綁」

頭髮綁得過緊，甚至晚上睡覺也不打開頭髮，易導致頭皮炎症，應該讓頭皮暢快深呼吸。

很多年輕女性在盤頭的時候也願意把頭髮梳得緊緊的，再箍上多個花花綠綠的髮卡，由於現在不少飾品都比較沉，一天下來，頭皮拽得生疼，尤其是太陽穴周圍的皮膚也被牽連，時間久了，經常感覺到

頭疼。

　　辮子紮得太緊，頭部的毛囊就處於緊張狀態，發根很容易鬆動，造成掉頭髮的現象，並且由於紮得緊頭髮不能及時脫落，改變了頭髮的生長環境。同時，頭部的皮脂腺受到刺激會旺盛分泌油脂，堵塞毛囊口，頭皮受細菌感染出現小包，形成炎症。頭皮就會發癢、疼痛，破潰處會結痂。如果出現高燒，症狀就十分嚴重了。

　　頭皮和身體其他皮膚一樣也需要深呼吸，女孩子應儘量將頭髮散開，讓頭髮和頭皮充分放鬆。尤其是晚上睡覺時，一定要解開辮子。

## 黑眼圈的奧秘

　　一般來說，長期過度疲勞、睡眠不足與黑眼圈的關係最為密切。單純的神經衰弱，眼圈多呈灰暗色，皮膚皺，凹陷，眼缺乏神采。若是神經衰弱的同時患有內臟疾病，則眼圈的灰暗色加深，並有暗紫色，範圍也會加大。

　　年輕女性如有月經失調，可有明顯的黑眼圈，這些女性或多或少會有不同程度的貧血，因面色蒼白，缺乏光澤，黑眼圈會顯得更為突出。

　　患有慢性肝臟疾病者，由於肝功能長期處於不正常狀態，肝臟腫大，會使黑眼圈長期不能消退。患有慢性胃炎者，缺乏正常的消化、吸收、排泄功能，使營養物質的吸收和利用發生障礙，也會有黑眼圈。如果患有長期的消化與吸收機能衰退，以及攝入營養物質不足，特別是缺乏維生素 C 和 A 時會出現黑眼圈，另外，睡眠不足，長期失眠或學業繁重、疲勞過度、飲食失調也都會引起黑眼圈。

　　黑眼圈本身不一定是病態，但卻給容顏蒙上了一層陰影。

　　若要展現明眸風采，消除黑眼圈，平日的保養功夫絕不能忽略，基本方法是每天用茶包敷眼。可把使用過的兩個茶包（任何茶包都可以）洗淨放進冰箱內，早上起床後分別敷在閉著的眼睛上，待茶包失冷感後即可拿走。由於冷敷可以收縮毛孔及微細血管，而茶葉又有舒緩神

經的作用，所以經過上述處理，會立時見效，如果再用無名指輕壓按摩限部（力度要柔和）持之以恆，則效果更佳。

全麥麵包除了含蛋白質、纖維素、鉀及其他礦物質，也含有豐富維生素 $B_1$，經常食用能使黑眼圈消除，有助於保持精力充沛，皮膚細嫩光滑，眼睛明亮健康。

女性經前出現眼皮浮腫時，要儘量減少鹽份的攝取量，儘量少服用阿斯匹林。如果你對藥物很敏感，那麼在服藥前應向醫生問清是否在睡前服用，這樣可以減少眼皮浮腫的可能性。

## 早上起床雙眼浮腫怎麼辦

夜晚睡眠時，雙眼皮處於休息狀態，水分、鹽分等很容易聚積起來，造成浮腫；眼淚若不能順利流出，眼皮也會因此浮腫；另外，睡姿不好，血液循環則不順暢，眼皮也會浮腫。

使用冰涼的礦泉水冷敷，可迅速消腫。現在有一種從植物中提取製成的除皺眼霜，能活躍淋巴循環，配合淋巴引流按摩，更能消除眼部浮腫及皺紋。

## MC 來時也會睡不好？

經行期的睡眠異常是指女性在月經前後或月經期間，其睡眠會出現異常的現象。常見的經行期睡眠異常包括經行期失眠、嗜睡和遺尿三種情況。

適當增加營養，多吃蔬菜和水果等富含維生素的食品，只要飲食結構與營養措施得當，很快就會消除黑眼圈。

## 一、MC來時易失眠

經行期失眠是指在月經前後或月經期間，出現失眠現象，甚至通宵都無法入睡，等月經期結束後這種不良症狀也會自行消失。這種現象是比較常見的。在中醫學看來，這種症狀主要是因為月經期間臟腑功能失調，氣血比較虛弱，心脾也比較虛弱，肝火旺盛，陰陽之間的平衡被打破，使其心神不寧、心情抑鬱以及情緒不穩，無法安睡。針對經行期失眠，一方面要注意日常的調理，另一方面還要注意陶冶自己的情操，保持樂觀、開朗的心境，要注意避免辛辣飲食，還要注意休息，不要喝太多的濃茶和咖啡，最好睡前用熱水泡腳，這些都是月經期間良好的睡眠養生方式。

## 二、MC來時易嗜睡

經行期嗜睡也是一種比較常見的睡眠異常現象。經行期嗜睡是指在月經前後或期間，會昏睡不醒，昏昏沉沉，睡眠時間較長，一天到晚都會打瞌睡，而且一旦有了睡覺的機會，能夠很快進入睡眠狀態。經行期嗜睡的狀況在體質較弱、身體虛胖、四肢水腫或貧血的婦女身上較為常見。她們在月經前就有渾身無力，疲憊不堪，有迫切需要休息的感覺。

在中醫看來，經行期嗜睡多是由脾胃虛弱、氣血不足、精氣虧損等原因引起的。對於患有這種睡眠異常現象的女性，平時要注意加強體育鍛鍊；注意飲食，吃一些可以改善體質的食物；並聽從醫生的叮囑，服用適量的藥物，例如傳統的十全大補丸等，從而獲得滿意的治療效果。

## 三、MC來時會有遺尿現象

經行期遺尿比較少見，它是指女性在月經前後或期間，在睡夢中遺尿，月經過後就會自行消失。這種病症隨著月經週期發作。

在中醫看來，這種病症主要是由肝、脾、腎功能失調引起的。對於經行期遺尿的女性，可以通過服用中藥，例如逍遙散等來進行調

理；另外，還必須注意日常的身體鍛鍊。

總之，對以上三種比較常見的經行期睡眠異常，可以通過對造成這些不良症狀的原因進行具體分析，對症下藥，找出有效的治療和調理辦法。

# 女性更年期為什麼總是會失眠？

婦女一般在45～55歲之間處於更年期階段。此時，月經週期紊亂，月經稀少至閉經，性生活能力下降，內分泌功能失調，植物神經功能紊亂，如再加上心理和社會等因素的影響，則易發病。除軀體症狀外，均伴有不同程度的精神神經症狀，多表現為煩躁易怒等，而且凡有更年期綜合症的患者總會伴有失眠症。

這是由於更年期女性卵巢雌激素分泌逐漸減少及垂體促性腺激素增多，造成神經內分泌一時性失調，下丘腦—垂體—卵巢軸回饋系統失調和植物神經系統功能紊亂，加上心理因素及社會因素等誘因，使患者產生更年期抑鬱症、焦慮症以及心理變態等諸症，這些精神神經系統方面的異常，往往是產生失眠的主要因素。

很多女性都有更年期綜合症，起病可急可緩，以緩者居多，開始有頭暈、頭痛、失眠、乏力、食欲減退、工作能力下降或者周身不適的主訴，以後逐漸發展為有明顯憂鬱、焦慮、猜疑或躁狂的症狀。

失眠不僅是婦女更年期綜合症的常見表現，也是病情惡化的表現，所以應給予充分重視。

# 改善孕婦的睡眠品質

記住，如果在孕期有睡眠問題，最好不要使用安眠藥之類的藥物。「是藥三分毒」，任何藥品都有可能影響母子健康。而以下有一些小措施會幫助你改善睡眠：

**1.減少咖啡因的攝取量** 無論是早晨、中午，還是晚上睡覺前，

都儘量少喝咖啡、可樂、蘇打水之類含有咖啡因的飲料。茶也不要喝太多。

**2. 睡前不進食**　在睡前2小時內不要大量吃喝，以免壓食（但也要營養足夠）。有的孕婦發現，早晨和中午多吃一些、晚上少吃一些會感覺很好。如果你有噁心、嘔吐現象，臨睡前可以吃幾塊小餅乾壓胃。

**3. 養成良好的睡眠習慣和規律**　除了保持正確、舒適的睡眠姿勢外，最好每天晚上準時上床睡覺，早晨準時醒來、起床，這樣養成規律，你的睡眠品質一定會大有提高。

床上也不要放太多雜物，尤其不要把臥室和床當作工作的地方，否則會給你一種心理暗示，讓你難以入眠。床就是睡覺、休息的地方，只適宜休閒地看看書、聽聽音樂等放鬆的活動。

**4. 睡前莫興奮**　睡前不要做劇烈運動或令你興奮、勞累的事情。可以沖個熱水澡，喝杯自己喜愛的熱飲料等。

**5. 防治腿疼**　如果你晚上腿疼，甚至抽筋，可以用力將腿繃直，腳跟向後蹬，腳尖往上抬，或者站起來走一會兒。在飲食方面，要保證攝入足夠的鹽分和鈣物質。

**6. 做好孕期保健**　按照醫生的建議適當做一些孕期運動，或參加相關的孕婦保健培訓班。多與其他準媽媽或有經驗的婦女交流，她們會給你很好、實用的建議。特別是如果你在心理的壓力大，自己難以克服的情況下，更要與別人多交流，多學一些相關的知識，使你加強自信，擺脫煩惱，從而保證睡眠，促進健康。

白天如果睏了，就睡個短覺，每次半個小時到一個小時，一方面彌補晚上缺失的覺，同時也為產後做準備。因為生小孩後夜間醒來的次數會更多，在孕期先培養一下白天睡覺的習慣，能更好地適應產後新的作息規律。


## 女性妊娠期睡眠的特點

女性在妊娠期的時候，睡眠狀態會發生一定的變化，主要的特點

有以下幾個方面。

**妊娠6～12周**　女性在這段時間內會發生一系列的妊娠反應，例如噁心、嘔吐、渾身無力等反應。這種妊娠反應使得睡眠的欲望大大增加，因此，睡眠的時間會延長。這種睡眠時間延長的狀態不會太久，一般到了12周之後就會消失。

**妊娠13～14周**　此時快波睡眠的時間會增加，而慢波睡眠的時間減少，尤其是慢波睡眠的第三、四個階段，即深度睡眠的時間會減少。

一般在妊娠期14周之後，身體已經基本適應了各種妊娠反應，睡覺不好的狀況大為減少，需要注意的問題是掌握正確的睡眠姿勢。

## 孕婦不能長時間仰臥

仰臥位是大多數人比較舒適而習慣的一種臥姿，而對於孕婦，尤其是妊娠月份較大的孕婦則就不然。這是因為婦女懷孕以後，子宮在整個妊娠期內要發生巨大的變化。子宮的重量從50克左右增加至1200多克，其容積從懷孕前的4～7毫升增至容納足月胎兒、羊水及胎盤，容積可達5000毫升。同時子宮的血管也變粗，以保證有足夠的營養物質輸送給胎兒，並將胎兒的代謝產物及時清除，促使胎兒在子宮內健康地生長發育。正是由於孕婦子宮的體積逐漸增大，從而導致了不能長時間仰臥。

日本婦科醫生做過一項調查，在228名孕婦中，有96人不能連續仰臥10分鐘；有43人不能連續仰臥20分鐘以上；只有89人能無反應地仰臥。因為仰臥位時，增大了的子宮壓迫了腹主動脈，使子宮動

孕婦仰臥時，增大了的子宮還會壓迫下腔靜脈，使血液循環受阻，下肢靜脈壓升高，會造成或加重孕婦下肢浮腫，下肢或外陰靜脈曲張，或形成痔瘡等。

脈的壓力降低而影響子宮供血，從而使胎盤的供血也明顯減少，影響了胎兒的營養供給和代謝產物的排泄。

從上面談到的可以看出，仰臥位不是孕婦理想的睡姿，所以婦女妊娠後不宜採用仰臥位，即使是採取仰臥位自我感覺沒有明顯不良反應的孕婦，最好也不要經常或長時間的仰臥，以免因子宮與胎盤血液供血不足而發生意外。

## 孕婦宜採取左側臥位

婦女懷孕後，胎兒在子宮內逐漸長大，原來像一個倒置梨形大小的子宮到足月妊娠時，長成了似西瓜大小。隨著子宮的日長夜大，孕婦的睡姿頗有講究，因為孕婦的睡姿與自己和胎兒的健康都是息息相關的。所以，醫學專家對孕婦的睡姿進行了長期的臨床研究和觀察，最終證實：左側臥位是孕婦的最佳睡眠姿勢。

婦女在妊娠期，特別是妊娠晚期（7～9個月）宜採取左側臥位，不宜採取仰臥位。有以下兩點原因：

**1. 保證胎盤的血液供給**　左側臥位可以減輕增大的子宮對孕婦腹部主動脈的壓迫，以維持正常子宮動脈的血流量，保證胎盤的血液供給，給胎兒提供生長發育所需的營養物質。相反，當孕婦仰臥時，一則因易造成血管扭曲，營養物質運送受阻，使胎兒得不到足夠的營養，二則下腔靜脈受壓，影響胎兒體內廢物的排出，造成蓄積。另外，還可造成孕婦子宮內壓升高，加重胎兒缺氧。

**2. 增加回心血量**　左側臥位通過減輕子宮對下腔靜脈壓迫，增加回到心臟的血流量，回心血量增加，一方面可使腎臟血流量增多，尿量增加；另一方面可改善腦組織的血液供應，對正常孕婦來說，有利於推遲或避免妊娠高血壓綜合症的發生。對患妊娠高血壓綜合症的孕婦來說，可促進水腫消退，有利於防止抽搐。

如果孕婦取仰臥位睡眠，巨大的妊娠子宮壓迫下腔靜脈，使得回心血量減少，心排出量下降。有些孕婦可突然發生胸悶、氣急、面色

蒼白、出冷汗等症狀，甚至出現血壓下降、休克，醫生們稱為「仰臥位低血壓綜合症」。另一方面，人體記憶體在看血壓調節系統，可以隨時調節體內血壓的變化。當長時間仰臥導致血壓下降時，通過壓力感受器的作用，引起交感神經興奮，並釋放大量腎上腺素，從而導致血壓急劇上升。這種情況醫生們稱為「仰臥位低血壓綜合症」。不管是低血壓還是高血壓，均由仰臥姿勢所引起，對孕婦的健康不利。

## 孕婦難眠的原因

在妊娠期間往往會睡不好覺，容易出現失眠。到底是哪些原因造成失眠呢？

**1.必須改變的睡姿**　首要原因在於，隨著寶寶的日漸發育，孕婦身體重心發生變化，使得多年來養成的最佳睡眠姿勢和習慣變得不再舒適。你在床上輾轉反側，其實總在尋找一個最舒適的姿勢，可總是感覺不舒服。側臥而眠是孕婦最佳的睡眠姿勢，可是如果你原來一直仰臥或趴著睡的話，側睡會令你在短期內難以適應。

**2.尿多，起夜頻繁**　寶寶的到來需要更多的血液流通（比平時多出30～50％），使腎臟負擔加重，從而產生更多的尿液。同時因為子宮增大，壓迫膀胱，使其儲尿量減小，導致尿頻。特別是如果寶寶在夜間比較活躍時，更是如此。

**3.心跳增加**　因為寶寶的存在，心臟需要更大的抽血量和搏擊頻率，這使你心率加快，感覺不適，夜間容易醒來。

**4.呼吸短促**　由於子宮增大，壓迫肺部下方的橫隔膜，使呼吸困難。與此同時，血液的增加導致氧氣需求量大增，使呼吸頻率加快，呼吸更深，導致你感覺不適，夜間易醒。

**5.噁心與便秘**　懷孕期間，整個消化系統都會受到影響。食量增大，消化速度卻沒有加快，有的甚至放慢，導致噁心、嘔吐、便秘等現象，影響睡眠。

此外，還有其他一些因素會影響孕婦睡眠。例如，有的人睡覺多

夢，甚至做惡夢。同時，心理壓力影響睡眠品質，特別是如果有的孕婦信心不足，擔心不能順利生產、寶寶不健康及以後難以撫養等等。

## 哺乳期也要睡得好

哺乳期的婦女，真可謂是一生當中最為疲勞和辛苦的階段。這時往往是既忙裡又忙外，白天有工作要做，夜裡還有守護孩子的任務，睡眠的時間很零碎，很少能像以往那樣可以大膽地一覺睡到天亮。

處在哺乳期的女性，在睡臥時有些問題要特別注意。最重要的是：

1.**切勿壓著或憋著孩子** 嬰兒的自我保護能力很差，往往會因包被及媽媽的乳房遮住口鼻而發生窒息；如果母子同睡一個被窩，也常因母親翻身而壓傷孩子。筆者一堂弟媳，分娩後剛出滿月，即因睡眠中翻身不慎將上肢壓住了嬰兒的口鼻，醒來一看孩子已經停止了呼吸。舉家喜慶的氣氛還尚未變淡，這一意外的不幸，又將全家人帶入了悲傷之中。

2.**保護好妳的乳房** 母乳對嬰兒來說是最高級的營養品，就目前而言，沒有一種代乳品可與母乳媲美。產婦分娩後由於乳腺開始分泌乳汁，兩乳將更加膨隆飽滿，這時若不注意保護，稍有不慎極易造成乳汁壅積，引起急性乳腺炎。從臨床上接觸到的乳腺炎病人來看，患者陳述發生原因時，大部分病人講到是在睡覺的時候不小心擠了一下造成的。這是因為人在清醒狀態下，自然會很好地保護好孩子的糧袋——乳房，可是入睡以後就很難注意。這就要求哺乳的女性在睡臥時要事先做好保護乳房的準備，以免發生不測。要做到：❶ 不要俯

值得每位孕婦特別注意的是，在妊娠期以內，倘若發生了失眠現象，要謹慎服用鎮靜藥，否則有可能會造成終生的遺憾。

臥；❷側身而睡時切勿使乳房受壓；❸睡眠當中勿穿過於瘦小的內衣；❹不可讓孩子含著乳頭睡覺。

# 第 **7** 章
# 父母必讀！
# 嬰幼兒的睡眠百寶箱

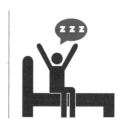

孩子生長需要生長激素的刺激，生長激素愈多，孩子的發育就愈快，個子就愈高。而生長激素都是在睡眠的時候進行的。

## 充足睡眠對孩子的健康影響

充足的睡眠不僅僅是孩子生理本能的需求，還是孩子健康的一劑良藥。那麼，充足睡眠對於孩子健康的有利影響到底有哪些呢？

### 一、可以消除孩子的疲勞

孩子的身體和大腦的發育還不成熟，精力有限，身體和大腦都非常容易疲勞，如果身體和大腦長期得不到足夠的睡眠，身體的發育就會受到影響；另外大腦對外界刺激的反應也會降低，同時也能影響大腦的正常發育。而睡眠就是保證身體和大腦得到足夠休息的最好方式。睡眠中身體處於放鬆狀態，同時體內儲存了大量能量，而且體內血液的供應也比較充足，這樣，就會逐漸消除身體的疲勞；另外，在睡眠中，大腦能得到充分的血液和氧，大腦的疲倦就會慢慢消失。

### 二、是孩子的增高劑

孩子生長需要生長激素的刺激，生長激素越多，孩子的發育就越快，個子就越高。而生長激素的分泌都是在睡眠的時候進行的。

據專家研究證明，**當孩子處於清醒狀態的時候，體內分泌的生長激素很少，但是，在入睡後一個小時，生長激素的分泌就會大量增加**，而且在整個的睡眠過程中都會出現生長激素大量分泌的現象。因此，充足的睡眠是孩子的增高劑。

### 三、充足的睡眠是孩子大腦發育的加速器

大腦的發育也離不開充足的睡眠。在熟睡階段能夠啟動神經細胞、提高大腦神經功能的作用；此時，腦血管擴張、血流量增加，促進大腦的新陳代謝，從而達到促進大腦發育的目的。當孩子的睡眠不足的時候，大腦的功能會減弱，從而影響到大腦的智力和記憶力。據專家調查，在睡眠不足的 7～8 歲的孩子中間，有 60％ 的孩子成績很差，有 40％ 的孩子成績一般；而在睡眠充足的孩子中間，有 76％ 的孩子成績較好，有 11％ 的孩子成績優秀。

### 四、充足的睡眠可以提高孩子的免疫力

當孩子處於睡眠狀態的時候，體內代謝的有害物質會減少，而且還能大量分泌可以增強免疫力的物質。另外足夠的睡眠還可以對神經系統和精神狀態進行調節，從而提高孩子的免疫力。睡眠還能夠保持體內免疫機制和神經—內分泌以及體溫調節的平衡，從而保證免疫機制的正常運行。

# 6 種睡姿有損寶寶健康

由於寶寶每天的大部分時間都是在睡眠中度過，孩子的睡眠看似簡單，其實卻暗藏許多問題。許多父母就在哄孩子入睡和糾正孩子的睡姿上犯過不少錯誤，只是自己全然不知罷了。下面我們就來仔細分析一下寶寶六種錯誤睡姿。

## 一、搖睡

當寶寶哭鬧或睡眠不安時，一些年輕媽媽便將寶寶抱在懷中或放入搖籃裡搖晃，寶寶哭得越凶，媽媽也就搖晃得越猛烈，直到寶寶入睡為止。

搖晃動作會使嬰兒的大腦在顱骨腔內不斷晃蕩，未發育成熟的大腦會與較硬的顱骨相撞，造成腦小血管破裂，引起「腦輕微震傷綜合症」，發生腦震盪、顱內出血。值得注意的是，這種方法尤其不適合10個月以內的小寶寶。

## 二、陪睡

從寶寶一出生，就應積極鼓勵他獨自入睡，並養成習慣。即使是新生兒，也不應與媽媽同睡一個被窩。因為媽媽熟睡後稍不注意就可能壓在小寶寶身上，造成窒息死亡。媽媽長期陪睡，寶寶會出現一種「戀母」心理，到了幼稚園甚至上小學的年齡，與媽媽分離就會很困難。由此還會在日後患學校恐懼症、考試緊張症，對寶寶的身心發展不利。

## 三、俯睡

專家發現嬰兒猝死綜合症與睡眠姿勢有關，特別是顏面朝下的俯睡最具危險性。小嬰兒一般不會自己翻身，並且不能主動避開口鼻前的障礙物，因而呼吸道在受阻時，只能吸收到很少的空氣而缺氧；加上消化器官發育不完善，當胃蠕動、胃內壓增高時，食物就會反流，阻塞本已十分狹窄的呼吸道，造成嬰兒猝死。

專家建議，寶寶最安全的睡姿是仰睡。此種睡姿可使其呼吸道暢通無阻，一定程度上避免了嬰兒猝死。

## 四、摟睡

不少媽媽擔心寶寶在睡眠中發生意外，常常摟著睡覺。其實，這樣做恰恰增加了發生意外的機會。這種做法有四大危害：

1.摟睡使寶寶難以呼吸到新鮮空氣,而吸入的多是被子裡的汙穢空氣。

2.容易使寶寶養成醒來就吃奶的壞習慣,從而妨礙寶寶的食欲與消化功能。

3.限制了寶寶睡眠時的自由活動,難以舒展身體,影響正常的血液循環。

4.如果媽媽睡得過熟,不小心乳頭堵塞了寶寶的鼻孔,甚至可能造成窒息等嚴重後果。

## 五、開燈睡

一些年輕媽媽為了方便夜間餵奶、換尿布,往往將寶寶臥室裡的燈通宵開著,這對寶寶有不利影響。醫學研究證明,嬰兒在通宵開燈的環境中睡眠,可導致睡眠不良,睡眠時間縮短,進而減慢發育速度。因為嬰兒的神經系統尚處於發育階段,適應環境變化的調節機能差,臥室內通夜亮著燈,勢必改變了人體適應的晝明夜暗的自然規律,從而影響寶寶正常的新陳代謝,危害生長發育。

## 六、裸睡

夏天氣溫高,一些媽媽便讓寶寶光著身子躺在床上,以求涼爽。

寶寶體溫調節功能差,容易受涼,特別是腹部一旦受涼,可使腸蠕動增強,導致腹瀉發生。所以,即使炎夏也不可讓寶寶裸睡,最好在寶寶胸腹蓋一層薄薄的衣被,或戴上小肚兜睡。

嬰兒喝完奶後睡覺時,宜採取右側臥位。這既可避免因溢奶引起的不良後果,也有利於食物的消化吸收。

# 嬰兒宜採用怎樣的睡姿？

已能自己翻身而又不吐奶的孩子，採用什麼睡姿，可以尊重孩子的習慣，只要孩子睡得舒適，無論仰臥、俯臥、側臥都是可以的。

但與成人一樣，嬰兒最理想的睡姿是側臥，對較小的嬰兒特別是6個月以下和溢奶的嬰兒來說，更是如此。

首先，俯臥的危險很大。嬰兒俯臥時，他的頭與身體呈一條直線，他的鼻子就很容易受到褥子或枕頭壓迫而發生窒息。因為嬰兒還小，活動能力差，不可能自己翻身，容易產生悲劇。

其次，有溢奶現象的孩子不宜仰臥。因為仰臥容易在孩子嘔吐時堵塞喉嚨，引起窒息，也容易使奶吸入肺裡造成吸入性肺炎。

側臥雖然是較適合新生兒的一種睡眠姿勢，但是長期睡一種姿勢是不舒適的，也不利於身體的平衡發育，因此，要注意定時變換側臥位；在專人看護的情況下，孩子又不溢奶，也可間歇性地變換成仰臥或俯臥。還要注意的是，嬰兒睡覺時，不要使其耳輪壓向前方。

# 嬰兒「偏頭睡」是睡相不好所造成嗎？

「睡偏頭」的主要原因是剛出生的寶寶，頭顱骨尚未完全骨化，有相當的可塑性。加上寶寶的頸部肌肉尚無力轉動沉重的頭部，當某一方位的骨片長期承受整個頭部重量的壓力時，其生長的形狀就會受影響了。新生兒出生後如不及時注意睡眠姿勢，頭部長期偏向一側，久之，頭部就形成左右不對稱狀態。

預防和糾正這種「睡偏頭」的方法很簡單，即嬰兒的頭部不要長期處於一種姿勢，應定期更換睡眠姿勢，或在一側放上較軟的枕頭，枕頭以三四公分高為宜，使頭部不能隨意偏向該側，如此雙側交替進行，久之即能達到防治作用。當寶寶逐漸長大後，骨縫彌合，頭形就不太會改變了，此時約為兩個月大。如果兩個月以後發現寶寶的頭形不對稱了，三個月以內調整還來得及。

# 嬰兒何時需要睡枕頭

人們習慣認為，睡覺就必須睡枕頭，於是就給剛剛出生的新生兒也枕一個小枕頭。我們說這完全不必要，這不利於新生兒正常發育。由於新生兒的脊柱是直的，故平躺時，背和後腦勺在同一平面上，不會造成肌肉緊繃狀態而導致落枕；加上新生兒的頭大，幾乎與肩同寬，側臥也很自然，新生兒無需枕頭。如果頭部被墊高了，反而容易形成頭頸彎曲，影響新生兒的呼吸和吞嚥，甚至可能發生意外。為了防止吐奶，嬰兒上半身可略墊高 1 公分。

當嬰兒長到 3～4 個月，頸部脊柱開始向前彎曲，這時睡覺時可枕一公分高的枕頭。長到 7～8 個月開始學坐時，嬰兒胸部脊柱開始向後彎曲，肩也發育增寬，這時孩子睡覺時應枕 3 公分高左右的枕頭。過高、過低都不利於睡眠和身體正常發育，常枕高枕頭容易形成駝背。

在民間給新生兒枕上又硬（常用高粱米做的枕頭）又高的枕頭，使新生兒脊柱的發育受到了影響。為了兒童的正常發育，根據新生兒的生理特點、發育特點，不要給新生兒枕枕頭。

# 從嬰兒睡眠中觀察健康情況

嬰兒在睡眠中出現的一些異常現象，往往是在向家長報告他將要或已經患了某些疾病，因此，父母應學會在嬰兒睡覺時觀察他的健康情況。

正常的嬰兒在睡眠時比較安靜舒坦，呼吸均勻而沒有聲響，有時小臉蛋上會出現一些有趣的表情。有些嬰兒，在剛入睡時或即將醒時滿頭大汗，可以說大多數嬰兒夜間出汗都是正常的。但如果大汗淋漓，並伴有其他不適的表現，就要注意觀察，加強護理，必要時去醫院檢查治療。比如嬰兒入睡後大汗淋漓，睡眠不安，再伴有四方頭、出牙晚、囟門關閉太遲等徵兆，這便是患了佝僂病。

若夜間睡覺前煩躁，入睡後全身乾澀，面頰發紅，呼吸急促，脈搏增快（嬰兒正常脈搏是110次分），便預示即將發燒。

若睡眠時哭鬧，時常搖頭、抓耳，有時還發燒，這時可能是患了外耳道炎、濕疹或是中耳炎。

若睡覺時四肢抖動，則是白天過度疲勞所引起的，不過，睡覺時聽到較大響聲而抖動則是正常反應；相反，要是毫無反應，而且平日愛睡覺，則當心可能是耳聾。

若在熟睡時，尤其是仰臥睡時，鼾聲較大、張嘴呼吸，而且出現面容呆笨，鼻樑寬平，則可能是因為扁桃體肥大影響呼吸所引起的。

若嬰兒睡著後手指或腳指抽動且腫脹，要仔細檢查一下，看是否被頭髮或其他纖維絲纏住。

## 為什麼嬰幼兒睡覺容易醒？

有的家長常常會這樣講，「我的孩子睡覺特別淺眠，有一點動靜，就立刻醒來。」而有的家長會這樣說，「我們家的孩子睡覺特別老實，雷打不動。」有人說睡覺易醒的孩子比較聰明，這種說法是沒有科學道理的。那麼，到底有哪些原因造成孩子睡覺易醒呢？

### 一、孩子自身的原因

1. **發育不成熟**　嬰幼兒時期，孩子的發育還不成熟，尤其是神經系統的發育很不完善，不能很好地調節外界刺激與自身的反應。因此，一旦受到外界的刺激，即使是輕微的刺激，處於睡眠狀態的孩子也會醒來。因此，孩子睡覺易醒是發育不成熟的表現。隨著孩子的發

新手爸媽應特別注意！在嬰兒睡覺時多觀察小孩是否有異常變化，防止延誤病情。

育和成熟，這種狀況會得到改善。

**2.身體患病** 如果孩子患病，例如感冒咳嗽、佝僂病等，往往會造成孩子睡覺時易醒。這些外在的很容易被察覺的疾病可能會引起家長的注意。但是有些疾病，如寄生蟲病，使得孩子消化不良，營養供應不足，導致睡眠易醒。這些病家長不易發現，因此，當孩子經常失眠易醒的時候，家長應該帶孩子去醫院檢查。

**3.過飽或過餓** 有些家長不注意孩子的饑飽，尤其是怕孩子吃不飽，因此，不顧孩子的饑飽，一味給孩子餵奶。還有些家長擔心孩子進食太多，給孩子餵奶過少。無論是餵奶過多還是過少都會導致孩子的腸胃不舒服，因此，在睡覺時容易醒來。

**4.受到過多的刺激** 如果孩子受到的刺激過多，造成興奮度較高，大腦無法進入抑制狀態，也能導致孩子睡覺容易醒來。例如，聽到了比較恐怖的聲響和其他孩子玩的非常高興，以及見到了好久沒有見到的親人，這些都容易使孩子受到過多的刺激，使得大腦保持持續的興奮，即使進入睡眠狀態，也容易醒來。

## 二、外界因素的影響

孩子睡覺的環境也同樣會影響到睡眠狀態。例如，孩子睡覺的時候，燈光比較刺眼、電視的音量較大、大人說話的聲音較高、天氣過冷或者過熱，這些都會影響到孩子的睡眠，使其在睡覺的時候容易醒來。

# 觀察孩子的睡眠狀態

孩子的睡眠狀態非常關鍵，通過觀察孩子的睡眠狀態，可以瞭解孩子的睡眠品質以及身體健康程度。睡眠狀態的觀察分為兩個部分，一個是睡眠時間的長短，另一個是睡眠的姿勢、醒來後的表現等等。

•**1～3個月** 這一時期的嬰兒應該睡 18 小時，才出生的嬰兒甚至每天要睡 20 小時，差不多白天睡 6～8 小時，晚上睡眠 10～11 小時，

白天睡3～4次；家長還要觀察孩子的睡眠姿勢是否正確。

‧**4～6個月**　這一時期，嬰兒睡眠的時間減少，一天睡眠15～16小時，白天睡眠兩次或者三次，上午睡1～2小時，下午睡2～3小時；家長還要觀察孩子的睡眠姿勢是否正確。

‧**7～12個月**　這個時期，嬰兒的睡眠時間又會減少，一般是14～15個小時，白天是睡眠的時間2～4小時。上午一次，睡1～2小時，下午睡眠一次或者兩次，每次睡眠的時間為1～2小時，晚上睡眠10小時；家長需要觀察孩子的睡眠姿勢是否正確。

‧**1周歲至1周歲半**　這個時期，孩子睡眠的時間減少，一般是12～14小時。白天睡眠時間為2～4小時，睡眠兩次，每次睡眠1～2小時；晚上睡眠10小時。家長需要觀察孩子的睡眠姿勢是否正確。

‧**1周歲半至2周歲**　孩子睡眠的時間繼續減少，一般是12小時左右。白天午睡一次即可，睡眠的時間為2小時；晚上睡眠10小時。家長還要觀察孩子的睡眠姿勢是否正確；觀察孩子睡眠的時候是否安靜。

‧**2周歲至2周歲半**　睡眠時間一般是12小時左右。白天午睡一次，睡眠時間約為2小時；晚上睡眠10小時。家長需要觀察孩子的睡眠姿勢是否正確；還要觀察睡眠是否安靜，睡醒之後的精神狀態是否良好。

‧**2周歲半至3周歲**　睡眠時間一般是12小時左右。白天午睡一次，睡眠時間為2小時；晚上睡眠10小時。家長需要觀察孩子的睡眠姿勢是否正確；是否能夠自己安靜入睡，睡醒之後精神狀態是否良好。

‧**4～6歲**　睡眠時間一般是10～12個小時左右。白天午睡一次，睡眠時間約為2小時；晚上睡10小時左右。家長需要觀察孩子的睡眠姿勢是否正確；以及是否有不良睡眠習慣。

需要特別說明的是，無論哪個年齡的孩子在睡覺的時候出現不安靜、呼吸不暢、易醒、出汗較多等不正常的睡眠狀態時，就應該引起家長的注意，帶著孩子及時去醫院就診治療。

# 培養孩子良好的睡眠習慣

孩子的睡眠習慣是受環境影響的，有的孩子讓抱著睡，這是家長培養而成的，而晚睡晚起往往是跟隨大人晚睡的習慣造成。

要糾正這種現象，首先要培養孩子放到床上能自己入睡的好習慣。家長不要在孩子睡前，把他抱在懷裡，一邊拍，一邊嘴裡哼著曲調，在房間裡來回走動；家長也不要把孩子摟在自己被窩裡，讓孩子含著乳頭或吃著被子角睡，這些都是不良習慣。長此以往，孩子非要在這些條件下才能入睡，若不依他，孩子便拒睡，使家長為了孩子睡眠問題，搞得十分疲勞。

其次，要培養孩子按時入睡的習慣。到了睡覺時間，要給他創造一個睡眠環境，如保持室內光線柔和舒適安靜，不要大聲吵鬧，睡前不要過分逗弄孩子，不要讓他太興奮，也不要講驚險恐怖的故事，上床前讓孩子解小便。如果孩子一時睡不著，不要嚇唬他。否則，會使孩子睡不好。

再則，要培養孩子按時起床的習慣。如果孩子晚上睡得早，有了充足的睡眠時間，第二天早晨是容易被喚醒的。

最後，家長不要因為看電視或忙於其他事情，使孩子不按時睡覺，這很難養成良好的習慣。家長早上不要睡懶覺或在被窩裡與孩子逗玩，讓孩子在床上吃早點等，這些無形之中會養成孩子賴床的壞習慣。

一旦孩子有了規則的睡眠習慣，就要保持，不要輕易變動。

# 讓孩子獨自睡覺好處多

當孩子很小的時候，由於還需要夜間照顧、容易受到驚嚇、懼怕黑暗等原因，父母可以和孩子一起睡，但是，等孩子到了一定的年齡，大約3歲，就可以獨自睡覺了。那麼，孩子獨自睡覺的優點有哪些呢？

### 一、孩子獨自睡覺有利於睡眠衛生

當孩子和父母一起睡覺的時候，孩子和父母之間就會發生「奪氧」現象，這是很多家長所忽視的。因為，當人們進入睡眠狀態時，需要吸入大量的氧氣，同時呼出大量的二氧化碳，由於父母的肺活量比孩子的要大的多，所以父母會吸入更多的氧氣。而臥室就那麼大，孩子就不可避免地吸入大量的二氧化碳，這樣就會影響到孩子的正常呼吸以及體內的血液循環，影響孩子的健康。另外，孩子和父母一起睡覺，父母也會無意識地爭奪孩子的睡眠空間，使得孩子在睡眠的時候產生不適感覺。

### 二、孩子獨自睡覺有利於培養獨立性

當孩子和父母一起睡覺的時候，雖然可以增加孩子的安全感。但是，孩子不能依賴父母一輩子，以後還是要獨立面對生活的。獨立睡覺，可以使得孩子慢慢消除對黑夜的恐懼，變得勇敢、獨立，即使睡眠中出現了小問題，自己也能夠學會獨立去解決。獨立性的培養可以增加孩子對社會的適應能力，這對於孩子以後的成長意義重大。

### 三、孩子獨立睡覺可以避免形成錯誤的性觀念

當孩子和父母一起睡覺的時候，如果父母進行性生活或者其他過分親膩的動作被孩子看到，就會影響到孩子對於性的正確認識，造成不良的後果。例如，很多青少年的性犯罪，原因就是孩子和父母一起睡覺，造成孩子對性的扭曲認識。如果孩子獨立睡覺，父母可以對孩子實施正確的性教育，使得孩子從小就樹立科學的性觀念。

孩子獨立睡覺的好處多多，所以父母不要過分擔心。應該給予孩子一個獨立睡眠的空間，使孩子能夠養成獨立面對生活的好習慣。

# 孩子睡覺愛踢被子怎麼辦

有些孩子在睡覺的時候有踢被子的習慣，這樣很容易使孩子著涼感冒。是什麼原因導致孩子愛踢被子呢？

兒童時期，尤其是嬰幼兒時期，大腦的發育還不成熟和完善，因此，控制睡眠的中樞有時會出現失調，不能很好地處理外界刺激與身體反應的關係。一般說來，當入睡眠狀態的時候，大腦中的網狀結構處於抑制狀態，這樣人們在睡眠的時候，對外界的刺激的敏感較低。而孩子進入睡眠的時候，特別是處於慢波睡眠的第一、第二階段，大腦並不是完全處於抑制狀態，只有局部處於抑制狀態，還有較高的興奮度。所以，當孩子受到外界的刺激，如睡前過於興奮、聽到比較大的聲響以及睡覺的時候被子太厚、姿勢不正確等等，都很容易引起孩子在睡覺時做出反應——踢被子。

當孩子患病的時候，也容易引起踢被子。尤其是蟯蟲病，蟯蟲一般在晚上比較活躍，聚集在孩子肛門周圍產卵，引起肛門周圍部位瘙癢無比。孩子會產生煩躁不安的情緒，這樣也會導致踢被子。

如果孩子在睡覺之前受到較多的刺激就比較容易踢被子。家長在孩子會睡覺之前應避免讓孩子受到過多的刺激。所以，在孩子睡覺之前，不要讓孩子玩耍的過度興奮，避免受到驚嚇，避免讓孩子看比較刺激、驚險的電視，也不要讓孩子過於高興，使孩子能安安靜靜地進入睡眠。

給孩子蓋的被子不要過厚，過厚的被子一方面會因為重量較大而壓迫孩子，使得睡覺的時候不舒服；另一方面，過厚的被子還容易使孩子煩躁悶熱，體內的熱量難以散發出去，這樣也很容易出現踢被子。

有些孩子踢被子是由於患病引起的，如患蟯蟲病，消化不良等。家長應該帶著孩子去醫院進行治療。

# 讓小孩好眠的4個撇步

兒童有了足夠的睡眠，才能精力充沛，食欲良好，身心健康。關心兒童的睡眠，要注意以下四點：

## 一、讓孩子早點睡

兒童身高除了與遺傳、營養、體育鍛鍊諸因素有關外，還與生長激素的分泌有重要關係。生長激素是人下丘腦分泌的一種蛋白質，它能促進骨骼、肌肉、結締組織和內臟的生長發育。生長激素分泌過少，勢必會造成身材矮小。而生長激素的分泌有其特定的節律，即人在睡著後才能產生生長激素，深睡一小時以後逐漸進入高峰，一般在22時至凌晨1時為分泌的高峰期。如果睡得太晚，對於正在長身體的兒童來說，身高就會受到影響。

## 二、讓孩子睡得夠

讓孩子有足夠的睡眠最有利於孩子生長發育。這和兒童必需的睡眠時間有關。新生兒一天要睡16個小時，出生後3個月要睡14個小時，6個月至1歲要睡13個小時，2～3歲要睡12個小時，也就是說，嬰幼兒一天的一半時間都處在睡眠之中。異相睡眠也叫「快波睡眠」最能使大腦得到休息。新生兒和哺乳期嬰兒異相睡眠占40～50％，而成人只占20％，可見讓嬰幼兒睡足覺是多麼重要。

## 三、睡後請熄燈

通常，熄燈睡眠時，人體的生理機能協調，代謝平衡。但若長時

孩子睡覺最遲不能超過21時，一般以20時前睡覺最為適宜。這樣，就不會錯過生長激素的分泌高峰期。

間處於人工光源照射下，由於微妙的「光壓力」，人的視網膜生理調節會受到干擾，眼球和睫狀肌得不到充分的休息，久之，勢必影響視力。有報告說，晚上經常處於光照環境下的嬰兒，鈣質的吸收要降低25％左右。鈣質的缺乏，也會引起近視，還會帶來睡眠易醒易驚，餵奶時間延長，體重增加慢等許多問題，對孩子的生長發育不利。另外，還有可能影響中樞神經的保護性抑制，導致智力及語言障礙。

為使孩子健康發育，晚間入睡後應熄燈。切記不要在孩子身邊開燈工作、閱讀或看電視。

### 四、要脫衣睡

乳兒期即是胎兒從出生到1歲這段時間。有的家長讓乳兒穿衣睡覺，甚至將手腳包裹起來睡，這會不利於孩子的健康成長。

脫衣睡覺有利孩子的生長發育。乳兒期的兒童生長迅速，在這個時期，若經常穿衣覺，會影響乳兒的血液循環，不利於休息，在一定程度上還會影響乳兒的身體發育。脫衣睡覺能夠使乳兒睡得更加舒心、坦然，有利於孩子的健康成長。

## 要讓孩子養成睡前刷牙和漱口的習慣

你是否給已長牙的寶寶在睡前刷牙和漱口？有無半夜給孩子餵奶或讓孩子抱著奶瓶入睡的習慣？調查顯示，這兩種不良習慣與齲齒發生率密切相關，1～2歲的幼兒齲齒大部分是由此引起的。

事實證明有美好的乳齒才能有良好的恆齒。六歲以下孩子的齲齒從外觀上可以看到乳牙靠唇齒面的部分變黑變黃，調查顯示1～2歲因不良的生活習慣，導致幼兒齲齒發生率高達77.8％。建議幼兒在一歲時就應該培養睡前刷牙、漱口的良好習慣，睡後就不能再吃喝任何食物，也不能喝牛奶了，保持口腔清潔。

另外，有些媽媽認為：小孩的乳牙不需保護，因為都要換牙，即使孩子長了齲齒也不重視；同時還認為小孩怎麼給他刷牙？其實給小

孩刷牙同大人一樣，並沒有特別的地方。幾乎所有的母親都認為多喝奶有營養，小孩能吃能喝長得好也長得快。在這種心態指導下，多數母親夜間醒來主動叫孩子喝奶。就這樣長期睡前不刷牙、不漱口，或半夜喝奶，導致兒童的乳牙發生齲齒，由於乳牙的牙根發生齲變到長恆齒時也不正常了。

因為一歲以上的孩子可以吃副食品了，正確的口腔保健觀念是：孩子晚上吃飯後刷牙、漱口清潔口腔，睡前不再吃任何食物和飲料。據營養學家認為，孩子睡前喝奶、半夜喝奶，實在沒有必要。而且還可嚴重妨礙口腔衛生，導致口腔的各種疾病，其中最常見的是齲齒。

小兒刷牙的正確方法是，使用兩排毛的保健牙刷，順著牙縫刷，上牙從上往下刷，下牙從下往上刷，把牙縫中的所有食物碎渣全部清除掉。刷後用清水漱口。要注意：千萬要糾正孩子左右橫著刷牙的習慣。因為橫刷不但刷不乾淨牙齒，還特別容易磨損牙齒和牙床，破壞牙齒表面的保持層，即釉，對日後孩子能否長一副健康而美觀的牙齒有著極大的影響。

讓孩子從小養成良好的衛生習慣，對身體健康是十分重要的。

# 晚安！睡前講故事的小祕訣

為幼兒講故事，如果講起來流利生動，孩子一定很入迷。為一大群孩子講述情節起伏刺激的故事，需要很好的口才，而且要加上生動的表情和手勢，但是為幼兒講床邊故事則不必。以下是講睡前故事的幾個小祕訣：

## 一、要生動有感情

為孩子講床邊故事，要用感情來表現氣氛，而且要輕柔甜美。講故事之前，最好先瞭解故事的主題和內容，如果自己先念一遍，掌握每一個角色的個性和故事情節，那麼講起來一定很自然生動。

## 二、聲音豐富有變化

講故事時適度變化一下您的聲音，聽起來一定更加生動。例如火車的「嗚嗚」聲或汽車的「嘟嘟」聲，小狗「汪汪叫」和小貓「喵喵叫」，你都可以用不同的擬聲發音來表現這些聲音，而不是呆板地念出字來；同樣地，爸爸的聲音和奶奶的聲音也應該不一樣。如果家長能夠充分表現愉快、憤怒、失望、難過等情緒，睡前故事就會和廣播劇一樣精彩。

## 三、故事不宜太驚悚

高潮迭起的故事當然能引起孩子注意，但也容易使孩子過度興奮，不適宜睡前講述。為了讓孩子安靜入夢，最好挑選有安定感、情節變化平靜的故事，孩子才不會越聽越興奮。家長講故事時，要把故事講得有安寧的氣氛，並不時斟酌孩子的年齡和心智發育，稍微調整故事內容。

## 四、愛心和耐心

如果昨天的故事還沒講完，孩子就睡著了，那麼今晚講故事時，最好要有「前情提要」，以便孩子適度銜接。在講述過程中孩子可能會有疑問，這時候應該先為孩子解說，然後再繼續，不要說「現在不要問，等講完了再告訴你」，那是最不高明的。記住，愛心和耐心是一樣重要的。

## 五、適度改編故事

可以適度將故事情節改編，孩子的吸收能力和興趣都不同，爸爸媽媽可以試著瞭解孩子的能力範圍，然後小幅度變動故事內容。例如有些外國故事的主角名字洋味十足，不妨改成鄰家小孩的名字，孩子聽起來會更親切。

# 第**8**章
# 長壽有理！
# 銀髮族的睡眠養生法

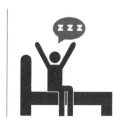

一項新的研究顯示，長期沒有足夠睡眠的人會對胰島素失去敏感性，時間長了就可能會引起肥胖、高血壓和糖尿病。

## 影響銀髮族睡眠品質的因素

很多人往往會有這樣的想法，老年人需要的睡眠時間比較少，所以老年人的睡眠品質好壞問題不大，這種想法是不對的。因為，人到了老年，身體各方面的功能都有了不同程度的下降，例如身體能量的消耗大於能量的儲存、免疫力下降等。因此，老年人也同樣需要充足的睡眠，使得大腦得到充分的休息，儘量減少體內能量的消耗，增加體內能量的儲存，使得身體各組織器官功能正常，提高免疫力。

但在日常生活中很多老年人的睡眠品質卻往往不能得到保證。有哪些因素影響到老年人的睡眠品質呢？

### 一、生理因素

**1. 頻尿的影響**　到了老年之後，由於尿道功能紊亂、前列腺變大，使得排尿次數增多。這樣，在晚上睡覺的時候，就會出現尿頻，從而擾亂正常睡眠。

**2. 身體患病**　多數老年人都患有這樣或那樣的疾病，無論是身體方面的疾病還是精神方面的疾病，都有可能造成夜間睡眠時出現頭

痛、呼吸不暢以及全身酸痛等症狀,使其產生不舒服的感覺,這樣就
會擾亂正常睡眠,從而影響到睡眠品質。

## 二、心理因素

**1. 對睡眠的錯誤認識**　有些老年人對於睡眠沒有正確的認識,例
如擔心會睡死過去或者認為自己睡的時間太長等。因此在睡覺的時
候,就比較緊張,越緊張就越輾轉反側不能入睡,越不能入睡,就越
緊張;如此反覆,睡眠品質就會受到嚴重的影響,造成入睡困難、失
眠等睡眠障礙的發生。

**2. 不良情緒的影響**　老年人的心理也很容易受到外界因素的影
響。有人形容老年人是「老小孩」,因此,有些老年人會更加多愁善
感,如果白天遇到了不順心的事情,例如兒女對待自己的態度稍微有
點急躁,老年人就會產生鬱悶、自卑、憂傷、孤獨等不良情緒;因為
老年人生理和心理的特點,這種不良情緒持續的時間會比較長,一般
到了晚上仍然不能消退;這樣就會影響到睡眠,使得入睡困難,即使
入睡了,也經常驚醒,從而影響了睡眠的品質。

## 三、外界因素的影響

外界因素對於老年人睡眠品質的影響也比較大,尤其是睡眠環
境。如臥室的光線比較刺眼、溫度過高或過低、床鋪過軟或過硬、家
人看電視的音量過大等,都會影響到老年人的睡眠品質。另外,街道
上汽車的聲音、鄰居的吵鬧等,也會影響到睡眠品質。

## 四、藥物的影響

日常服用的某些藥物能夠提高興奮度,使得大腦長期處於興奮狀
態,即使到了正常睡眠時間也不能入睡。因此,會造成老年人失眠、
夜間驚醒等不良睡眠狀態。

# 銀髮族睡得好的撇步

老年人常因退休後，單調鬆弛的日常生活、自身疾病、喪偶、家庭失和、經濟困難等造成心理上的各種消極情緒，呈現出陰陽平衡失調，表現為夜而不眠，難以入寐，睡而不深，多夢易驚醒，直接影響身體健康和日常生活的品質。為了提高老年人睡眠品質，應注意處理好以下幾點：

## 一、照料好長輩生活起居

由於老年患者各器官的生理功能都處於逐步衰退，正氣不足，肺氣衰，新陳代謝降低，適應能力差。正確指導老年患者起居，順應自然規律，達到防病治病健康長壽目的。春季在保證睡眠基礎上，夜可晚臥，晨要早起，不可懶臥於床。夏季是一年中陽中之陽，順應自然保養陽氣，晚臥早起。秋季陽氣由疏泄趨向收藏，以養「收氣」早臥；以順陽氣之舒長，肺氣舒展早起。冬季早臥晚起，以養人體陽氣，保持身體溫熱早臥；以養陰氣，避嚴寒求其溫暖晚起。

老年患者居住選擇以室內通風乾燥，陽光輻射好朝南房間為宜。夏季空氣流通，避免過熱，新鮮空氣刺激皮膚促進循環，加快汗液蒸發與散熱，使人感到心情舒暢。冬季可以得到最大限度的陽光照射，居室溫暖，入睡快而香。

## 二、睡眠的10個禁忌

**1.忌睡前吃東西** 人進入睡眠狀態後，機體部分活動節奏便放慢，並進入休息狀態。如果臨睡前吃東西，腸胃等又要忙碌起來，這樣加重了它們的負擔，身體其他部分也無法得到良好休息，不但影響入睡，還有損害健康。

**2.忌睡前用腦過度** 晚上如有工作和學習的習慣，要把較傷腦筋的事先做完，臨睡前則做些較輕鬆的事，使腦子放鬆，這樣更容易入睡。否則，大腦處於興奮狀況，即便躺在床上也難以入睡，時間長

了，還容易失眠。

**3.忌睡前情緒激動** 人的喜怒哀樂都容易引起神經中樞的興奮或紊亂，使人難以入睡，甚至造成失眠。因此，睡前要儘量避免大喜大怒或憂思惱怒，使情緒平穩。

**4.忌睡前飲濃茶、喝咖啡** 濃茶、咖啡屬刺激性飲料，含有能使人精神處於亢奮狀態的咖啡因等物質，睡前喝了易造成入睡困難。

**5.忌仰面而睡** 睡的姿勢，以向右側身而臥為最好，這樣全身骨骼、肌肉都處於自然放鬆狀態，容易入睡，也容易消除疲勞，仰臥則使全身骨骼、肌肉仍處於緊張狀態，不利於消除疲勞，而且還容易做惡夢，影響睡眠品質。

**6.忌張口而睡** 張口入睡，空氣中的病毒和細菌容易乘虛而入，造成「病從口入」，而且也容易使肺部和胃部受到冷空氣和灰塵的刺激，引起疾病。

**7.忌蒙頭而睡** 老人怕冷，尤其是冬天，喜歡蒙頭而睡。這樣，因大量吸入自己呼出的二氧化碳，而又缺乏必要的氧氣補充，對身體極為不利。

**8.忌開燈而睡** 入睡時，眼睛雖然閉著，但仍能感覺光亮。對著光亮而睡，容易使人心神不安，難以入睡，而且即使睡了也容易驚醒。

**9.忌當風而睡** 房間要保持空氣流通，但不要讓風直接吹到身上。

**10.忌久臥不起** 中醫認為「久臥傷氣」，睡眠太多會出現頭昏無力、精神萎靡、食欲不振等不適表現。

## 銀髮族服用安眠藥的危險性

安眠藥是老年人常用藥，在一次 1954 名老年人「安眠用藥」的調查中發現，其中 1/3 的人服用安眠藥，1/4 的人為長期服用者。又在641 例住院患者用藥調查中發現，一半以上的患者服用安眠藥。20 世

紀60年代初安定類藥物進入中國市場，當時認為此類藥物較安全而廣泛使用。到80年代，此類藥物安全性逐漸被否定，尤其在老年人中因發生較多問題而被重視。這些問題包括：

**1. 引起動作不協調，全身乏力及過度鎮靜**　這些可使老年人出現難以應付的危險，例如：容易跌倒而引起長骨骨折，國外老人因自己開車常引起車禍。

**2. 引起心理行為的損害**　老人因喪偶、退休等社會性孤獨造成失眠，若長期服用安眠藥可加重心理行為的損害，可怕的是，這種藥物引起的不良反應常被誤認為老年癡呆或腦血管疾病而加用其他藥物。

**3. 對原有呼吸功能不全的老人切記禁用安眠藥**　安眠藥對這些病人可引起嚴重的呼吸抑制，甚至一片安定就可誘發呼吸停止而導致死亡。

**4. 長期應用安眠藥可引起藥物依賴**　應及時請醫生指導逐漸撤藥，否則即使不發生大的災難事件，生活品質也受到影響。

## 調整好生理時鐘

「老了，睡眠也少了」。隨著年齡的增長，不少人都覺得睡眠時間越來越少，甚至為失眠而苦惱。是不是人老了睡眠真的就少了呢？

研究發現，人大約從20歲起，深度睡眠能力就開始減弱，尤其是到了老年後，生理時鐘的「睡眠階段」提前了，這一變化使老人一般在晚上七八點就有困倦的感覺，如果此時就開始睡覺並連續幾個小時，就會在凌晨清醒過來，所以，很多老年人都是在半夜醒來而不能再入睡。有的老人覺得睡得太早夜裡難熬，堅持到深夜才上床，但他

很多老人的睡眠問題，並不是他們身體出了什麼毛病，而是由於老年期生理時鐘的「提前睡眠階段」造成的。

們還是會由於生理時鐘的原因，照樣在清晨四五點鐘就醒來，結果他們全天都有疲憊的感覺。

老年人要想提高睡眠品質，一是要適應生理時鐘的變化，早睡早起，在傍晚困倦時就睡，凌晨醒來時實際上已睡了七八個小時，已有了足夠的睡眠時間，就不用再為睡眠時間太少而發愁；二是要調節生理時鐘的變化，使睡眠的生理時鐘狀態儘量與自然週期同步。由於太陽光是影響人體生理時鐘的重要因素，所以，調節生理時鐘應設法從改變光線的亮度入手。老年人每天應儘量在戶外度過黃昏時光，在太陽還未下山時就去戶外散步、培植花草等，使身體能感受到陽光而推遲睏倦的感覺；而清晨則應避免光線的刺激，清晨外出散步應戴太陽鏡，因為光線主要是靠眼睛來感受的。從而使老人的生理時鐘與自然週期盡可能地同步，使睡眠與夜晚同行。此外，要注意午睡時間不可太長，以免影響晚上的睡眠。

## 為什麼人到老年夜裡頻尿

有很多老年人夜間尿頻尿多，起初2～3次，以後逐漸增至3～5次，甚至10次，使睡眠受到嚴重干擾，老人為此痛苦不堪言。

老年人夜間尿多尿頻的原因，以前列腺肥大比較多見，男性40歲以後，前列腺即增生，50歲左右出現這種症狀。由於膀胱頸部受肥大充血或受感染的前列腺影響，促使膀胱頻繁收縮，造成尿頻，尤其是夜裡排尿次數增多。隨著病情的加重，可能會出現尿梗阻，膀胱瀦留殘尿，膀胱容易減小，使尿頻更為嚴重。

其次，老年人的腎臟濃縮功能減退，因而尿生成增多，尿量增多，夜尿相應亦多。

第三，老年男性前列腺肥大梗阻引起膀胱肌肉肥厚，肌小梁形成，膀胱經常發生不自主的收縮。老年婦女膀胱本身的退行性改變，使膀胱肌層變薄和萎縮，貯尿減少，或調控膀胱收縮的神經功能失調，而導致尿頻、夜尿多。

第四，交感神經興奮時，膀胱逼尿肌鬆弛，膀胱內括約肌收縮，抑制尿的排放；而副交感神經的作用恰恰相反。老年人由於交感張力減弱，副交感張力相對佔優勢，而且這一變化於夜間更明顯，故尿夜多。

第五，有些老年婦女，子宮脫垂、膀胱膨出、膀胱頸部周圍組織鬆弛，使膀胱貯尿能力減弱，也可發生夜尿多。此外，老年人睡覺易醒，也是造成夜間排尿次數增多的原因。

# 危險！老年人晨醒後不應立即起床

有些老年人清晨醒來，立即下床，這已成為一種習慣，其實，這是個不良的習慣，對身體危害很大，應該改掉。

醫學專家告誡人們，清晨是容易發生心腦血管疾病的「魔鬼時間」，而最危險的時刻是醒來的一瞬間。人在睡眠時，大腦皮層處於抑制狀態，各項生理機能維持著「低速運動」，這時人體代謝降低，心跳減慢，血壓下降，部分血液瘀積四肢。早晨一覺醒來，呼吸、心跳、血壓、肌強力等大腦由抑制轉為興奮的?間，要迅速恢復「常速運轉」，會導致交感神經與腎上腺興奮，引起心跳加快、血管收縮、血壓升高。由於經過一夜的體內代謝水分有所丟失，以致血液變稠，血流緩慢，循環阻力加大，心臟供血不足。所以，醒後立即下床，對本已負擔過重的心臟來說，無疑是雪上加霜，最容易誘發心腦血管疾病。

為此，清晨起來，不宜倉促起床，可以賴床5～10分鐘，取仰臥姿勢，進行心前區和腦部自我按摩，並進行深呼吸、打哈欠、伸懶腰等項活動，然後慢慢下床，從容不迫地穿衣服，使剛從睡夢中醒來的身體功能逐步適應日常生活。

# 第❾章
# 養生治病，
# 從睡眠入手最有效

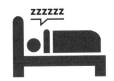

一項新的研究顯示，長期沒有足夠睡眠的人會對胰島素失去敏感性，時間長了就可能會引起肥胖、高血壓和糖尿病。

## 睡眠與肥胖

　　人的生存需要睡眠，足夠的睡眠有益於健康。然而，太長的睡眠可因整個神經中樞長期處於抑制狀態，而導致各器官功能減退，使體重增加。研究發現，睡眠不足同樣可誘發肥胖，至少短期內會如此。這得引起重視減肥的青年男女們注意。

　　美國芝加哥大學的科研人員研究了 30 多名健康的青年男女，其中一部分人每晚睡眠不足 6 小時，作為睡眠不足組；其餘人睡 7～8 小時，作為睡眠正常組。觀察後得出最新結論：睡眠不足組體內胰島素不能正常地使葡萄糖進行代謝，因而可能發展成為肥胖，而睡眠正常組胰島素的敏感性正常。目前還不知道睡眠不足者在改善睡眠後，是否可以改善體內胰島素的敏感性。因此，那些每天睡眠時間超過 8 小時和不足 4 小時的人，都會引起體重增加，適量睡眠才有助於健康。

## 睡太少會引起糖尿病

　　一項新的研究顯示，長期沒有足夠睡眠的人會對胰島素失去敏感

性，時間長了就可能會引起肥胖、高血壓和糖尿病。長期睡眠缺乏（晚上睡覺時間為6.5小時甚至更少）的結果與年齡增加造成的胰島素抵抗的效果是一樣的。

糖尿病的危險因素包括不良飲食、久坐的生活習慣、長期壓力、年齡增加和睡眠缺乏等。人體對胰島素失去敏感性時就會發生糖尿病，胰島素是調節人體內血糖的激素。胰島素抵抗會引起血糖升高，這會引起一系列的併發症，包括腎臟損傷、心臟病、失明和肢體壞疽等。

由芝加哥大學考特博士領導的一個研究小組發現：如果健康成年人每天的睡眠時間平均為 316 分鐘（大約5.2小時），那麼連續 8 天以後，他分泌的胰島素就會比那些每天睡眠時間為 477 分鐘（大約8小時）的人多 50%。其結果是，睡眠少的人對胰島素的敏感性下降了 40%。

人們在對待睡眠問題上有許多迷思，看來，人要保持青春不老並防止疾病，除了要保持心胸開朗之外，多睡點覺，是很有效的。尤其是人到中年，有糖尿病等家族史的人更不能忽視睡覺。

## 當心！睡眠性高血壓

正常情況下，健康人睡眠時的血壓變化呈現「勺形」曲線樣改變，即隨睡眠的開始血壓逐漸下降，待早晨醒來時又恢復到日間水準。然而實際生活中卻有一部分人白天的血壓正常，而夜間睡眠中血壓增高。正常的「勺形」曲線改變消失，有的甚至出現「反勺形」改變，即夜間的血壓非但不降，反而升高，部分患者升高的幅度讓人難以置信。還有一些白天高血壓的患者，在夜間血壓異常升高，即使服用降壓藥也難以控制。長期的睡眠高血壓使患者血管周圍收縮血管的肌肉增厚、增強，逐步發展為白天血壓升高，成為高血壓患者。這就是「睡眠高血壓」。

**醫學研究發現，肥胖的患者、睡眠打鼾及有呼吸暫停的患者、老年性睡眠缺氧和中樞性呼吸暫停等睡眠呼吸疾病的患者多有睡眠高血**

壓。

　　那麼睡眠高血壓是怎樣形成的呢？由於各種原因導致的睡眠中呼吸不通暢、呼吸道間斷性的完全或不完全堵塞，造成睡眠中缺氧，而缺氧對身體是一種惡性刺激，刺激交感神經興奮，分泌大量收縮血管的活性物質使血壓突然升高、持續維持血壓在較高的水準。這些患者的臨床表現多為夜間頭暈、心悸、氣短、夜尿增多和惡夢不斷，過於升高的血壓對心臟病患者來說還會出現急性心力衰竭，嚴重者會發生心腦血管意外。

　　治療睡眠高血壓的根本在於解除睡眠缺氧，改善缺氧對睡眠品質的影響。但單純的吸氧是不能解除睡眠缺氧的，因為患者發生缺氧時，氣道完全被堵住或根本沒有呼吸，再高濃度的氧也很難進入體內。有效的治療需在醫生的指導下，使用微型無創的通氣裝置或其他特定治療手段。當然，通過睡眠監測儀器監測睡眠缺氧和睡眠高血壓，是做出明確的診斷治療的必要前提。

# 睡太多反而導致心臟病

　　一項新的研究認為，與每天睡眠8小時的人相比，睡眠過多或不足的人更易患心臟病。該研究報告稱，睡眠過多為何會導致冠狀動脈心臟病的原因尚不清楚。如果睡眠不足，此前的研究已經顯示可能會導致高血壓。

　　研究人員對71000多名志願者進行了問卷式調查，研究人員讓他們回答了有關睡眠習慣的問題。當時，他們沒有患心臟病。十年後，研究人員共發現934人患了心臟病，其中有271人死亡。除了打鼾、吸菸和體質指數等因素外，研究人員發現，與每天睡眠8小時的人相比，每天睡眠時間5個小時以下的人患心臟病的危險會增加45％，睡眠時間為6小時和7小時的人患心臟病的危險分別增加18％和9％，而睡眠時間超過9個小時的人患心臟病的危險會增加38％。

# 睡眠與冠心病息息相關

對於冠心病患者科學睡眠最重要，睡眠時只有注意了以下4點，才能有效預防心絞痛、心肌梗塞的發生。

**1.注意睡前保健** 晚餐應清淡，食量也不宜多，宜吃易消化的食物，並配些湯類，不要怕夜間多尿而不敢飲水，進水量不足，可使夜間血液黏稠；睡前娛樂活動要有節制，看電視也應控制好時間，不要看內容過於刺激的節目，否則會影響睡眠；按時就寢，養成上床前用溫水燙腳的習慣，然後按摩雙足心，促進血液循環，有利於解除一天的疲乏。

**2.注意睡眠體位** 冠心病患者宜採用頭高腳低右側臥位。採用右側臥位睡眠時，全身肌肉鬆弛，呼吸通暢，心臟不受壓迫，並能確保全身在睡眠狀態下所需的氧氣供給，有利於大腦得到充分休息，減少心絞痛的發生。睡眠時頭高腳低，減少回心血量，也可大大減輕心臟負荷，有利於心臟休息。冠心病患者若病情嚴重，已出現心衰，則宜採用半臥位，以減輕呼吸困難，避免左側臥或俯臥。

**3.注意晨醒時刻** 清晨是冠心病患者心絞痛、心肌梗塞的多發時刻，而最危險的時刻是剛醒來的一剎那。因此，早晨醒來的第一件事不是倉促穿衣，而是仰臥5～10分鐘，做深呼吸、打哈欠、伸懶腰、活動四肢，然後慢慢坐起，再緩緩下床，慢慢穿衣。起床後及時喝一杯開水，以稀釋因睡眠失水而變稠的血液，加速血液循環，可最大限度防止心臟病猝發。

**4.注意午睡健康** 醫學專家通過實驗發現，每天午睡30分鐘可使冠心病患者的心絞痛發病率減少30％。所以冠心病患者必須午睡。午睡更要注意姿勢，有些患有冠心病的老年人習慣坐著打瞌睡，這是很不可取的，這種姿勢會壓迫胸部，影響呼吸，使患病的心臟負荷加重，且會引起腦部缺血。

## 睡眠與胃腸病

　　臟腑功能紊亂，氣血陰陽的平衡失調，是產生失眠的基本原因。由於外感和內傷等病因，使心、肝、脾、胃、腎等臟腑功能失調，心神不安，而成本病。胃的功能失調，引起心神不安，導致失眠，已為中醫醫家所公認，而腸道疾病引起的失眠，有關論述尚少。

　　慢性胃腸疾病的腹脹和疼痛等長期慢性刺激，必然刺激和影響其胃腸的內分泌細胞的分泌功能，從而引起人體神經系統的調節失常，引起失眠。

　　另有一項新的研究顯示，晚上睡眠不足可能會增加患胃潰瘍的危險。英國紐卡斯爾大學的研究人員發現，人體的胃和小腸在晚上會產生一種對其破裂之處進行修復的、被稱作 TFF2 蛋白質的化學物質。TFF2 蛋白質的含量一般會伴隨生理節奏而自動調整，一般在夜晚至睡覺時達到最高。研究人員認為，在睡眠過程中，TFF2 的水準會增加 340 倍以上，從而有助於修復胃和小腸的損傷，預防潰瘍。

## 睡不好小心「絕頂」

　　掉髮，一直被認為是中老年的專利，但是如今不少人年紀輕輕卻有聰明絕頂之勢。從中醫角度來看，頭髮的不良狀況（比如發白、掉髮、髮質乾、脆、黃等等）都與腎虛有關。而目前造成腎虛的最大原因就是睡眠品質不高，這不僅包括由於失眠症造成的睡不著或是睡眠較淺、易醒，更主要的是指不良的睡眠習慣。

　　現今人們的夜生活開始豐富起來，尤其是年輕人早已摒棄了「日

慢性胃腸疾病一般與細菌感染有關，而細菌的毒素對人體惡性刺激也有可能影響大腦和神經系統的調節功能，從而引起或加重失眠。

出而做，日落而息」的生活方式。不少人通宵達旦地熬夜工作、上網或是泡夜店娛樂，使他們的大腦皮層一直處於興奮的狀態，而大腦皮層的興奮是需要大量新鮮血液輸送營養來支持的。大腦越興奮，從頸動脈輸送來的血液就越向腦部集中，相反輸送到側支的血液不斷減少，日積月累，頭髮組織由於供血不足會變得少而缺乏彈性，處於對營養的饑渴狀態。頭髮沒營養，頭髮自然會日見稀少。

拔一根健康的頭髮，其根部應有約 2 公分左右的灰白色頭皮組織，且柔軟而有彈性；相反，有掉髮狀況的病人的頭髮根部只有又乾又脆的白點，說明頭髮根部營養不良。

理想的睡眠模式應該是晚上 10 點半左右就開始洗漱，然後躺在床上，在 11 點左右進入夢鄉，第二天早上 6 點左右醒來。這對 18 歲以上的成年人而言是最良好的睡眠習慣，也比較符合中醫所講的「天人合一」的規律。如果長期顛倒作息，必然會影響健康。

另外，人體到 60 歲左右腎功能會逐漸下降，由此引起白髮或脫髮是正常的生理現象。但若在 60 歲之前，甚至三四十歲就出現白髮或掉髮就是疾病了，不能等閒視之。

芝麻、花生、瓜子、核桃和黑桑葚都對頭髮有好處，可以當做烏髮養髮的輔助食品。

# 睡前勿服止咳藥

止咳藥之所以能夠止咳，是因為止咳藥能作用於咳嗽中樞、呼吸道感受器和感覺神經末梢，抑制咳嗽反射。雖然止咳藥止住了咳嗽，但它造成了呼吸道中痰液的滯留，容易阻塞呼吸道，入睡後副交感神

脾胃虛弱也會影響頭髮生長，在此特別提醒愛美的女性，減肥一定要適度。強制節食或用瀉藥極有可能造成脾胃虛弱，營養供應不足而使頭髮大量脫落。

經的興奮性增高，導致支氣管平滑肌的收縮，使支氣管管腔變形縮小。在越發狹窄的管腔裡，加上痰液的阻塞，會導致肺通氣的嚴重不足，造成人體缺氧，出現心胸憋悶、呼吸困難等，結果，不僅不能通過服用止咳藥來安然入睡，反而會因此加重身體的不適。

## 睡前需不需要服用降壓藥？

　　通常情況下，人入睡之後，由於各種代謝減慢，受人體生理時鐘的調節，血壓會有所下降。如果睡前再服用降壓藥物，特別是加量服用降壓藥物，降壓藥物發揮作用的時間與人體自調血壓下降的時間相重疊，易發生過度降壓，甚至發生缺血性腦中風。因此，一般提倡「睡前莫服降壓藥」。

　　上述觀點適用於一般高血壓患者，特別是服用短效降壓藥的患者。而對於服用長效降壓藥物的高血壓患者或某些特殊的高血壓患者，「睡前莫服降壓藥」則不是絕對的。

　　長效降壓藥是老年高血壓病人比較適宜的降壓藥物，每日1次，既簡單又方便，目前應用很廣泛。一般主張長效降壓藥在早晨7時左右服用，認為這樣能較好地控制白天的血壓升高和防止夜間容易發生的體位性低血壓。然而，也有許多臨床心血管病學者認為，將長效降壓藥放在睡前服亦未必不可。特別是凌晨血壓升高的高血壓病患者，在睡前服用將能更好控制血壓波動。長效降壓藥使得晝夜24小時血壓更趨於穩定，可大大降低血壓波動的危害。長效降壓藥的作用時間長，但起效的時間亦比較緩慢。在晚上9時左右服藥，午夜後達到血藥高峰，直至凌晨4～6時仍然具有顯著的降壓效應。由此可使晨起性高血壓得到有效控制，這要比早晨起床後才服藥更為合理。

　　每個人的血壓都有自己的血壓生理時鐘調節規律，並非是千篇一律都是「晝高夜低」，最好是能在醫生的幫助下進行24小時動態血壓監測，找出自己的血壓變化規律，把降壓藥物服在最高血壓來臨前2小時左右。一旦確定自己為晨起高血壓，將降壓藥物放到凌晨醒後

服用更為科學；對於少數夜間血壓高的患者(夜間頭暈頭痛，無法入睡)患者，可以採用長效降壓藥物在睡前服用。

# 肺心病患者不宜睡太久

雖說睡眠是天然的「良藥」，但並不是說睡眠的時間越多越好。對於肺心病患者來講，一次連續睡眠時間過長就不合適。因為睡眠時呼吸的減慢會使進入人體的氧減少，這意味著心臟、血液循環和肺的負擔加重。睡眠時氧含量的減少對健康人沒有損害，但對心臟病和肺病患者是不利的，甚至是危險的。

慢性肺病患者和哮喘病患者白天有意識地增加呼吸量，以彌補氧的不足，夜間大腦的有意識操縱停止，由腦幹接替工作。這時不再存在增加呼吸的推動力，血中的氧含量降低。專家認為這時就有必要對心臟病和肺病患者進行呼吸治療。

# 哮喘易在夜間睡眠時發作

臨床上，支氣管哮喘的發作常來去無常，以突然發生的陣發性呼氣為主的呼吸困難為特徵，但哮喘的發作以夜間多見，睡眠雖不是致病因素，但它是一個重要的誘因，睡眠時哮喘易發作或加重的主要原因如下：

1.人在睡眠狀態時，迷走神經興奮，作用於支氣管平滑肌，引起支氣管痙攣。

2.在睡眠時，腎上腺皮質激素濃度減低。因為睡眠時激素分泌減少，而易致哮喘發作。

3.對健康動機的研究指出，快相睡眠期，氣道平滑肌張力明顯地波動，使氣道反應性增加，引發哮喘。

4.睡眠時，胸部機械感受器功能減退，氣道分泌物排泄不暢，也易造成哮喘。

5.白天痰液分泌刺激氣道，咳嗽、噴嚏頻繁，機體疲憊不堪，或其他原因造成身體過度勞累，均可使睡眠後氣道疲勞鬆弛，痰液墜積，引發哮喘。

6.床邊有患者敏感的過敏原存在，如動物羽毛填塞的枕頭、褥、鴨絨被等，隨空氣降塵進入呼吸道，引發哮喘。

7.由於鼻竇炎或副鼻竇炎存在，睡眠時體位不當，易於吸入呼吸道分泌物，引起支氣管痙攣。

8.適逢月經前後、天氣陰濕或氣候突變等。

9.哮喘發作季節或發作期。

10.睡前情緒波動，如吵架、性活動、看槍戰片、武打片等。

### 哮喘發生前的警訊

那麼怎樣知道在夜間可能出現哮喘發作，碰到哪些情況應該警惕夜間哮喘發作呢？從多數患者的觀察和瞭解中，總結出一般哮喘患者如有下列一種或一種以上的情況，則晚睡後甚至在午睡後往往有哮喘發作之可能。

1.數日來白晝常有些咳嗽、多痰或劇烈打噴嚏。

2.白晝太疲勞或持續勞累數日；小孩在白天玩得太累。

3.月經來潮前後。

4.天氣陰濕或天氣突變。

5.哮喘發作季節或發作期內。

## 頸椎病患的睡眠注意事項

頸椎病患者對於床要十分講究，枕頭的高度以保持頸椎前凸的生理體位為佳。由於白天工作時頭頸前屈過度，若在夜間睡覺時又使用較高的枕頭，這樣就等於同白天工作時一樣，頭頸仍處於前屈狀態，這就必然會增加頸部勞損的機會。所以在睡覺時使用枕頭不宜過高，可用直徑12～13公分的圓枕，要有適當硬度，且以中間低、兩端高

的元寶形為佳，枕放頸後，這樣在仰臥時既可保持頸部正常的生理曲度，對頭頸部達到相對的制動與固定作用，同時亦達到牽引作用，以減少在睡眠中頭頸部的異常活動。千萬注意不要趴著睡覺。

床鋪選擇應從符合脊柱的生理彎曲要求著手。席夢思床、棕床、鋼絲床、水床均不適宜頸椎病和腰椎疾患的人。只要在木板床上面墊一個較厚的軟墊，就能使脊柱基本上保持正常的生理狀態。

那麼，該如何進行頸部鍛鍊呢？下面介紹一個簡單易行的方法：

• 輕柔緩慢地上下運動頭部，就像你點頭說「是」一樣。頭部上仰時，不要過分向後仰，而低頭時則要儘量靠近胸部。重複 5 次。

• 緩慢地左右晃動頭部，就像你搖頭說「不」一樣。搖頭時應儘量努力向兩側轉，使下巴位於肩膀上方。重複 5 次。

• 緩慢地側壓頭部，直到耳朵碰到肩膀，堅持 5 秒鐘，然後向另一側重複相同的動作。

• 向前揉動肩部，然後向後揉動，成環狀。開始時可以運動 10〜15 秒，起初為是小圈圈的揉動，然後漸漸地變為大圈圈揉動。

## 腰部勞損患者該注意的地方

腰部勞損是指腰部肌肉、筋膜與韌帶軟組織慢性損傷，是腰腿痛中最常見的疾病。

許多上了年紀的人都有過腰痛的病史，且常在陰雨天或受涼後腰痛加劇，夜間難以入睡，或醒來因腰部疼痛不能翻身。有的雖腰痛不嚴重，但遷延不癒，從而影響工作與休息。

腰部勞損的患者，在日常生活中，應注意勞逸結合，保證充足的睡眠。對於平時體力勞動較輕的人，如果在一個集中的時間內進行了較重的體力勞動，常常是一夜醒來就會感到腰部酸痛。這主要是因為偶然活動過多，無氧代謝增強，造成乳酸等代謝產物積聚而不能及時排出，引起局部微血管擴張、充血、組織水腫等而引起的。若一旦遇到上述情況，就應限制勞動強度，同時在勞動後做一做腰部按摩，或

腰部熱敷，以促進血液循環，排出乳酸等代謝廢物，保證充足有效的睡眠，以利於損傷的腰部肌肉的恢復。

對於腰部勞損的人來說，一般安靜躺臥著休息，常會使腰痛減輕，但也有例外的情況，若是睡在軟綿綿的海綿墊上和彈性不好的彈簧床或鋼絲床上時，雖然起初會感到比較舒服，但時間一長，無論是平臥還是側臥，因重力的作用脊柱總要彎曲，使得腰部肌肉、韌帶及腰背筋膜等都受到長時間的牽拉，出現痙攣、疲勞而引起腰痛，所以最好是睡木板床，鋪上厚一點的墊子，使脊柱保持正常狀態。

# 哪些人睡覺前後必須喝水

以下一些人需在起床後、睡前、半夜喝水：

**1.糖尿病病人**　由於糖尿病人血糖高、血脂高、血液黏稠度必然高。若較長時間不喝水即可使血液濃縮，形成血栓堵塞血管腔，發生心肌梗塞、腦梗塞等心腦血管病。

**2.高血壓、冠心病病人**　這些病人多有血管管腔狹窄，高血脂、血液黏稠度高等，若從晚飯後到次日早飯一直不喝水，使血液濃縮導致血栓形成，發生心腦缺血性疾病。

**3.高脂血症病人**　高血脂症病人由於高膽固醇、高甘油三脂、高脂肪酸等使血液黏稠度升高，若夜間不能及時補充水分，可使血液濃縮而引起心腦缺血性疾病。

**4.老年人**　因多個器官功能衰退，機體調節機能減弱，若較長時間（從晚餐後到次日早餐）不喝水，可導致血液濃縮、血液黏稠度升高、血小板凝聚力亢進，可促使血栓形成發生心腦缺血性疾病。

為什麼要在起床後、睡前、半夜喝水？

這是因為從臨床統計學來看，血栓形成時間多在夜間（以凌晨最多）和早晨起床後，特別在晨運過程中發生。後經專家們研究發現：

**1.起床後喝水**　經一夜睡眠，通過排尿、出汗呼吸等途徑體內水分大量丟失，導致血液濃縮，血流緩慢，機體代謝產物積存。這時若

能喝300～500毫升溫白開水，使血液稀釋，並可清潔胃腸道毒素，也有助肝臟解毒，改善腎和內分泌功能。

**2.睡前喝水** 晚上睡前喝300～500毫升溫白開水，可使血液稀釋，可預防心肌梗塞和腦梗塞。但有的人特別是老人怕睡前喝水會增加夜間排尿次數，影響睡眠。其實老年人膀胱容量較小，即使不喝水夜間也照樣需排尿，所以睡前喝不喝水不會受多大影響。

**3.半夜喝水** 也就是起來小便後喝300～500毫升溫白開水，可使血液稀釋，預防心肌梗塞和腦梗塞。一般來凌晨是一天中血液黏稠度最高的時段，據臨床統計，也是發生心肌梗塞和腦梗塞的高峰期，所以半夜喝水最重要。

# 選對睡姿，減輕病症

很多人認為睡覺只要舒服就行，不用在意睡姿。但專家提醒，對某些病人來說，姿勢不當往往會誘發或加重病情。一般而言，睡姿分為仰臥、俯臥、左側臥和右側臥四種，選擇任意一種睡姿，要因人、因病而異。

俯臥是最不提倡採用的睡姿，尤其對患有心臟病、高血壓、腦血栓的人，會壓迫心臟和肺部，影響呼吸；肥胖、打鼾和有呼吸道疾病的人不適合仰臥，否則容易導致舌根下墜，阻塞呼吸；患有胃病、急性肝病、膽結石的患者不宜採用左側臥，因為會壓迫心臟、胃部；右側臥不適合孕婦，容易壓迫腹中的胎兒。

那麼，這些人應該採用哪種睡姿呢？

**1.患有頸椎病的人** 最好睡硬床，並保持平躺仰臥的姿勢，枕頭不要過高。

**2.心臟病患者** 以右側臥為佳，會使較多的血液流向右側，相應減輕心臟的負擔，千萬不要俯臥和左側臥。

**3.患有肺部或呼吸道疾病的人** 切忌俯臥，宜仰臥或側臥，且要時刻保持呼吸通暢，不要把雙手放在胸前。但如果是肺結核患者，則

應該側臥，這樣有利於將氣管記憶體留的積血咯出。左肺有病，適宜左側睡；右肺有病，適宜右側睡。

**4. 受到睡眠呼吸暫停綜合症困擾的人**　如愛打鼾者，不妨試試由仰臥改為側臥或俯臥。事實證明，約有 1/3 的病人改變睡姿後，病情能得到改善。

**5. 下肢靜脈曲張或者下肢水腫的病人**　最好仰臥，這樣方便把腿部墊高，高度保持 20 度左右（不可過高），使靜脈血液回流心臟，改善血液循環，以減輕水腫。

**6. 患有糖尿病或飲酒過多的人**　適合仰臥，這樣方便將手、腳全部展開。但不要蜷縮身體，否則容易引起神經麻痺。

**7. 長期臥床的中風或慢性病人**　要注意隨時變換睡姿。如果家人疏於照顧，總是讓病人仰臥，很容易在背部及臀部等部位長出褥瘡。因此，最好的方法是，讓病人 2～3 小時翻一次身，由仰臥改為側臥或者俯臥。而且，調整睡姿還可以幫助病人排痰，使痰液不會堆積於後肺壁。


# 哪些疾病易造成睡眠障礙

在日常生活中，很多時候失眠只是疾病的伴隨症狀，也就是說失眠是由於人體患有某種疾病引起的，一旦恢復健康，那麼失眠也就會得以解決。容易引起失眠的疾病包括以下幾類：

**1. 中樞神經受損引起的疾病**　如果腦部受傷或者腦內長瘤，老年癡呆症及癲癇病人等，都存在不同程度的失眠等睡眠障礙。

**2. 循環系統不暢引起的疾病**　如果體內血液流通不暢，也可能引起各種各樣的疾病，如高血壓、冠心病、心臟衰竭等病症。這些病症患者就容易伴隨失眠現象，尤以心臟功能衰竭患者最為嚴重。

**3. 消化系統的功能受損**　消化系統如果不能發揮正常的功能，那麼就會帶來潰瘍病、腸炎、痢疾等疾病，使患者出現腹痛腹脹、上吐下瀉等消化系統症狀，影響正常睡眠。

4. **泌尿系統不能發揮正常功能**　泌尿系統如果不能發揮正常功能，就有可能引起尿頻、尿急等症狀，也會影響到正常的睡眠。

5. **呼吸系統病變影響正常睡眠**　長期咳嗽、哮喘，患有各種氣管炎、支氣管炎以及肺病患者，通常都會存在著失眠現象，這類失眠都是由於這些疾病影響呼吸而造成的。

6. **其他各種疾病**　一般而言，人體如果患病，身體就會有各種各樣的不適，這樣就會影響到睡眠，出現入睡困難、易醒、失眠等睡眠障礙。

總之，各種疾病都可能會影響正常睡眠，這些疾病很大一部分是出現睡眠障礙的根源。所以只有治好這些疾病，才有可能徹底消除睡眠障礙。

## 如何改善抑鬱引起的睡眠障礙

40％的失眠病人都有一個確診的精神疾病，長期失眠可能是精神疾病的早期警告，在那些有失眠問題至少1年的病人中，發生抑鬱的危險性很高，兩者又往往互相影響。

那麼如何對付抑鬱症及其引起的睡眠障礙？保持營養均衡。多吃魚、蔬菜、水果，多補充水分。B群維生素對維持情緒和精神健康相當重要。控制尼古丁、咖啡因、酒精攝入量。還可採取光線療法，光線促進神經傳導物質的釋放，當大腦中這些物質含量較低時，人們感覺瞌睡。你可以在午餐後外出20分鐘在陽光下散步。對於憂鬱症患者還應當多運動，它可以讓您感覺愉快，同時可以促進睡眠；和伴侶多擁抱，可以舒緩神經，提高睡眠品質；多微笑，放鬆心情，始終微笑；多和朋友在一起，因為孤單可以讓你感覺憂鬱；多聽輕柔的音樂，因為輕柔、放鬆的音樂可以讓你在睡前放鬆，有助入眠；選擇有窗戶、白天光線明亮的房間，因為研究認為黑暗可以加重憂鬱。

對於抑鬱症患者，建議正確呼吸，慢慢用鼻深呼吸，吸氣至丹田，可以幫助您在睡前保持放鬆，容易入眠；讓思維平靜，每天兩

次，讓大腦摒棄一切雜念。對於未來的期望要保持現實，直面和解決問題。在藥物治療方面，要尋求專業醫生的幫助。

## 精神病患的睡眠護理

精神病人的睡眠正常與否，往往與病情好壞有著一定的關係，所以家屬作好精神病人的睡眠觀察是非常重要的。

首先，要瞭解病人的失眠原因及其表現。主要的原因是精神症狀影響，如病人興奮、躁動、緊張、恐懼、焦慮、幻覺、妄想等。其次是各種思想顧慮、興奮或不愉快，軀體不適，對環境或氣候不習慣，睡眠條件不良（噪音干擾、強光刺激等），睡眠前服用興奮劑或含興奮劑飲料（咖啡、濃茶）等，均可影響睡眠。精神病人失眠的表現為夜間睡眠減少，有的夜間不能入睡則不停的抽菸，常預示疾病又有復發的可能；緘默不語的病人若整夜輾轉難眠，說明存在不願暴露出來的精神症狀，如疑人害己，疑有人監視等；抑鬱症病人常有早醒，此時情緒抑鬱消極，特別容易發生自殺；恢復期病人出現幾天的失眠，預示病情有復發的可能。病人入睡困難，不時起床，心神不定，預示將有意外事件發生，常提示病人出現幻聽，存在被害妄想等症狀；睡眠時間倒置，一些懶散的病人，他們白天睡覺，晚上則不肯睡覺。以下談談精神病人睡眠護理及出現失眠時的護理：

1.為病人創造一個舒適、安靜的睡眠環境。病人房間佈置要求簡單清雅、光線柔和、溫度適宜、睡床舒適。

2.為病人制定適宜的作息時間。如中午安排午睡 2 小時，晚上 9～10 時督促病人上床休息，早上 7 時左右按時起床。恢復工作的病人

睡前保持安靜的環境，可播放舒緩的音樂；放鬆你的肌肉，每天做伸展運動，或者做做瑜伽練習，都能幫助你安眠。

最好不要參加輪值夜班工作。在家修養病人白天安排做些家務，避免讓病人白天臥床睡覺，以保證夜間正常睡眠。

3.睡前忌服興奮性飲料。如酒、濃茶、咖啡等，儘量少抽或不抽菸，避免進行會引起興奮的活動（看武打、兇殺影視片），晚餐不宜吃得太晚，晚飯後不宜大量飲水，睡前督促病人解小便。

4.對生活自理能力差的病人應協助就寢時的生活護理。

5.發現有失眠現象時，應瞭解病人是否身體不適或饑餓，然後瞭解病人是否心中有事，及時給予安慰及協助解決。如果是病人存在幻聽、妄想所致的焦慮、緊張、煩躁不眠時，家人應陪伴著，並聽醫囑服藥。對入睡困難者可給服作用快的安眠藥。經過處理後，患者睡眠情況仍無好轉的話，家屬應及時送病人到門診隨訪治療，以利於及時控制病情，防止復發。有些患者對安眠藥有明顯的心理依賴，故可給外觀相似的維生素類藥物代替，也能收到相近的效果，這是由藥物的心理效應所致的催眠作用。

## 預防用腦過度而造成的失眠

腦力勞動往往因為長時間過度用腦，造成神經長期處於興奮狀態而導致失眠症。為了防止腦力勞動過度而造成的失眠症，選用最佳用腦時間和時限則是有效的方法之一。

有的科學家研究認為，人腦的活動在白天也有潛在的週期，與夜間睡眠週期相似，基本上是兩個小時一個起伏，因此主張腦力勞動持續2小時就休息一下。當然休息不一定是閉目養神，最好是採取積極的休息方式，如溫和活動、散步和各種消遣。若要改換思考內容，交

精神病人常在精神症狀控制後睡眠好轉，此時應漸漸試停安眠藥，以避免安眠藥成癮。

叉用腦，也要經過一刻鐘的輕鬆之後，因為連續地更替腦活動內容，會出現一種叫做「後攝抑制」或「前攝抑制」現象，不是前項思考干擾後項內容，就是相反，不僅影響思維而且易使大腦疲勞。

如果長期過度地從事腦力勞動，不考慮用腦的時限性，最可能出現超負荷狀態，除了導致失眠以及伴隨的神經衰弱外，還可引起緊張性高血壓、一過性腦供血不足等後果。

關於最佳用腦時期，從神經細胞發生聯繫所需的傳遞物質之一乙醯膽鹼的釋放水準來看，以清晨最高。與腦活動有關的腎上腺皮質激素釋放節律，一般以凌晨3點為最高峰，在維持一段時間的高水準後，8～9點開始下降，一直到下午4～5點為最低潮，入夜10點以後又上升。可見最佳用腦時期在上午10點以前。

每位腦力勞動者都有自己的用腦習慣，持續下去就形成人為的節律，所謂的「動力定型」。最忌的是經常打亂節律，生活工作雜亂無章，時間不隨個人意志支配安排，經常受到衝擊和干擾。這樣不僅使腦力勞動節律打亂，還會造成失眠等不良的後果。因此，選擇好最佳腦力勞動時間和時限，是防治腦力勞動者失眠症的最有效方法之一。

由於腦力勞動過度極易產生失眠症徵候群，科學合理地用腦，不僅能提高工作與學習效率，更能防止產生失眠等症狀。合理用腦可注意以下幾點：

**1. 掌握自己「生理時鐘」變化規律**　有人早晨特別精神，有人晚上才能集中精力，應選擇精力充沛、精神集中的最佳時刻，全力用腦，做到暫時與世隔絕，盡可能使學習工作環境寧靜，以免受雜訊干擾，腦中產生多個興奮灶相互競爭、排擠，影響效率。

**2. 保證大腦活動節律**　受生理條件所限，用腦須做到有張有弛，有勞有逸，忌打疲勞仗。

**3. 飽飯後或饑餓過度，忌凝思苦想**　以免因腦供血不足而使效率下降。

**4. 用腦時，忌飲酒吸菸**　酒能抑制大腦的高級機能活動；煙葉中的一氧化碳和血液中的血紅蛋白結合，影響攝氧能力。

**5.動靜結合** 靜坐過久,會使大腦血液和氧氣供應不足,運動可以加快血液迴圈,提高用腦效率。

**6.情緒樂觀穩定** 願人人都能學會科學、合理、快節奏、高效率地用腦,講究用腦衛生,防止用腦過度,才能達到防治用腦過度而導致的失眠等症候群的出現。

**7.大考前夕的考生們** 禁忌用減少睡眠時間和放棄體育鍛鍊的方法來增加復習時間。因為良好的睡眠是消除腦細胞疲勞,增強智力的重要手段。生理學家用實驗證明:睡眠時腦細胞能對白天學習的各種知識加以儲存、整理和記憶,對智力進行修復,促使腦細胞能量的恢復。如果睡眠不足,大腦昏昏沉沉,腦細胞仍處在混亂無序狀態,智力得不到恢復,就會影響腦細胞的思維和記憶力,還會降低考生們的自信心。因此,應考期間每天要保持8～9小時的睡眠時間。此外,為緩解高考前的緊張與壓力,還應注意適當的體育鍛鍊,預防腦細胞因過度興奮而產生焦慮、緊張的不良心理狀態,以促進睡眠,保證考生有良好的身心狀態以投入考前復習和高考。

**8.合理補充營養** 由於過度用腦不僅使腦細胞能量消耗增加,還會出現腦細胞血液及氧氣供應不足的現象。而腦細胞本身對氧氣及氧料供應就十分敏感,因大腦細胞的耗氧量占全身耗氧量的20～25％,若氧氣和血液供應不足,就會影響腦細胞的代謝過程和能量的供應,使腦細胞出現疲勞而使工作效率降低。因此過度的用腦（如高考前復習及考試等）比平時要消耗的營養更多,故要充分合理地補充營養,以保證機體的營養平衡,以防止因營養補充不及而造成的失眠、工作效率下降。


# 長期夜班工作的人一定要注意睡眠問題

長期需要值夜班的人,比如員警、軍人,會執行特殊任務,有時候可能連續作戰,幾天幾夜不睡覺。一般正常人睡眠6～8個小時,每天睡眠少一到兩個小時,叫輕度睡眠剝奪。二到三個小時叫中度睡

眠剝奪；三到四個小時叫重度睡眠剝奪；偶爾一到兩次的輕到中度睡眠剝奪沒什麼影響，但重度睡眠剝奪，一到兩次就會出現一些疾病出現障礙。那怎麼來改善睡眠呢？

首先要認識睡眠的重要性，想辦法改善自身的睡眠條件。作為個體來講，創造一些條件，有適當休息，哪怕短睡、小睡 20 分鐘也可以。特別是能午睡是最好的。晚上儘量有睡眠，哪怕很短的時間。

另外泡腳也很關鍵，我們工作一般走路、做事都是站立的，泡腳使腿血液循環好會睡的很香甜。如果有條件的，睡覺前還要做一些全身的運動，比方瑜伽或者慢跑。雖然工作做得勞累，但那種是機械運動，並不是很平衡，所以要做一些平衡的全身運動，身體平衡了，肌肉平衡了，大腦可以放鬆平衡了，會很快入睡。

## 睡眠與疾病測試

以下測試題可以幫助讀者認識和發現睡眠疾患的徵兆，不能代替醫學診斷，如讀者需要進一步瞭解或證實自己的睡眠健康狀況，請與當地相關醫學聯繫。

1. 聽別人說我睡覺時打呼。
2. 有人反映我在睡覺時呼吸會受到抑制。
3. 我有高血壓。
4. 我的朋友和家人經常說我情緒不佳或暴躁易怒。
5. 我希望得到更多的精力。
6. 我在整夜睡眠中都在冒汗。
7. 我已注意到在夜間我的心臟有不規則的跳動。
8. 我在早晨起床時頭痛。
9. 晚上睡覺時我會因喘不過氣突然醒來。
10. 我非常胖。
11. 我對性生活逐漸失去興趣。
12. 我總感覺困乏思睡並努力與之抗爭。

13. 我會因為口乾而在夜間頻繁醒來。

14. 我入睡困難。

15. 我總是思緒飛轉，即使在睡覺時也絲毫沒有睡意。

16. 我可以預料到我將要出現的睡眠問題。

17. 我一旦醒來很難再次入睡。

18. 我總是在擔心一些事情，很難放鬆。

19. 我總是在醒來之後還是感到沒有睡夠。

20. 入睡前，我總有 30 分鐘甚至更長時間是醒著躺在床上。

21. 我經常感到憂愁和沮喪。

22. 在工作或學習中我難以集中精力和富於效率。

23. 當我憤怒或驚訝時，我的肌肉卻是鬆弛的。

24. 我在開車時經常打瞌睡。

25. 我經常處在昏昏然的狀態。

26. 即使在醒著的時候，我也有置身夢境的感覺。

27. 在公共交際場合如電影院或聚會時我也會睡覺。

28. 因為想睡覺以致給工作帶來麻煩。

29. 在剛睡著時就會做夢，哪怕小睡、打盹都會做夢。

30. 無論我如何努力保持清醒，在白天總是不能阻止睏意襲來。

31. 在我的睡眠中有過全身麻痺或近於癱瘓的感覺。

32. 我的下肢肌肉會緊張，這種緊張是與運動時緊張不一樣的。

33. 我注意到或聽別人說過，我睡覺時發生痙攣或肌肉抽搐。

34. 有人告訴我我在睡覺時踢腿。

35. 當我快要睡著的時候，我感到下肢有疼痛或麻癢的感覺。

36. 在晚上我有過腿痛或抽筋的經歷。

37. 有時我無法在夜 保持下肢安靜不動，我必須不停地移動雙腿才會感到舒服。

38. 儘管我整晚都在睡覺，但在白天還是感到昏昏欲睡。


說明：

### 1〜13題主要測試睡眠呼吸暫停綜合症

如果在這 13 道題中，你有任意 3 題以上選「是」，說明你已出現睡眠呼吸暫停綜合症的症狀，請及時到正規醫院去看睡眠醫生；如果僅有一兩題選「是」，還不足以說明你出現睡眠呼吸暫停綜合症的症狀，但須提請你加以重視；如果全部選「否」，恭喜你，你不必在此方面為自己擔心。

### 14〜21題主要測試失眠症

如果在這 8 道題中，你有任意 3 題以上選「是」，說明你已出現失眠症的症狀，請及時到正規醫院去看睡眠醫生；如果僅有一兩題答「是」，還不足以說明你出現失眠症的症狀，但須提請你加以重視；如果全部選「否」，恭喜你，你不必在此方面為自己擔心。

### 22〜31題主要測試嗜睡及發作性睡病

如果在這 10 道題中，你有任何 3 題以上選「是」，說明你已出現嗜睡及發作性睡病的症狀，請及時到正規醫院去看睡眠醫生；如果僅有一兩題選「是」，還不足以說明你出現嗜睡及發作性睡病的症狀，但須提請你加以重視；如果全部選「否」，恭喜你，你不必在此方面為自己擔心。

### 32〜38題主要測試夜間週期性腿動

如果在這 8 道試題中，你有任意 3 題以上選「是」，說明你已出現夜間週期性腿動的症狀，請及時到正規醫院去看睡眠醫生；如果僅有一兩題選「是」，還不足以說明你出現夜間週期性腿動的症狀，但須提請你加以重視；如果全部選「否」，恭喜你，你不必在此方面為自己擔心。

以上四種睡眠疾患並不是孤立的，你有可能同時患有兩種以上的睡眠疾病，也有可能是一種疾病造成了多種症狀。即使自測出這樣的徵兆也不必驚慌，只需要及時去看睡眠醫生。如果在所有試題中全部

選「否」，恭喜你，在最常見的四種睡眠疾患面前，你是勝利者，請繼續加以保持和注意睡眠健康。

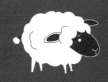

# 第伍篇

關於睡眠，你必須知道更多

睡眠中常出現一些「特殊」的習慣，比如：打呼、磨牙、夢遊、夢魘、夜驚、流口水、突然有很濃的睡意、鬼壓床，很多人都有過類似的經驗，有時甚至嚴重影響到睡眠品質，本章要為你解讀這些「特殊」習慣的健康奧祕。

　　以「打呼」來說，有些人睡覺時天天鼾聲如雷，但自我感覺沒有什麼不適，但如果在打呼的同時，還伴隨著時常驚醒、好做惡夢、夢遊、驚叫等現象，或醒後頭疼，就要考慮是不是「阻塞性睡眠呼吸暫停症」，可能會引起心臟病等嚴重疾病。

　　有「磨牙」習慣的人，可能會使牙尖磨損變平、牙齒變短，影響美觀和咀嚼功能，也可能造成牙髓炎、牙周組織的損壞，不可輕忽。

　　你還有哪些睡眠「特殊」習慣呢？算不算是一種疾病呢？趕快翻閱本章，即可找到解答。

# 第⑩章
# 打鼾，
# 發自身體內部的吶喊

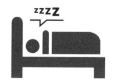

很多人以為「打呼不是病」，但是從醫學角度上來講，如果打呼同時伴有驚醒、惡夢、醒後頭疼，則可能是睡眠呼吸暫停綜合症，會導致心臟病或猝死等嚴重疾病。

## 打鼾是病嗎？

打鼾多是因為以下幾種原因：肥胖、飲酒、吸菸、高齡、鼻咽部狹窄、神經肌肉功能減退、遺傳。

通常人們認為「打鼾不是病」，但是從醫學角度上講，它可分為三種情況，要分別對待：

**1.輕度的睡眠打鼾**　有些人在下列情況下，如：近期身體過度疲勞或夜晚過量飲酒、大量吸菸後，特別是在仰臥位睡眠時容易發生。這類打鼾一般對身體健康沒有損害，也不需要治療。

**2.習慣性單純打鼾**　有些人長年睡眠打鼾，但自我感覺沒有什麼身體的不適。其中還有些人是偶爾因感冒和勞累引起的打鼾，時間短暫，過幾天身體恢復後，打鼾症狀就會消失。

**3.可導致睡眠呼吸暫停綜合症的打鼾**　如果在打鼾的同時還伴隨著時常驚醒、好做惡夢、夢遊、呼叫等現象，或者醒後頭疼，白天精神倦怠、瞌睡多，那麼就要考慮這是一種疾病的症狀，這種疾病稱之為阻塞性睡眠呼吸暫停綜合症。如果不及時處理長期下去會引起心臟病等嚴重疾病，因此，應該儘早請醫生檢查和治療。

# 為什麼有的人會打鼾？

打鼾的發病機理主要是氣道解剖異常和功能紊亂引起。上呼吸道從鼻腔到喉部任何部位的阻塞都可以引起阻塞性睡眠暫停呼吸症。具體來說有以下 6 種發生原因：

## 一、咽腔鬆弛

年齡增大了，全身的組織變得鬆弛起來，咽腔的組織也不例外，如果再加上飲酒、服用鬆弛肌肉的藥物等因素的影響，會使咽腔黏膜在睡眠時變得鬆弛，極易引起呼吸道堵塞。由於肥胖，咽部脂肪堆積也可以堵塞呼吸道，引起呼吸暫停。

## 二、軟齶肥厚

試著張開嘴巴，對著鏡子觀看咽腔入口正中，有一個下垂的軟組織，像一把匕首，那就是懸雍垂，如果其長度超過 1 公分，那麼打鼾的聲音會比較響亮，因為空氣進出呼吸道時，身處其中的懸雍垂可以發生顫動，便會出現鼾聲。另外，懸雍垂和其兩側相連的軟齶如果過度肥厚，則會直接阻塞咽喉的入口，引起阻塞。

## 三、慢性扁桃體炎

試著張開嘴巴，對著鏡子觀看咽腔入口兩側是否有兩個橘子瓣兒大小的東西，如果有，那麼就是扁桃體肥大了。阻塞因素極可能是扁桃體肥大引起，進行扁桃體切除術可望緩解。

## 四、舌體肥厚

最簡單的辦法就是平躺，會感覺舌頭往後縮，然後喘氣，如果出現阻塞，那麼往往要考慮舌體肥厚的因素。

## 五、慢性鼻炎

最常見的表現是平時鼻腔通氣不佳，試著閉上嘴巴，完全用鼻腔呼吸 5 分鐘，感覺有無憋氣情況。如果感覺有憋氣，那麼就存在鼻腔阻塞因素。另外，如果鼻子曾經受過外傷，而且在天氣乾燥、上火、或無意中摳鼻子時有鼻血出現，那麼可能會伴有鼻中隔偏曲，這也是引起鼻腔阻塞的重要因素。鼻子阻塞引起的打鼾還有一點可鑒別，那就是早晨起來後會感覺口腔很乾燥。行鼻中隔矯正和下鼻甲手術可望解決問題。

## 六、小下頜畸形

這種情況並不少見，小下頜的人往往下頜骨後縮，導致咽腔前後徑狹小，引起阻塞。簡單的測試辦法是讓別人查看自己的面部的側影，正常人會看到下巴頦前突，如果明顯減小，那麼要考慮小下頜畸形。

## 七、肥胖

身體嚴重超重的人，幾乎 90％ 以上的人打鼾。這是因為肥胖後頸部脂肪堆積，呼吸道口徑狹窄，肌肉鬆弛，呼吸時肌肉更加向中線內收，引起阻塞。

# 不可輕忽！睡眠呼吸暫停綜合症

睡眠呼吸暫停綜合症（SAS）的症狀是睡眠時鼾聲如雷，睡眠中常出現呼吸暫停，憋氣現象，它可導致患者夜間睡眠不踏實，容易驚醒，晚上經常起夜，而且愛做夢，患者第二天早晨起來後口乾舌燥、精神困倦、打盹、注意力不集中。病情嚴重的患者會因呼吸暫停時間過長，導致猝死。

如果長期得不到適當治療，睡眠呼吸暫停綜合症將會影響患者全身各個臟器，對全身各個系統，如呼吸系統、心腦血管、腎功能、

內分泌、新陳代謝、神經、血液循環等系統都產生影響。睡眠呼吸暫停綜合症按輕重程度分為三等：睡眠品質不好屬輕度，重度是呼吸暫停，再嚴重就會夜間猝死。

睡眠呼吸暫停綜合症多發生於40歲以上的中老年人，其中男性占多數。主要集中在一些肥胖的、高血壓人群中，以及那些不經常鍛鍊的、飲食不注意的人中。現在一些比較肥胖的兒童也有這種病症。睡眠呼吸暫停綜合症與心腦血管疾病關係密切。

睡眠呼吸暫停綜合症容易診斷，治療也有辦法。醫生會根據患者的睡眠監測結果，制定個性化的治療方案。

由於睡眠呼吸暫停綜合症的主要發病原因，在於上氣道的狹窄和阻塞，究竟是上氣道的什麼部位狹窄或阻塞？目前已可用鼻咽聲反射技術進行定位，這是一種能夠評估上氣道阻塞部位的新的無創技術。利用聲波來判斷上氣道阻塞部分，幾分鐘就可以測定。

在治療鼾症和睡眠呼吸暫停方面，目前國內主要有以下幾種方法：

**1. 一般治療**　減輕體重，經常鍛鍊，取側臥位睡姿，戒菸酒，慎服鎮靜安眠藥，保持鼻腔通暢。

**2. 低溫等離子射頻技術**　損傷小、不出血、採用局部麻醉、安全性高，一般屬門診手術，幾分鐘就可完成，術後不影響患者正常生活。

**3. 矯形器**　包括鼻擴張器，口腔矯正器，舌保留裝置。口腔矯正是針對由於發育問題，如粗短頸、鼻子病症、上氣道開口這幾種情況考慮。

**4. 做手術治療**　機械通氣治療——CPAP機治療。第一次監測後，選好機型由醫生進行調整，醫生將滴定壓力調至適合不同患者的治療壓上，達到治療效果。一般使用兩晚即可見效。

# 打呼易引起四大系統疾病

許多人對打呼習以為常，沒有引起足夠的重視，不少經常失眠的人甚至羨慕那些倒下就睡、鼾聲如雷者，他們以為打鼾是熟睡的表現，其實這是一種誤解。

睡眠呼吸暫停綜合症典型表現就是打鼾、憋醒、白天嗜睡、晨起頭痛、口乾舌燥、頭暈乏力、記憶力減退、性慾下降、反應遲鈍等，還由於低通氣或呼吸暫停引起反覆發作的低氧和高碳酸血症，可導致心、肺、腦等重要生命器官的併發症，所以一定要給予足夠的重視。

**1.心血管系統** 可導致高血壓、心律失常、心衰、冠心病。

**2.呼吸系統** 可導致肺心病、呼吸衰竭、夜間哮喘。多項研究證實，「惡性打鼾」的患者中，高血壓的患病率高達48％，冠心病患病率是普通人的3.4倍，腦梗死發病率比無習慣性打鼾者高3～10倍。研究提示「惡性打呼」已成為高血壓病和心腦血管疾病的第三大危險誘因。

**3.神經系統** 可導致腦梗塞、腦出血、老年癡呆症、記憶力減退、性格改變（如抑鬱症）。

**4.內分泌系統** 可致肥胖、兒童生長遲緩等。

還會導致注意力減退，操作和運動完成能力下降，常常導致工傷和車禍事故。

# 孕婦打呼胎兒受影響

正常情況下，女性打呼毫不奇怪，孕產婦打呼則更為普遍，平時不打呼的婦女為何會在妊娠時或坐月子期間鼾聲不斷呢？醫生認為，過度疲勞、產後高血壓是導致產婦打呼的主要原因。另外，年輕母親因帶小孩睡覺，改變了睡眠姿勢，也可能出現打呼情況。

研究發現，孕婦打呼會在某種程度上影響胎兒的發育，打呼的孕婦容易使胎兒比正常的孕齡小，體重過重的孕婦在這方面的危險尤其

大。也有學者認為，有打呼習慣的女性會在懷孕時增加體重，與不打呼的孕婦相比，打呼孕婦患高血壓的危險增加了2倍，胎兒發育緩慢的危險增加了3.5倍。

## 小兒打呼並非是睡得香

睡覺打呼並不是大人的專利，很多小孩睡覺時也打呼。對於孩子的鼾聲，有的家長會以為是睡得香。在醫學專家看來其實不然，一些兒童記憶力下降、身高發育停滯可能都與睡眠時打呼有關。

打呼可能是睡眠呼吸暫停綜合症的危險警訊，20％習慣性打呼兒童患有睡眠呼吸暫停綜合症。由於睡眠時不斷打呼，進入肺部的氣體太少，導致孩子處於缺氧的半清醒狀態，使睡眠品質受到嚴重影響。因此孩子會白天嗜睡，記憶力下降，注意力不能集中，時間一長，導致學習成績變差，甚至性格改變。

兒童只有在睡眠期體內才分泌生長激素，但睡眠呼吸暫停會導致反復的覺醒，使睡眠結構破裂，生長激素分泌水準下降，進而生長發育受限，表現為孩子身高停滯。

兒童睡眠呼吸障礙的高發期在2～8歲，發病的主要原因是扁桃體或腺體發炎後出現了增生，導致呼吸道狹窄，從而影響了呼吸。頷面結構的異常即小下頷也能引起睡眠呼吸障礙，通過治療可以使大部分孩子的症狀緩解。如果是肥胖引起的，減肥是最好的辦法。

另外，在對症治療的同時，讓孩子採取側睡的姿勢，也可以減輕打呼的症狀。

## 防治打呼的高招

打呼與睡眠的姿勢、體型、鼻、咽、喉等部位的構造以及某些慢性疾病均有關係。例如，甲狀腺功能不足、扁桃體肥大、舌根及會厭部囊腫的人可以引起打呼，而肥胖、頸短粗、小下頷的病人更

易打呼。仰臥而眠者，吸氣時舌根上抬，使懸雍垂（俗稱小舌頭）與舌根相貼，阻礙了氣流的順利通過，引起軟齶下緣和小舌急速震顫，就會發出煩人的響鼾聲；當氣流迅速衝出時，也容易形成鼾聲。但也有一些人，咽腔並不狹窄，卻是因為疲勞過度、飲酒過量或者隨著年齡增大，咽部張力減低，小舌頭和軟齶鬆弛，睡覺時也會發出很響的打呼聲。這種情況可以不必手術，只要注意勞逸適度，少菸酒，增加鍛鍊，以加強肌張力就可以大大緩解打鼾的症狀。

防治打呼主要應注意以下幾點：

1. **白天不要過度勞累** 身心的過度操勞會導致精神和肌肉的緊繃和疲憊，如果白天真的特別忙碌，在睡前最好先舒緩一下身心，如洗個溫水澡、按摩、聽聽柔和的音樂等等，再入睡，會睡的比較安穩，同時減少打呼的發生。

2. **睡前不要從事刺激的活動** 睡前的活動最好以柔緩的為主，不要讓情緒太過激昂，因為神經會無法立刻放鬆，使得晚上無法安安穩穩的休息。

3. **側睡** 仰睡或趴著睡易引起呼吸道不暢通，側睡時，鬆弛的肌肉會傾向一邊，不易堵塞呼吸道。

4. **避免吸菸、飲酒和刺激性藥物** 吸菸、飲酒和刺激性藥物會讓肌肉更加鬆弛，從而引起呼吸道堵塞。

5. **減肥** 肥胖者的鼻息肉通常也較肥大，而且喉嚨和鼻子內的肉也較肥厚，比較容易會堵塞住呼吸道。

6. **枕頭** 高度要適中，不要太高，否則咽喉與氣管形成的角度不利於通氣。

7. **增加鍛鍊** 如慢跑、太極拳、八段錦等可以增強肌張力，預防因年老、咽部肌肉鬆弛所致的打鼾。

如果還是沒有緩解的話，建議去正規醫院就診。

## 打呼的人要少喝酒

　　睡眠呼吸暫停綜合症與某些不良的生活習慣尤其是飲酒有密切關係。過度飲酒後，睡眠打呼和呼吸暫停常常明顯加重。

　　睡眠呼吸暫停的發生，主要是因為睡眠時上氣道擴張肌的活性降低，不能保證上氣道的通暢，造成了上氣道阻塞，從而不能進行正常的呼吸。酒精可以從多個環節影響人的身體，比如酒精對神經有抑制作用，可降低上氣道擴張肌的活性。病人在呼吸暫停後，血液中的氧含量降低、二氧化碳含量升高，這種變化能提高上氣道擴張肌的活性。而酒精則降低上氣道擴張肌對低氧和高二氧化碳的反應性，從而加劇上氣道發生阻塞。睡眠呼吸暫停病人，經常出現憋醒，其實這對於病人來說起一種保護作用，因為憋醒之後可終止呼吸暫停，恢復正常呼吸。對嗜酒者，最起碼要限制飲酒量，或只飲少量的啤酒，同時，保證在睡前4～6小時內不飲酒。

## 一條毛巾解決打呼

　　日常生活中，打呼的人並不少見，打呼的原因很多，其中睡姿不正確就是引發打呼的原因之一，表現的症狀是沒有明顯的呼吸道疾病，鼾聲時斷時續，令人十分苦惱。現在告訴你一個非常簡單的解決這個問題的方法：只需在睡前將一條毛巾捲起來，然後墊在脖子下，托起頸椎部位，仰睡或側睡都可以使舌頭後墜，就會避免打呼了。

　　用了這個方法，你就不必擔心夜晚鼾聲大作，身邊的人也可以高枕無憂了。

酗酒能使非打鼾者及無呼吸暫停者發生呼吸暫停。所以，戒酒是睡眠呼吸暫停患者應採取的積極措施之一。

# 第⑪章
# 睡眠中
# 常見的『特殊』現象

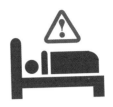

磨牙、夢遊、夢魘、小孩夜驚、小孩遺尿、睡覺時流口水、突發性的睡眠、不安腿綜合症、夢遺、鬼壓床⋯都是睡眠中常見的現象，各自有什麼健康的涵義呢？

## 引起磨牙的常見誘因

　　有的人晚上入睡後，下頷骨仍在運動，像吃東西一樣，上下頷牙齒相互摩擦，產生刺耳的聲音，這就是人們常說的夜間磨牙，磨牙多見於4～6歲兒童。為什麼會產生磨牙，據研究與腦神經功能不太穩定有關，而這種神經不穩定有一定家族性，與遺傳有關，由於神經不穩定，所以易受各種刺激而出現磨牙，患兒除夜間磨牙外，往往還有其他睡眠障礙。引起兒童夜間磨牙的常見誘因有：

　　**1.消化道功能障礙**　如消化不良，晚飯吃得過飽，睡前進食過多，均可引起夜間磨牙；腸道寄生蟲，尤其是蛔蟲感染，也可引起磨牙，但不能僅憑磨牙就診斷腸道寄生蟲病。

　　**2.神經過度興奮**　有些由於白天兒童玩得過度，過於興奮或過於疲勞，或是幼稚園和家長給孩子的學習壓力過重，父母態度粗暴，睡前過度興奮或看了緊張的影視片，這些都會使兒童入睡後大腦皮質仍處於興奮狀態，導致磨牙；佝僂病患兒血鈣偏低，也可出現磨牙，這類患兒用維生素D及鈣劑治療往往有一定療效。

**3.口腔疾患** 齲齒、牙周炎、乳牙咬合不當、換牙時咬合關係不協調等。

對於磨牙患兒，應盡可能找到病因，然後對症治療。有少數找不到原因，似與遺傳有關。夜間磨牙的害處，除牙齒相互摩擦產生刺耳聲音，影響家人入睡外，更重要的是長期的磨牙，牙齒相互摩擦，可使牙尖磨損變平，牙齒變短，影響美觀和咀嚼功能。

# 磨牙的危害及矯治

夜晚，一些家長會聽到孩子發出的陣陣磨牙聲。對於換牙期的孩子來說，這可能是建立正常咬合所需要的一種活動。由於這期間上下牙剛剛萌出，咬合尚不合適，通過磨牙，使得上下牙形成良好的咬合接觸。這類夜磨牙，父母不必擔心，它常會自行消退而無需治療。

另有一類長期的夜磨牙，通常是由精神因素或錯合引起的。這類夜磨牙由於是神經反射的作用，口內既無食物，唾液的分泌也少，牙齒因沒有必要的潤滑而形成「乾磨」，所以牙齒組織的磨耗相當厲害，造成的後果也較嚴重。

夜磨牙的人，第二天早晨常感咀嚼肌疲乏，口張不開，牙齒有不舒服的感覺，有的病人年紀不大，但牙齒合面已磨成平板狀。由於牙齒表面的牙釉質過分磨耗，使釉質下面的牙本質暴露出來，輕者對冷、熱、酸、甜等化學的或物理的刺激過敏，嚴重者可造成牙髓炎，咬合創傷，牙周組織的損壞或關節功能紊亂。咀嚼肌的疲勞和疼痛可引起面痛、頭痛，並向耳部、頸部放射，疼痛為壓迫性鈍痛，早晨起床時尤為顯著。

治療夜磨牙一般多採用去除病因和對症治療相結合的方法。調節不合適的咬合，除去精神因素，特別是焦慮、壓抑等情緒，保持心理健康。有腸道寄生蟲病的可做驅蟲治療；有牙齒酸痛的可做脫敏治療。在必要時，可裝一個夜磨牙矯正器，晚間睡眠時戴在牙弓上，可以控制下頜的運動，制止磨牙齒的動作發生。

# 睡前生長痛

有的孩子白天跑呀跳呀地鬧個不停，也沒有哪裡不舒服，可一到晚上睡覺時就鬧著說腿痛，可是既不紅也不腫，沒有異常現象，經過幾天休息後還是不見好轉，而且有時白天也痛，這種情況父母不必擔心，很可能是生長痛造成的。

生長痛是由於處於增高期的孩子的身高增長迅速，使小腿的肌肉受到牽拉而產生的疼痛，一般發生於5～7歲的孩子，常發生於休息或晚上睡覺前，活動或玩耍時無疼痛。這是與疾病引起的疼痛的主要區別，後者一般在活動時疼痛加重，甚至活動受限，但休息時減輕，且可出現局部紅腫等其他表現。生長痛屬生理性疼痛，是暫時的，過一段時間會自癒，不需要治療。在痛的時候可以給孩子做局部按摩，或讓孩子看畫報、看電視、玩玩具、做遊戲等，以轉移孩子的注意力，孩子就不會再感到疼痛了。

# 嗜睡症

嗜睡是一種神經性疾病，它能引起不可抑制性睡眠的發生。這些睡眠階段會經常發生，且易發生的時間不合適宜，例如當說話、吃飯或駕車時。儘管睡眠可以發生的任何時間，但最常發生的是在不活動或單調、重複性活動階段。

嗜睡通常最初發生在15～30歲的年齡層，但也有的人出現嗜睡現象的時間比較早或比較晚。嗜睡的最初症狀通常是白天時感到很嚴重的睡意。然而，可能需要好幾年才能確診病人的確患有這種疾病，因為引起白天睡意過多的原因除此之外還有很多都能產生這種症狀。

醫學將嗜睡用四種主要症狀進行了定義，這四種症狀被稱為嗜睡四分體：

**1. 白天睡意過多** 這種症狀始終存在，而且通常最為明顯。

**2. 猝倒** 猝倒是指肌肉功能的突然或暫時性消失，引起頭部或身

體在沒有喪失意識的情況下發生癱瘓。它可以持續幾秒鐘或幾分鐘。輕微症狀表現為含糊不清的語言或口吃、眼皮下垂或手指無力拿不住東西。嚴重的猝倒會引起膝蓋彎折，使人虛脫。大笑、興奮或生氣是引起猝倒的典型性原因。肌肉功能的突然消失可能是大腦突然進入REM 睡眠的結果。有嗜睡病的患者中有猝倒現象的不在少數。

**3. 睡眠癱瘓** 所謂睡眠癱瘓就是當人入睡或要醒來時暫時不能運動。它只持續幾分鐘。和猝倒類似，睡眠癱瘓可能也與 REM 睡眠和清醒狀態之間的過度不充分有關。睡眠癱瘓與幻覺有關。

**4. 催眠性幻覺** 是指精神、夢境般的影像，通常很恐怖，常見於入睡時或發生睡眠癱瘓前。

通常這些症狀對青少年或剛成年的人來說在此之前並無病症。患有嗜睡的人會抱怨感到疲勞、工作、學習和社交關係的表現不佳。白天過度的睡意會使人喪失能力，大大降低生活品質。記憶力下降、視覺障礙可能尤為使人感到不安。

一旦出現嗜睡現象，大多數情況下可以通過治療、有規律的小睡和良好的睡眠習慣成功地控制解決這些嗜睡症狀。

在日常生活中，避免帶來嗜睡的條件可能會有助於減少發生嗜睡的頻率。如果你有嗜睡而且症狀不能用藥物來控制住，你應該避開駕車、抽菸等行為以免受傷。

嗜睡的主要症狀可以用好幾種方式來治療，如服用興奮劑像甲苯鹽或右旋安非他命，以及白天有規律地進行小睡。

對於因自尊、感情支持相關而產生的問題進行心理諮詢是很重要的，尤其對那些嗜睡的人來說，因為他們不能完全發揮自己的潛能，可能被家人和同齡人認為懶惰、不願意活動。

# 夢遊

一直以來，夢遊一直是人們津津樂道的話題。患有夢遊症的人睡覺時會行走，以一種從深度睡眠中部分清醒過來的狀態做一些看起來

有目的的運動。

夢遊（也稱之為夢遊病）在上學的孩子身上很常見。估計有15％的年齡在5～12歲之間的孩子至少有一次睡覺時行走過。持久性夢遊病在男人中比較常見，常與夜間遺尿聯繫在一起。

對有夢遊的人可採取必要的保護和治療措施：

**1.睡前要放鬆**　當小孩過度疲勞或擔憂時，他們更容易發生夢遊或夜驚。睡前做些放鬆性的活動並且早睡可能會有助於預防睡眠騷動的發生。

**2.臥室要安全**　通過將臥室和房間弄得盡可能安全以避免發生夢遊時受到的傷害。可以考慮採取以下措施：不要讓孩子睡雙層床；確保床邊沒有鋒利或易打破的東西；在樓梯入口處安門；鎖緊門窗等。

**3.引導他重新入睡**　為幫助夢遊的小孩重新進入正常的睡眠狀態，可以輕輕地將他引回床上。在發生夜驚時要不斷地重複安慰性的話，如「你是安全的。」「你是在自己家的床上。」等等來安慰他。叫醒他是不必要的，有時候也是不可能的。

**4.提前喚醒他**　對經常夢遊或夜驚的小孩，一種被稱為促進清醒的方法可能有助於用來避免將來再發生的情況。記錄下數夜間小孩從入睡到夢遊或夜驚開始之間的時間長短。然後在接下來的幾夜，在小孩還沒有但將要發生夢遊或夜驚情況的前15分鐘叫醒他，並讓他在5分鐘內保持完全清醒。

**5.進行必要的治療**　如果是心理壓力造成了睡眠紊亂，進行諮詢可能會有所幫助。大人和小孩都有可能從催眠或生物回饋中受益。

專家認為夢遊可能是大腦調節睡眠一覺醒週期的不成熟性引起的。大多數小孩隨著他們神經系統的成熟，這些症狀會逐漸消失。

# 夢魘

　　做著非常可怕的夢而醒來，這是夢魘。但是，這種惡夢產生的不安感與夜驚的恐慌狀態是不同的。夢魘對所做惡夢能全部記憶下來，醒來後意識立即恢復清醒狀態，能妥當地應付周圍的各種事宜。

　　夢魘多見於神經質而又情緒不穩的小孩或成人，像過度緊張、遭受重大打擊、過度悲觀，以及處於抑鬱狀態的人等均易發生夢魘。但是，人與人之間素質相差頗大，同樣情況下，有人就以惡夢表現出來，有人則無。需要說明的是，雖說是做惡夢，並不一定是大腦出現障礙。

　　何時出現惡夢的？多數是發生在眼快動睡眠期，所以，剛入睡時是不做惡夢的，到半夜或黎明時分出現惡夢居多。再有，當連續服用安眠藥、酒精、清醒劑等而突然停止服用時，因眼快動睡眠的返跳性增加，引起惡夢的發生。

　　治療方面，如不是頻繁出現夢魘的話，無須作特別治療。如為情緒不穩的人也可採取心理指導的方法。用藥時，抑制眼快動睡眠的三環類抗抑鬱症藥物有療效。

　　可是，也有在做夢最高潮時出現大聲說夢話、打架、踢腳以及往上蹦等動作的睡眠障礙，這稱之為「眼快動睡眠行動障礙症」，多見於老年人。說夢話的人，如在眼快動睡眠期其夢話最高潮時將該人喚醒，則本人能回憶出夢話的內容，如在非眼快動睡眠期，則記不起來說過了什麼。

　　其原因，可認為是在腦的眼快動睡眠期，令肌肉鬆弛的機構出現故障，於是在夢的高潮時肌肉活動無法降低，將夢的內容轉到行動上而發生的現象。這種情況可用藥物加以抑制。

# 夜驚

　　夜驚，約見於3%的兒童中，男略多於女。可發生在兒童的任何

時期，但以5～7歲為多見，青春期以後少見。夜驚發作多發生在入睡後半小時之內，最遲不超過2小時。

　　夜驚的臨床表現為患者在開始入睡的一段時間後，突然驚醒，瞪目坐起，躁動不安，面露恐怖表情，但意識仍呈朦朧狀態，同時並可表現面色蒼白，呼吸急促，瞳孔擴大，出汗脈搏加快，可達180次分。發作時，一般很難叫醒患者，常常不加理睬，仍表現驚恐、哭泣或叫喊，緊張地抓住任何人，似乎繼續在遭受某種強烈的痛苦，而對親人的安撫、擁抱及焦慮等視而不見，這種情況常常能在持續一段時間之後，又能自行入睡。

　　部分患者在發作時，可伴夜遊，即患者起床走動，做一些簡單的動作，如開抽屜等，醒後完全不能回憶。本病發作次數不一，可一夜發作數次，亦可幾天或十幾天發作一次。此外，本病偶可為癲癇的早期症狀之一，可結合腦電圖檢查，加以診斷。夜驚常可自癒。

　　夜驚的病因主要為焦慮、受驚等心理因素。例如家庭成員的重病和死亡，初次離開父母進入陌生的環境，外傷和意外的事件所導致的焦慮和恐懼不安等。此外，在睡前聽恐怖緊張的故事和看恐怖緊張的影視劇等，都可導致夜驚的發作。

　　家長對兒童夜驚發作不要過於緊張，同時要注意防止夜驚伴夜遊發作時，可能出現的意外事故，發作後，要協助患者重新睡好，蓋好被子等。

　　兒童夜驚一般不需藥物治療，但反覆發作、次數較多者，可在醫生指導下用鎮靜劑，如佳靜安定、舒樂安定等，以控制夜驚發作。

　　在預防上，應注意培養兒童的勇敢精神，避免聽緊張恐怖的故事和看緊張恐怖的影視劇。本病一般愈後良好，誘因解除或隨年齡增長

經常發生夜驚的患者，往往反映孩子存在持續較久的焦慮狀態，因此，需進一步瞭解患者的心理狀態，以進行心理疏導。

之後，即能自癒。

# 睡覺時流口水

　　睡覺的時候流口水，可能是睡覺姿勢不當引起的，如趴在桌子上睡、側臥位睡覺，都容易引起流口水。但如果長期如此，則可能是一些身體疾病導致，需要引起大家注意。

　　通常導致睡覺時流口水的因素有四種：

## 一、口腔衛生不良

　　口腔裡的溫度和濕度最適合細菌的繁殖，牙縫和牙面上的食物殘渣或糖類物質的積存，容易發生齲齒、牙周病。口腔內的炎症會促進唾液分泌。如口腔被細菌感染，疼痛明顯，容易流口水，需要局部用藥促進潰瘍癒合，這種情況引起的流口水情形隨著潰瘍癒合會自動消失。

　　睡覺時流口水，有鹹味，枕巾呈淡黃色，很可能是由於口腔衛生不良，積存食物殘渣，天長日久牙石較多，引起牙齦發炎，乃至牙齦少量出血，因而睡覺時流出口水有鹹味，呈淡黃色。

## 二、前牙畸形

　　牙齒畸形是引起睡覺時流口水的第二個原因。尤其是凸面型牙齒畸形的患者，前牙向前凸出較明顯，常出現開唇露齒，睡覺時唇部很難完全覆蓋前牙面，上下唇常自然分開，就容易流口水。這類患者最好儘快矯正牙齒。

## 三、神經調節障礙

　　除了上述口腔問題外，還有些全身性疾病也可能引起睡覺時流口水。唾液分泌的調節完全是神經反射性的，所謂「望梅止渴」，就是日常生活中條件反射性唾液分泌的一個例子。所以神經調節發生障

礙，也可產生睡覺時流口水的情況。一些神經官能症或其他可能引起植物神經紊亂的全身疾病患者，睡覺時可能出現副交感神經異常興奮的情況，會使大腦發出錯誤信號，引起唾液分泌增加。

### 四、藥物因素

像服用某些抗癲癇類藥物的副作用之一，就是流口水，選擇藥物時需要注意。

# 小兒尿床的原因

眾所周知，嬰幼兒尿床是十分普遍的現象。若3歲以後仍白天不能控制排尿或不能從睡覺中醒來自覺排尿，即稱為原發性遺尿症。

遺尿的確切原因目前仍不完全清楚，通常認為與下列因素有關：

1. **遺傳因素** 30％遺尿孩子的爸爸和20％遺尿孩子的媽媽，在小時候也曾犯遺尿病。如果爸媽均有遺尿史，他們兒子有40％會遺尿，他們的女兒有25％也會遺尿。另外，在雙胞胎、單卵雙胎兄弟同時遺尿的要比雙卵雙胎高出2倍，可見遺尿有遺傳傾向。

2. **睡眠過深** 這是一個較常見的因素。這類小兒常常在睡前玩的較疲乏，睡得很深，不易喚醒，也多在夢境中尿床。若睡前飲水較多，則更易發生尿床。

3. **膀胱功能成熟延遲** 有些患遺尿症的小兒的膀胱較正常孩子小，這些孩子平時排尿次數相對較多，但尿量不多。這是由於膀胱內的尿液沒有多少，它就收縮排尿了。

4. **精神緊張** 據臨床統計，家庭不合、父母離異、失去雙親、慘遭虐待、升學考試前，孩子發生尿床的機會明顯增多，但這種遺尿常是暫時的，過一段時間，隨著精神情緒的好轉，遺尿的現象會逐漸消失。

5. **疾病的因素** 由器質性疾病引起遺尿的情況並不多見。泌尿系感染、畸形以及脊柱裂、腦脊膜膨出等可引起遺尿。另外，無症狀性

細菌尿和高鈣尿也會引起遺尿，應引起人們的注意。

# 不可抗拒的突發睡眠

不可抗拒的突發睡眠，在醫學上稱為發作性睡病，它是一種睡眠障礙，多發生於青少年，以10至20歲為最多，但患病原因尚未搞清楚。患有發作性睡病的人，常會出現的異常表現主要包括以下四個方面：

**1. 不可抗拒的睡眠**　在非睡眠環境和時間，如散步、購物、駕駛、上課、讀書、進食、發言、操作機器，甚至在外玩耍時，出現自己無法控制的睡眠。患者必須入睡，持續數秒鐘到數小時，多在十多分鐘左右醒來。睡眠程度大都不深，容易喚醒。一天可發作多次。

**2. 猝倒症**　是在意識完全清醒的情況下，突然發生全身或身體某一部位肌肉的無力，出現上眼皮下垂、頭下垂、握拳不緊、面部肌肉鬆弛，甚至倒在地上等。多在強烈的情感刺激，如喜悅、發怒、驚嚇，尤其是大笑的情況下發生。症狀在情感刺激消退後或病人被別人觸及後消失。

**3. 睡癱症**　在將要入睡或剛睡醒、意識清醒的情況下，發現自己不能動彈或出聲，幾秒鐘或幾分鐘緩解。別人觸及病人的身體或對病人說話可以終止發作。

**4. 睡眠幻覺**　將要入睡之際，出現幻聽、幻視等幻覺，聽到或看到實際並不存在的聲音或人、物等。

發作性睡病常會影響孩子的學習，有時甚至帶來一定的危險。因此，一旦發現或懷疑患有發作性睡病，一定要避免可能導致危險發生的工作，並到醫院就診。發作性睡病的治療有不少藥物可用，而最新的方法是利用抗抑鬱症藥物，配合其他藥物進行綜合性治療，效果較好。

# 不安腿綜合症

　　所謂的不安腿綜合症就是指進入睡眠狀態後，小腿會不停地發生屈伸，導致患者會突然從睡眠狀態中出現短暫的覺醒，如果晚上經常醒來就會使得睡眠不安穩。

　　**1.調整睡眠方式**　因為不安腿的症狀主要發生在晚上和夜間睡眠時，所以，在晚上患者可有意延遲上床睡眠時間，直到睏意十足，眼皮睜不開時再上床睡覺。睡覺前避免閱讀和欣賞帶有恐怖性、刺激性等的文字和影像作品，不進行具有挑戰性的撲克、麻將等娛樂遊戲。可以在晚間睡覺前進行適當鍛鍊，特別是腿部鍛鍊。有患者發現，足療和腿部按摩可以緩解症狀。

　　**2.巧妙安排生活和工作**　因為不安腿綜合症的症狀也可以出現在白天靜止時，所以，患者應對自己所處的環境多加留意，採取相應的保護措施。比如，在影院、劇場，乘坐飛機、長途火車或汽車時，最好選擇鄰近通道的座位，以便在症狀出現時隨時站立或走動，以減輕不適。有的患者發現站立可以使症狀減輕，那麼，不妨將自己工作時的座位調高，或採取站立位工作，有可能的話可調換到走動多的崗位。

　　**3.保持良好心態**　抑鬱和焦慮情緒會加重不安腿的症狀，所以患者應該凡事持樂觀態度，學會心胸豁達、忍讓包容，在處理日常瑣事時要拿得起、放得下，能「糊塗」時，就不必太較真。

　　**4.避免接觸刺激性物質**　尼古丁、咖啡因等物質具有興奮神經系統的功能，可加重不安腿的症狀。患者在白天應該儘量少接觸香菸、少吃巧克力或其他含可哥的食物。在晚上和夜間，一定要避免接觸煙、咖啡、濃茶、酒精以及蘇打飲料、薄荷口香糖等。

　　**5.注意溫度變化**　大多數患者覺得天氣變涼和氣候潮濕會加重不安腿的症狀，所以晚間睡眠時應保持溫暖的環境。腿部有發涼畏寒感的患者，睡前可洗個溫水浴或泡腳。反之，也有的患者在夏季氣溫較高時，不安腿的症狀較重，如果患者存在腿部燒灼、發熱感，上床前

可以進行一次涼水浴，或用涼水泡腳。

# 抽筋

　　缺鈣時常會出現腿腳抽筋的情況。為了預防腿腳抽筋，除了在日常生活中採取補鈣措施外，在睡前還可用下述方法來減少腿腳抽筋的可能。

　　**1.熱水泡腳**　臨睡前用40℃左右的熱水泡腳5～10分鐘，泡腳的盆要深一些，水要多一些，最好超過腳踝。有舒筋活血、解除痙攣的作用。

　　**2.白酒塗抹**　將高濃度的白酒加熱（不要燃燒），倒幾滴在手心，在經常抽筋的部位上下搓揉兩分鐘，要有一定的力度，使局部皮膚發紅即可。可以增加肌肉血液循環，減少痙攣的發生。

　　**3.松節油按摩**　用5％的松節油按摩常抽筋的部位，同樣能減少夜間抽筋的發生。

　　**4.睡前要放鬆**　睡前喝幾口白開水，增加睡前的舒適感，可放鬆神經，鬆弛肌肉，減少抽筋。

# 睡眠中的陰莖勃起

　　陰莖為什麼能勃起變硬呢？是和陰莖的特殊構造有關。陰莖裡有兩條外面包以白纖維膜的海綿樣組織，即陰莖海綿體。當陰莖海綿體流入大量動脈血液，而又不能經靜脈流出時，由於過度充盈，就可以使陰莖變硬勃起，控制動脈擴張和靜脈收縮的是血管上的一種特殊的肌纖維，而肌纖維是受植物神經支配的。當大腦產生性的慾望時，大腦下的間腦有個勃起中樞產生興奮，興奮下傳到骶髓的勃起中樞，然後將興奮經盆神經傳到陰莖血管的肌纖維，引起動脈擴張、靜脈收縮，就引起勃起，這種勃起也叫色情性勃起。如果興奮刺激是來自陰莖，如包皮或陰莖受摩擦，興奮刺激經陰部神經傳到骶髓的勃起中

樞，再經盆神經傳到陰莖血管，引起勃起，這是經反射弓發生的勃起。不過正常人往往是精神性興奮和反射性興奮相結合，產生的勃起。

　　有的青年人睡眠時陰莖可以勃起，如果這時被叫醒，可能會訴說正在作夢，睡眠產生的勃起，多數情況是正常生理理象，當然，包皮不清潔產生刺激，興奮勃起中樞，或是體內雄激素使前列腺和精囊腺機能增加，充滿分泌液，也可以刺激興奮陰部神經，傳入勃起中樞，反射性地使陰莖勃起。睡眠時發生勃起，進而還可能引起夢遺。

　　另一種睡眠中勃起是和憋尿有關。睡眠中膀胱充滿尿液時，往往有陰莖勃起，有人稱之為非色情性勃起。通常男性在勃起和射精時，內尿道口是關閉的，以防精液進入膀胱，這說明性中樞和內尿道口有神經反射性聯絡；在睡眠狀態下，膀胱被尿液充滿時，腹下神經興奮，使內尿道口關閉，同時興奮擴延到性中樞，反射性的使陰莖勃起，這是一種正常的生理現象，無需過慮。

# 夢遺

　　夢遺指的是在做夢過程中出現的精液溢出現象。處於生長、發育階段的年輕人中較多出現，在其他年齡階段的人群中也有發生，所以男性在人生中總可能有夢遺的經歷。夢遺的普遍存在引起了人們的重視，也形成了不同的看法。有人認為夢遺是一種正常現象的，也有人認為夢遺有害身體健康。

## 一、夢遺是一種正常的生理現象

　　認為夢遺是一種病的人對精液（精子）存在這樣的認識，認為精子是人的「元氣」，是「精、氣、神」的所在，從而推論出夢遺會影響身體健康，一些醫術不精的醫生對這種觀點的支持更加重了「夢遺有害」論對人們的影響。

　　其實，「夢遺有害論」沒有能夠正確認識精子的產生和排泄機

制，是對精液的一種畏懼，是對人們的一種誤導。精子有其產生的機制，男性睪丸的功能在於不停地製造「精子」，這些精子會被運輸到貯精囊進行保存，並且由於精子不斷的產生，因此要通過一些途徑來進行代謝，而夢遺就是其中的一種方式。當貯精囊裝滿精子時，就有排泄的需求；在睡眠過程中，出現性夢的時候，就把精液（精子）排泄出來。因此，夢遺完全是一種正常的生理現象，是在睡眠中由夢境引起的精子排泄。

### 二、對待夢遺不用大驚小怪

夢遺不是病。但對某些男性而言，尤其是處於青春期的男孩，在有夢遺體驗的時候，往往需要通過引導，緩解焦慮，將不必要的恐慌化作正常的生活態度。

**1.正常的夢遺現象並不會影響身體健康**　因為夢遺所排泄的精液，大部分是水分，只有少量的蛋白質、脂肪和一些微量元素，只要不是頻繁的夢遺就不會影響身體健康。也就是說沒有必要恐慌，也沒有必要去刻意買一些補品、補藥來對身體進行調節。

**2.樹立正確的生活態度，形成正確的生活規律**　要通過正確的途徑瞭解夢遺現象，認識夢遺現象的正常性。同時要在平時養成有規律的生活，經常參加一些有意義的活動。在晚上睡眠前注意少喝水；保持內褲鬆軟和被褥適宜；減少有關性方面的刺激等。只要不是過於頻繁地出現夢遺，就大可不必太過關注。

## 鬼壓床

有的人睡覺會發生所謂「鬼壓床」的狀況，就是醒來卻突然發現全身不能動彈，可以聽見周遭的聲音及看到周遭的影像，卻發不出聲音，有時還會有幻覺。這種情形正確的醫學名稱是睡眠癱瘓症。

睡眠癱瘓症通常發生在剛入睡或是將醒未醒時，正是我們進入熟睡、開始作夢的睡眠週期。我們的骨骼肌除了呼吸肌及眼肌外，都處

於極低張力的狀態，這時候若意識清醒過來，而肢體的肌肉仍停留在低張力狀態，便造成不聽意識指揮的情形。

其實睡眠癱瘓症並不少見，可以算是一種正常的生理現象，和鬼怪無關，對身體健康也不會有什麼不良影響。它通常在壓力比較大、過度疲勞、作息不正常、失眠、焦慮的情形下比較容易發生。試著不要讓自己太累，不要熬夜，維持正常的作息通常就會減少發生的機會。

# 一定要觀察小兒的健康狀況

睡眠對於兒童來說尤為重要，特別是嬰幼兒，他們絕大多數時間是在睡眠中度過的，良好的睡眠是小兒的體格和神經發育的基礎，因此小兒的健康狀況也可以以睡眠品質來衡量。正常情況下，小兒睡眠應該是安靜、舒坦、頭部微汗、呼吸均勻五聲，有時小臉蛋上可以出現各種表情。但是，當孩子患病時，睡眠就會出現異常的改變，如煩躁、啼哭、易驚醒、入睡後全身乾澀、面紅、呼吸急速、脈搏快。

入睡後掀衣踢被，並伴有兩顴及口唇發紅、口渴喜飲，或手足心發熱等症狀，中醫認為是陰虛肺熱所致。

入睡後面朝下，屁股高抬，並伴有口舌潰瘍、煩躁、驚恐不安等病狀，中醫認為是「心經熱則伏臥」。這常常是小兒患各種急性熱病後，餘熱未淨所致。入睡後翻來覆去，反覆折騰，常伴有口臭氣促、腹部脹滿、口乾、口唇發紅、舌苔黃厚、大便乾燥等症狀，中醫認為，這是胃有宿食的緣故，治療原則應以消食導滯為主。

睡眠時哭鬧不停，時常搖頭，用手抓耳，有時還伴有發燒，可能是患有外耳道炎、濕疹，或是患了中耳炎。

入睡後四肢抖動、「一驚一乍」，則多是白天過於疲勞或精神受了過強的刺激(如驚嚇)所引起。

入睡後用手去搔抓屁股，而肛門周圍又見到白線頭樣小蟲爬動，可見於蟯蟲病。

熟睡時，特別是仰臥睡眠時，鼾聲隆隆不止，強口呼吸，這是因為扁桃體肥大影響呼吸所致。

所以，細心的媽媽要及時發現小兒睡態的異常，可以預防疾病的發生。

# 第⓬章
# 關於睡眠的關鍵問題

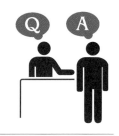

「假日補眠可以消除疲勞？」、「間斷睡眠可以代替正常睡眠嗎？」、「睡眠環境愈安靜愈好嗎？」、「夜深後仍睡不著再吃安眠藥好嗎？」……，關於睡眠的疑難雜症，一次徹底講清楚！

## Q 短期的睡眠失調是失眠嗎？

睡眠品質再好的人，也會出現睡眠失調的現象，所以，睡眠失調是很常見的。如果是短暫的睡眠失調，完全不必擔心、焦慮。但是有些人卻把睡眠失調看的很嚴重，認為如果睡眠出現了失調，就一定得了睡眠障礙。這種觀點是沒有科學道理的。那麼，到底什麼是睡眠失調呢？

### 一、睡眠協調和睡眠失調

**1.睡眠協調** 睡眠協調指的是睡眠的品質較高。睡眠品質包括兩個部分，睡眠的質和睡眠的量，睡眠的質是決定睡眠好壞的主要部分。如果深度睡眠的時間較長，人們在睡眠的時候比較安靜、不易醒來，而且早上起床之後，精神較好，精力充沛，那麼，這說明睡眠品質較高，即睡眠協調。

很多人認為，如果晚上經常做夢，就說明自己睡眠失調了，這種想法是不對的。因為做夢是一種很正常的生理和心理反應，只要不經常做惡夢，就不能說是睡眠失調。

**2.睡眠失調** 如果入睡非常困難，輾轉反側，無法入睡，即使入睡後，睡眠的時間尤其是深度睡眠的時間非常短，在睡眠過程中還會經常出現驚醒、惡夢等不良睡眠狀況；早上起床之後，身體的疲倦並沒有消失，精神萎靡不振，這就是睡眠失調。如果偶爾出現睡眠失調，則是暫時性的睡眠失調，不會造成什麼不良後果，不用擔心。如果長期出現睡眠失調現象，則有可能是睡眠障礙，應該引起關注。

## 二、短期睡眠失調的原因

短暫性睡眠失調的原因有很多，例如白天受到了較大的刺激，過於高興或者悲傷，那麼就有可能導致睡眠失調；還有，如果睡眠的環境發生了變化，如睡眠的時間、地點和平時不一樣，也容易引起睡眠失調；當身體患病時，如傷風感冒等，引起身體不適，也容易導致暫時的睡眠失調。

## 三、短期的睡眠失調並不可怕

有些人一旦出現了短暫性的睡眠失調，就會非常擔心焦慮，這是沒有必要的。因為，睡眠失調只是一時的，只要緩解一下過於激動的情緒，或者習慣了睡眠的環境，睡眠失調很快就會消失，而且也不會影響到正常的工作和學習。相反，如果出現了短期的睡眠失調，就緊張、擔心不已，在入睡的時候就會焦慮不安；時間久了，形成惡性循環，短暫性睡眠失調，有可能變為長期性的睡眠失調，成為真正的睡眠障礙了。

# Q 對睡眠認識的 5 大迷思

## 一、睡得越多越好

事實上，睡眠時間存在極大的個體差異，有的人睡八九個小時還不夠，有的人睡四五小時就夠了。睡眠品質比睡眠時間更重要。

## 二、老人可以少睡？

事實上，並不是老人可以少睡，而是老人睡眠機能下降，睡眠變淺。老人與年輕人一樣，需要足夠的睡眠。

## 三、老人無疾而終是幸運的事？

事實上，老人在睡覺時去世並不是無疾而終，而是因為長期的睡眠呼吸暫停、心臟疾病等突發致死。無疾而終不值得慶幸。如果早防早治，老人本來可以活得更長。

## 四、打鼾者睡得香睡得甜？

事實上，打鼾者上呼吸道不暢，經常被憋醒，難以進入較深的睡眠期，睡眠品質不高。一些打鼾者還可能引發睡眠呼吸暫停。

## 五、失眠直接危害身體？

事實上，失眠主要損害人的精神和心理。睡眠實驗表明，即使強制剝奪睡眠，也不會損害人的身體器官。失眠對健康的危害遠沒有人們想像的那麼嚴重。

## Q 間斷睡眠可以代替正常睡眠嗎？

間斷睡眠就是指每天幾次每次 2～3 小時，甚至更小單位時間的睡眠。這種睡眠狀態在 24～7 一族中表現最明顯，24～7 代指工作繁重，看上去每天 24 小時，一周 7 天都在工作的人。此類族群並不知道自己的工作效率其實很可能遠遠落後於正常工作人群。

間斷睡眠產生原因是有的人擔心工作沒做完，就一再調整鬧鐘，導致睡眠不連貫，或者怕耽誤工作而睡覺與工作穿插進行。調整鬧鐘，擔心睡多，會讓睡眠品質下降，出現假睡和惡夢等情況，身體更加疲勞。

也有人無法從工作狀態解放出來，於是做做停停，工作與睡眠穿

插，則導致在工作時，大腦皮層還處於半睡眠狀態，等於半睡半醒工作，效率絕對不可能得到保障。

平時要做到當時的事情當時做完，也可以在睡覺前花一點工夫調整狀態，儘量不去想與工作有關的事情，此外，對於自己的睡眠時間最好做到有所判斷，不要讓鬧鐘早早響起，卻遲緩收場。這些都是避免間斷睡眠的好方法。

## Q 睡眠環境是愈靜愈好嗎？

睡眠環境的安靜與否，可以影響人們的正常睡眠，在家庭中居住或是在集體宿舍中休息，安靜與不安靜都是相對的，人們對「安靜」應該有正確的理解與認識，事實上在我們居住的自然環境裡是不可能絕對安靜的，不論是什麼時候，即使是所謂「萬籟俱寂」的深更半夜，也還是有各種各樣的聲音的，人類的生活也需要有各種各樣的聲音，那種「絕對安靜」的環境只有在人工設計的實驗室裡才有，絕對安靜對人們沒有好處而且也難以適應。

美國加里福尼亞州立大學有一間吸音的隔音室，有位記者特地去這個實驗室體驗一下「絕對安靜」的感受，他在那裡呆了一個下午，他發現在那種環境裡十分難受，一些細微的聲音，比如他自己搔癢或者摸頭皮的動作的聲音都使他受不了。他說：「在那個環境裡，我可以聽到自己心臟在跳動，血液在身上奔流，我只稍微動一下，就聽到骨節好像生 似的，發出「格格」使人難受的聲音，衣服的沙沙聲也使我無法忍受。在那裡呆了半小時以後，耳朵變得特別靈，輕輕地吸一下鼻子，也像大叫一聲，把一枚針丟到地上，就像是在外面把錘子丟到地上一樣的響。」

他又說：「最初，我把這種安靜當作一種享受，但是過了 1 小時，由於環境裡沒有任何聲音，就使我感到不安，我咳嗽、寫字，故意弄出響聲來打破這種安靜，以便消除這種不安，但是不行，我這類動作的聲音都太響、太刺耳，翻書頁都像開槍一樣的響，幾小時之

後，我再也忍受不住這種安靜了。到了外面，雖然感到嘈雜得很，但是很舒服，覺得那是『吵鬧得可愛』」。

從心理學角度來說，人們心理的健康發展，是需要有各種各樣的刺激的，包括聲音刺激。所以對環境安靜的要求，應該有正確的理解，不要過於苛求，這麼一想對一般的不可避免的嘈雜，就能容忍而心安理得了。

當然，人們在睡眠時，周圍環境的安靜對入睡和睡眠的深度是有好處的，周圍的吵鬧聲可以影響一個人的睡眠，這是大家都理解的。所以家人與鄰居，對那些值夜班的同志，他們白天休息睡覺的時候，應該儘量照顧，保持環境的安靜，這也是個社會道德的問題。

## Q 賴床是「享福」嗎？

有些年輕人早晨醒後賴床不起，以為睡眠時間長一點好。豈不知，如此「享福」，往往會因「福」得禍。

賴床會使人漫無邊際地胡思亂想，起床後，頭沉甸甸的，什麼事也做不了。這是因為賴床也需要用腦，消耗大量的氧，以致腦組織出現了暫時性的「營養不良」。如果平日生活較規律，逢節假日貪睡，就可能擾亂體內生理時鐘的時序，使腦垂體分泌的激素水準出現異常波動，結果白天激素水準上不去，夜間激素水準下不來，使大腦興奮與抑制失調，造成夜不能寐，而白天卻心緒不寧、疲憊不堪。

一般來說，經過一個晚上，到清晨 7 時左右腹中基本消化完頭天的晚餐。此刻，大腦會發出「饑餓資訊」，這時如賴床不起，勢必打亂胃腸功能的規律，久而久之，胃腸黏膜遭損，很容易誘發胃炎、潰瘍病及消化不良等病症。

人們大可不必過分計較睡了多長時間，關鍵在於睡眠的品質。每天保持有規律的起居，注意保持適合自己的睡眠模式，才是維持健康的根本所在。尤其是青年人，睡眠具有較大伸縮性，即使因故犧牲了睡眠時間，也可通過熟睡，用睡眠的質來彌補量的不足。

# Q 睡眠過多有益健康嗎？

　　適當的睡眠是人體所必需的，而過多的睡眠對人體則有害無益。美國心臟學會的研究人員信為，過多的睡眠會使神經中樞長期處於抑制狀態，起床後便感到昏沉和無精打采。據調查，每晚睡眠時間10小時以上的成年人，死亡率比那些每晚只睡7至8小時的人要高出80％。

　　他們還發現，**每天睡眠10小時的人，與只睡7小時的人相比，因心臟病死亡的比例要高出一倍，而因中風死亡的比例要高出3.5倍。**這是因為睡眠時血流緩慢，增加了心臟病和腦血管栓塞的危險性。

　　長時間的睡眠還會因呼吸的減慢而使進入人體的氧減少。這就意味著心臟、血液循環和肺的負擔加重。含氧量的減少對健康人沒有什麼損害，但對心臟病和肺病患者是不利的，甚至是很危險的。

　　慢性病患者和哮喘病患者白天有意識地增加呼吸量，以彌補氧的不足。夜裡大腦的有意識操縱停止，由腦幹接替工作。這時不再存在增加呼吸的推動力，血中的含氧量降低。科學家們認為，這時就有必要對心臟病和肺病患者進行呼吸治療。據統計，目前全世界每天夜裡就有約15萬人接受人工呼吸。

　　一些心理學家也解釋說，睡得過多就如同吃得太飽一樣，是有害于健康的。在醫療實踐中，有醫生對患偏頭痛的病人使用睡眠節制療法，每天只睡7個半小時，也收到一定的療效。

　　因此，要保證充分的睡眠時間，並不是要人們大量地延長睡眠時間。充足的睡眠不完全在數量，更重要的在於其睡眠的品質。

# Q 老年人睡眠愈多愈好嗎？

　　睡眠是一種使人們的精力和體力疲勞恢復正常的最佳方式。老年人隨著年齡的增長，身體各部分機能逐漸老化，更容易出現疲勞，因此，睡覺顯得更為重要。然而，是不是老年人睡覺越多越好呢？

科學研究發現，一個人的睡眠不足或過多，對健康都是不利因素。有文獻報告指出：每日睡眠不足4小時的人，其死亡率要比每日睡7～8小時的人高出180%以上；相反，如果睡眠時間過長，每日10小時以上，其死亡率亦要高出80%以上。生理學家認為：人類合理的睡眠時間，學齡前兒童每日10小時左右；學齡兒童每日應睡9～10小時；20歲以下青年每日可睡9小時左右；成人每日睡8小時足矣。

一般情況下，老年人每天睡5～7小時即可，也有些長壽老人，每天睡8～10小時。可見，一個人每天需睡多長時間，不可一概而論，應因人、性別（一般來說，女性比男性好睡）、因具體情況不同而有所差異。老年人離退休之後，沒有了在工作崗位上的那種緊張節奏，睡眠時間就可以自由安排了，不管白天或是晚上，什麼時候想睡都可以去睡，但過多的睡眠，對老年人身體健康是有害無益，這一點應引起老年人的注意。

老年人睡眠過多，會引起四肢無力、全身酸懶、精神不振，而且睡眠過多，血流速度減慢，血液黏稠度增加，容易引起腦血栓形成、心肌梗塞、食欲不振、神經衰弱等。此外，睡眠過多，還會引起機體免疫功能低下，從而誘發許多疾病，所以老年人應根據自己的情況，合理安排睡眠。

## Q 吃安眠藥一定會上癮嗎？

夜深人靜，躺臥在床上輾轉反側，心跳聲聲入耳，自己的呼吸清晰可聞，疲累沉重的身軀和一整天緊張忙亂的心情，這時候都等待一夜好眠，讓身心可以真正的放鬆和休息；但明明倦極卻難以成眠，從夜幕深垂度到微露天光的清晨破曉，失眠的滋味夾雜著一絲苦澀和無奈。

很多人不敢吃安眠藥，害怕吃安眠藥會上癮，其實你可以選擇吃了也不會上癮的安眠藥。失眠的折磨經歷過的人都很清楚，不能成眠

卻又不敢吃安眠藥，那更是雙重的痛苦！因為知道痛苦的問題（失眠）可以被解決，卻又害怕解決的途徑（安眠藥）會帶來更可怕的後果，於是只有繼續忍受先前的痛苦情境（失眠）。甚至對接受精神科醫師的治療一直猶豫不決；即使經過精神科醫師的說明，對醫師處方的安眠藥，還是在心底有一份潛藏的畏懼和排斥，不願配合醫囑來吃藥，完成整個療程。

基本上安眠藥是一種短期使用且需要時才使用，有需要才吃，不要天天吃。即使病人長期服用短效性安眠藥後停藥，為了避免戒斷現象的發生，反彈症狀或再發症狀，醫師會用幾周的時間（通常為4周至8周）為病人逐漸減低藥量，或者先改服用長效性安眠藥一段時間之後再停藥。

## Q 失眠者一定要服用安眠藥嗎？

安眠藥就是通過抑制中樞神經組織的興奮點，達到安眠的作用。科學實驗證明，一個健康的人，在睡眠的時候，腦內能分泌出一種叫「內啡呔」的物質，這種物質能抑制腦神經系統，使人安然入睡。如果不是這樣，則興奮超過抑制，人就難以入睡，久而久之就要借助安眠藥了。

一般的安眠藥毒性都比較大，其藥物分子進入血液，經過肝臟，由肝臟解毒。在這個過程中，肝臟產生一種分解安眠藥的酶。吃安眠藥越多，酶分解得越快，所以服藥量也越來越大，正常的藥量就不起作用了，而加大藥量將給身體帶來很大危害。

最積極的辦法是讓醫生幫助你找出失眠的原因。如果是由疾病引起，首先應該治療疾病。如果確是神經衰弱引起，也不一定都要服安眠藥。要根據自己的情況採取有效的措施，如睡前2～3小時，不要過度用腦，避免思索問題和看使人激動的書籍與電影，睡前0.5～1小時停止一切工作和學習。可以在睡眠前慢跑10～20分鐘，或在睡前用溫水洗腳，既講衛生，又能使身體血流相對地循環在肢體，而不集

中在大腦。這些辦法，持之以恆，每天如此，對改善睡眠會有幫助。氣功也可以使人入靜，使你把注意力集中在某一點上，從而使大腦皮層活動由興奮轉入抑制，肌肉鬆弛，呼吸和脈搏頻率平穩，這一切都有利於入睡。

## Q 拒絕藥物治療失眠症對嗎？

有的人認為，患了失眠症也不能用藥物治療，否則形成藥物依賴，再也無法脫離，這種說法是不科學的。

因為長期失眠對人的健康會造成危害，病人非常痛苦，會感到緊張、焦慮，表現抑鬱，常常過多地考慮如何得到充足的睡眠，以至形成惡性循環，得了睡眠恐怖症。而適當服用一些短效的催眠藥，能早日改善睡眠，防止其他的惡性症狀發生。當然，長期使用催眠藥也是不可取的，應有針對性地消除原發病因改變生活習慣，注重勞逸結合，全面增進健康，這樣才是治療失眠的根本辦法。

## Q 夜深後仍睡不著再吃安眠藥好嗎？

有些人有了失眠現象以後，十分緊張，躺在床上翻來覆去，既擔心不能完成明天的工作和學習，又怕會影響健康，希望快點睡著，因此不停地看表，如果過了1～2小時還沒睡著，就著急地採取措施了，於是想吃一點安眠藥以儘快入睡，可是有些人擔心藥物對腦子有副作用，又怕成癮而不敢吃。不吃吧，不能入睡，明天的工作怎麼辦？想來想去，不知如何是好，總拿不定主意，這麼一折騰，越拖越久，甚至考慮到天發亮，還是作不出最好的決定，沒有辦法只好拖著疲憊的身子和焦急的心情起床，愁眉苦臉地去上班。有的人在考慮了1～2個小時之後，最後總算是下了決心，鼓起勇氣把安眠藥吃了下去。由於一般的安眠藥並不是立即發生效力的，服藥的時間已經太晚了，待到天亮該起床時，他那遲遲服下的藥物還正在發揮作用，勉強

起床後昏昏沉沉，東倒西歪，頭昏腦脹。這樣的事例在生活當中常有發生，以致夜間睡不著，白天又總想睡，不僅影響了工作學習，並且也危害了身體健康。

由此可知，有失眠現象的人，最好是在前半夜吃安眠藥，後半夜就不宜服用了。即使是非用不可時，也必須要掌握好用量。

## Q 睡前保持安靜少運動對嗎？

有些人，晚上一有活動，就會睡覺時興奮得睡不著。所以，他們認為吃完飯就應保持安靜，連一些正常的低運動量活動也拒絕參與。本來白天就在單位裡坐了一天，回家後繼續坐著，坐到睡覺前反而睡不著了。

臨睡前的過量運動，會令大腦興奮，不利於提高睡眠品質。但適量的體育運動，能夠促進人的大腦分泌出抑制興奮的物質，促進深度睡眠，迅速緩解疲勞，並從而進入一個良性循還。

特別是腦力工作者，一天下來可能都沒什麼活動，而晚飯後的輕微活動反而可以有助睡眠。研究發現，臨睡前做一些如慢跑之類的輕微運動，可以促進體溫升高。當慢跑後身體微微出汗時（一般來講在20～30分鐘為宜），隨即停止。這時，體溫開始下降。當 30～40 分鐘後睡覺時，人將很容易進入深度睡眠，從而提高睡眠品質。

## Q 睡得不好用吃來補身有效嗎？

有些人覺得睡眠不好，就多吃些人參、鹿茸等補品，不但有益於提高睡眠品質，而且補得好了，就是適當減少些睡眠時間，問題也不大。

其實，睡眠是抵禦疾病的第一道防線。凡是在凌晨 3 點鐘起床的人，第二天的免疫力就會減弱，血液中有保護作用的殺病菌細胞也會減少 1/3。所以，我國民間流傳的「吃人參不如睡五更」這句話是很

有道理的。我國傳統養生學提倡睡「子午覺」。「子」是指夜間的23～1點，「午」是指白天的11～13點。認為睡「子時」可以養精蓄銳，而睡「午時」則可以順應陽氣的開發。

為了保證深睡眠，應該儘量做到早睡早起。雖然很多白領工作繁忙，但寧可把工作時間提前開始，也不宜推遲結束。晚上10點至凌晨4點，是最佳睡眠時間，入睡的最晚極限不能超過11點。過了11點後，人反而會變得興奮，更難入睡。凌晨兩三點，是熬夜的人感到最睏的時候，而天亮後，人就開始進入淺睡眠期，這時候開始多夢、易醒。有些人喜歡睡「回籠覺」，來增加睡眠時間。當然，這不失為補充睡眠不足的一個辦法，要提醒的是，「回籠覺」補充的主要是淺睡眠，效果不如早睡早起獲得的深睡眠更好，寧可早上5點起床，也不要到晚上12點才睡覺。此外，睡午覺也是個很好的睡眠習慣。

## Q 假日「補眠」可以消除疲勞嗎？

現在有些人因平時工作繁忙，缺乏睡眠，就想在節假日或雙休日「惡補」，睡它個20小時，把平時的都補回來。

其實，如果沒日沒夜地亂補，只能使精力越補越糟。健康睡眠，最重要的是不要隨意打亂自己的生理時鐘。補眠非但不能解除疲勞，還可能使人更加昏昏沉沉、無精打采。甚至影響人體消化、吸收、排泄等功能，長時間處於睡眠狀態，人體的血液循環也會失去原來的規律性，使大腦長期處於缺氧狀態。

一般情況下，每人每天至少需要6個小時的睡眠。如果長時間處於睡眠不足的狀態，僅靠週末或其他節假日來補眠，是不能消除疲勞的。如果人的睡眠時間處在不停的變化中，就需要人體不斷地適應。長此以往，只會擾亂睡眠規律，造成更嚴重的睡眠障礙。

此外，人的睡眠分為深度睡眠和淺睡眠。人在長時間睡眠的情況下，只是延長了淺睡眠的時間，睡眠品質並不會因此改善，反而會感覺昏昏沉沉。臨床研究發現，患有失眠症的人，其睡眠時間往往更

多。

　　對於睡眠時間的長短，沒有統一的說法。因人而異可以分為長睡眠型（8小時左右）和短睡眠型（6小時左右），其實4～10小時都屬於正常範圍，只要符合自己的睡眠習慣、能夠保證白天精力充沛、醒後沒有疲乏感即可。

　　專家提醒，早睡早起、作息規律，是擁有良好睡眠品質的第一步，也是最關鍵的一步。如果前一晚睡得不好，第二天也要按時起床。有時真正睡得不夠，也不要過分擔心，因為身體機能會自動調節以補足前晚睡眠的不足部分，昨晚沒睡夠，今晚就能熟睡，反而能享受到高品質的睡眠。

# C O P Y R I G H T

**C 文經社**

家庭文庫 C192

# 會睡的身體不生病

**國家圖書館出版品預行編目資料**

會睡的身體不生病 / 賈明勇著. --
臺北市：文經社, 2011. 1
面 ； 公分. -- （家庭文庫；C192）
ISBN 978-957-663-630-1（平裝）
1.睡眠 2.睡眠障礙症 3.健康法

411.77                          99023981

著 作 人：賈明勇
發 行 人：趙元美
社　　長：吳榮斌
企劃編輯：林麗文
美術設計：劉玲珠
出 版 者：文經出版社有限公司
登 記 證：新聞局局版台業字第2424號

**總社‧編輯部**

社　　址：104 台北市建國北路二段66號11樓之一
電　　話：（02）2517-6688
傳　　真：（02）2515-3368
E - m a i l：cosmax.pub@msa.hinet.net

**業務部**

地　　址：241 台北縣三重市光復路一段61巷27號11樓A
電　　話：（02）2278-3158‧2278-2563
傳　　真：（02）2278-3168
E - m a i l：cosmax27@ms76.hinet.net
郵撥帳號：05088806文經出版社有限公司

新加坡總代理：Novum Organum Publishing House Pte Ltd.
　　　　　　　TEL: 65-6462-6141
馬來西亞總代理：Novum Organum Publishing House (M) Sdn. Bhd.
　　　　　　　TEL: 603-9179-6333
印 刷 所：通南彩色印刷有限公司
法律顧問：鄭玉燦律師（02）2915-5229
定　　價：新台幣 250 元

發 行 日：2011年 1 月 第一版 第 1 刷